ユキティの

ER画像
Teaching File

編著
熊坂由紀子
岩手県立中部病院放射線診断科長

MEDICAL VIEW

Teaching File of Diagnostic Whole Body Imaging in Emergency Room
(ISBN 978-4-7583-0899-1 C3047)

Author : Yukiko Kumasaka

2014. 4.10　1st ed

ⓒ MEDICAL VIEW, 2014
Printed and Bound in Japan

Medical View Co., Ltd.
2-30　Ichigayahonmuracho, Shinjyukuku, Tokyo, 162-0845, Japan
E-mail　ed @ medicalview.co.jp

推薦の言葉

　私がユキティ熊坂の講義を，初めて研修医とともに聴いたのは，4年前のことでした。
　衝撃でした。
　タイトルは「モノトーンの謎」で，CTの基礎をロジカルにかつわかりやすく解説してくれました。その時の興奮は今も心に残っています。

　この本の著者が属し，私が院長をしております岩手県立中部病院は，岩手県中部地区の基幹病院として2つの県立病院が統合され，平成21年4月に開院しました。当院は開院時の目標として臨床研修の充実を掲げ，病院を挙げて取り組んでいます。幸い，若い病院でありながら，臨床研修に関しては県内外から高い評価をいただき，研修医フルマッチの状態が続いております。研修の充実のためには，パワフル・スキルフル指導医の存在が必須であり，その代表がユキティ熊坂こと放射線診断科長の熊坂由紀子先生です。
　開院以来，熊坂先生は，『画像プラクティス』と銘打って年10数回，画像診断の講義を続けています。研修医はもとより，指導医，メディカルスタッフもたくさん聴講し，同じ県立病院へもネット配信をしており，大好評です。熊坂先生の講義が魅力的な理由として，ロジカルであり，実践的であり，臨床に則していることが挙げられます。
　この度，メジカルビュー社から，熊坂先生の『画像プラクティス』をまとめた本が出版されることになりました。救急医療の画像診断の本は数多く出版されています。しかし，このように画像モダリティの基礎的知識の要点や，解剖学と画像所見の統合，臨床経過との関連性が見事に展開されている本はありません。ご覧のようにこの本はコンパクトであり，主に救急医療の現場で症状をキーワードに画像を勉強することを目的にしています。
　これから初期研修を開始する学生の皆さんや，画像診断を自らの武器にしたいと考えている研修医の皆さん，救急を担当する若い医師の皆さんに，最適の本です。
　自信をもって推薦させていただきます。

平成26年2月

岩手県立中部病院　院長
北村道彦

この本を手にしてくださった方へ

　患者さんのほとんどが，何らかの画像検査を受けるようになった昨今ですが，画像診断の役割がこれほど重要になっても放射線科医はとても少なく，地方には放射線科医不在の病院がたくさんあります。私の勤務先は434床の基幹病院で，ヘリポートまで備える救急医療の拠点ですが，放射線科の常勤は治療専門医1名と診断専門医の私だけです。

　救急外来では，研修医が海のものとも山のものともつかない疾患の前に放り出され，担当医はreal timeの判断を求められます。救急専任医師が常在する病院はごくわずかで，多くは全科医師による当番制です。当直医は専門分野にかかわらず全身の画像を読むことになりますが，画像診断を学ぶ機会はなかなか得られないのが現状です。

　この本は，そんな状況の中で始まった院内セミナー『ユキティ熊坂の画像診断プラクティス』が基になっています。救急医療に携わる皆が読めるようになることを目指して平成21年9月に始まり，救急画像診断を1年間で学ぶシリーズとして続けています。これだけ押さえておけば救急室で困らないレベルにもっていく，欲張りなteaching fileで，研修医，各科医師を中心として熱心に参加してくれた結果，実力は確実にアップしました。

　各項目についてもっと詳細に，と感じる部分も多々あると思いますが，まずは全体を見渡して下さい。全体をみたからこそ，つかめるものがあるはずです。また，読影ではどうしてそうみえるかを考えることが大切で，さらに現病歴・身体所見・血液検査などとあわせてみると，なるほど…という部分がたくさんあるはずです。

　少ない人数で日々奮闘している当直医のストレスを軽減するために，役立つ本になって欲しいと願っています。

平成26年2月

岩手県立中部病院　放射線診断科長
熊坂　由紀子

謝辞

　最前列の年間予約席でセミナーを聞いて下さる北村道彦院長，ユキティの名付け親 田村乾一副院長・医療研修部長，各診療科の先生方，岩手医科大学の江原茂教授，放射線科診療応援医師の皆さん，そして弘前大学の小野修一診療教授のお力添えに心から感謝御礼申し上げます．

目 次

序章 10

第Ⅰ章 避けて通れない簡単な原理

1 CTの基礎 12

この項目のテーマ
CT値（HU）
画像表示
　・階調
　・ウインドウ幅
　・ウインドウレベル（中央値）

2 MRIの基礎 24

この項目のテーマ
MRIの信号はどこから生じるか
T1・T2緩和時間と信号強度
位置情報の決め方／位相，周波数エンコード
MRIのアーチファクト
MRI特有の現象

第Ⅱ章 症状から（見逃せない疾患をみつけるコツ）

1 消化管穿孔〜free airを探せ！ 40

この項目のテーマ
腹膜・腹腔の基本構造
腸管外遊離ガス（free air）をチェックする部位
CT像から穿孔部位を推理する
　・free airの分布から
　・消化管壁と周囲の所見から

2 イレウス（腸管閉塞症）〜オペかチューブか？ 50

この項目のテーマ
拡張腸管の部位を特定する方法
イレウスのCT所見と重症度（血液検査との比較）
治療選択のポイント

3 消化管ア・ラ・カルト 60

この項目のテーマ
急性腸炎
急性虫垂炎
虚血性腸炎（上腸間膜動脈血栓症，上腸間膜動脈解離，非閉塞性腸間膜虚血）
腸重積

CONTENTS

4 胆石，胆嚢炎 ·· 73
この項目のテーマ
急性胆嚢炎（浮腫性胆嚢炎，気腫性胆嚢炎，壊疽性胆嚢炎）
急性胆嚢炎の合併症（腹膜炎，胆嚢周囲膿瘍，肝膿瘍）

5 急性膵炎 ·· 80
この項目のテーマ
急性膵炎の広がる経路
急性膵炎の造影CT Grade分類

6 尿路系救急疾患 ··· 86
この項目のテーマ
後腹膜の解剖（前腎傍腔，腎周囲腔，後腎傍腔）
尿管結石と水腎症の経時変化
尿路感染症（急性腎盂腎炎，急性巣状細菌性腎炎；AFBN）
AFBNの画像的類似疾患
腎梗塞

7 婦人科疾患の急性腹症 ··································· 94
この項目のテーマ
黄体出血
子宮内膜症性嚢胞
卵管留膿腫
小児の婦人科急性腹症

8 肺疾患（1）浸潤影，すりガラス影 ················ 104
この項目のテーマ
浸潤影とすりガラス影の違い
区域性と非区域性分布の違い
ERで頻度の高い感染症
肺炎と似ている疾患
ERで注意すべき呼吸器疾患

9 肺疾患（2）結節，網状影 ···························· 114
この項目のテーマ
気管支肺炎
部分容積効果
小葉からみた鑑別診断

10 肺水腫 ·· 126
この項目のテーマ
肺水腫の単純X線像とCT
心疾患・腎不全に伴う静水圧性肺水腫
心原性肺水腫とARDSの違い

7

11 気胸, 縦隔気腫, 肺血栓塞栓症 ··· 136

> **この項目のテーマ**
> 自然気胸
> 縦隔気腫
> 肺血栓塞栓症
> 深部静脈血栓症
> 層流（laminar flow）

12 脳梗塞 ·· 144

> **この項目のテーマ**
> 梗塞の発生機序
> 血管支配と梗塞巣
> 時間経過と画像（early CT sign, DWI, MRA）
> 症状と梗塞巣（巣症状）

13 脳梗塞類似疾患 ·· 154

> **この項目のテーマ**
> 脳膿瘍
> 静脈洞血栓症
> 大脳膠腫症
> 血管内リンパ腫症
> 転移性脳腫瘍
> 多発性硬化症
> PRES
> 分水嶺梗塞

14 くも膜下出血, 頭部外傷 ·· 163

> **この項目のテーマ**
> 脳動脈瘤
> くも膜下出血（SAH）
> 頭部外傷（外傷性SAH, 脳挫傷, 急性硬膜下血腫, 急性硬膜外血腫）

15 脳脊髄ア・ラ・カルト ·· 176

> **この項目のテーマ**
> 慢性硬膜下血腫
> 脳内出血（脳動静脈奇形, 静脈洞血栓症）
> Wernicke脳症
> 脊髄硬膜動静脈瘻
> 脊髄梗塞

第Ⅲ章　外傷とショック（スピードが大切）

1　高エネルギー外傷 …………………………………………… 186

この項目のテーマ
- 外傷パンスキャン（pan scan）
- 血気胸，肺挫傷，縦隔血腫
- 腹部臓器損傷
- 骨盤骨折
- 腸間膜損傷
- 経カテーテル的動脈塞栓術（TAE）

2　出血性ショック ……………………………………………… 197

この項目のテーマ
- 大動脈瘤
- 区域性動脈中膜融解症
- 多血性腫瘍（肝細胞癌，腎細胞癌，肝血管肉腫）
- 消化管出血（大腸憩室）
- 十二指腸壁在血腫
- 壊死性膵炎
- 特発性腸間膜血腫

3　急性大動脈解離，心タンポナーデ ……………………… 207

この項目のテーマ
- 大動脈解離の分類
- 急性大動脈解離の単純CT
- 急性大動脈解離の造影CT
- 心タンポナーデ

付録　これは何でしょう？ ……………………………………… 219
　　　　CTサインギャラリー ……………………………………… 226

索引 ……………………………………………………………………… 229

序章

結局のところ画像診断のポイントは，
　①ないはずの物がみえる
　②あるはずの物がみえにくい
　③形が変だ
　④色が変だ
の4つに尽きます。
　「そんな簡単なことなの？」
　いえいえ，そう簡単ではありません。この本で4つのポイントに気がつくコツを学んでいきましょう。
　まず，身体を画像化する方法をモダリティとよびます。これらの多くは通常黒～白で表示していますが，人間の目に映るものとは違う何かを画像にしています。いったい何をみているのでしょう？
　各モダリティが体の組織や病変の何に着目して画像にするかを知らないと，画像診断ははじまりません。画像の原理と方法が異なると，白や黒が表す意味はまったく違ってきますね（表1）。CTとMRIといった複数のモダリティの組み合わせで診断に至ることもあり，まずはしっかり原理の確認です。また，それぞれの画像に用いる用語が異なりますので，区別して使いましょう（表2）。

表1　各モダリティが表すものと特徴

単純X線像 X線CT	X線の透過性，吸収値の違い（濃度，CT値 HU）。原子番号の大きいもの（金属，Ba, I, Ca）ほど通りにくい。
MRI	プロトン密度，T1およびT2緩和時間の違い（信号強度）。T2緩和時間の長いもの（水，脂肪）はT2WIで高信号。T1緩和時間の短いもの（脂肪，亜急性期の血腫，粘液）はT1WIで高信号。
超音波	音の通りやすさ，通り難さ＝音響インピーダンスの違い（エコーレベル）。
RI, PET	核種の取り込み（機能や代謝）の違い（SUV）

表2　各モダリティで白黒を表現する用語と使い方

X線CT	CT値	高 - 等 - 低　吸収，濃度
MRI	信号強度	高 - 等 - 低　信号
超音波（US）	エコーレベル	高 - 等 - 低　エコー
核医学検査（RI / FDG-PET）	集積	高，亢進，上昇，低，低下
	SUV	

基本が大切

略語　SUV ; standardized uptake value

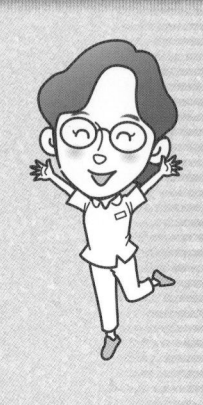

第Ⅰ章

避けて通れない簡単な原理

第Ⅰ章 避けて通れない簡単な原理

1 CTの基礎

これを知らなきゃ始まらない！

この項目のテーマ　CT値（HU）
　　　　　　　　　画像表示
　　　　　　　　　　・階調
　　　　　　　　　　・ウインドウ幅
　　　　　　　　　　・ウインドウレベル（中央値）

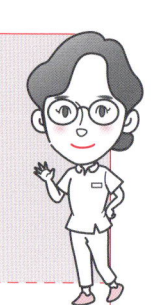

読影のエッセンス

　救急CTではまず**全体を風景のように見渡し，大きな見落としをしない**ことが大切です。そして，変だなと思った所の**CT値を測ってみる，階調を変えてみる**などの工夫も必要です。

　教科書や講義の勉強から臨床の現場に一歩足を踏み入れると，そこは専門用語が飛びかう世界です。特にERでは，「講義で聞いたはずだけど…何だっけ？」と思っている間にどんどん診察が進んでいきます。安易な質問もためらわれ，まずは邪魔しないように注意深く耳を傾けながら心のなかでつぶやきます。「"透過性"ってどういうこと？」
　被写体のX線透過性が高いと単純X線像は黒くなります。逆に被写体のX線透過性が低いと単純X線像は白くなり，X線CTでも白くなります。X線CTで白い部分は"CT値"が高いことを示しています。

CT値ってなに？

　CTを読むうえでCT値（HU）の知識は必須です。CT値はX線の透過性を表す値で，**水を0 HU，空気を−1000 HU**とした相対値です。X線を通しにくい，すなわち高吸収の**骨皮質は，＋500〜＋1000 HU**位になります。また，モニター上でCT値を知りたい場所にカーソルを置き，ROI（region of interest；関心領域）として簡単に表示できます。実際の画像で水・空気・骨を測ってみました（**図1**）。骨のCT値は主に骨密度（リン酸カルシウムの量）で変化し，年齢差や個人差があります。

ちなみに，MRIでの骨髄の信号強度は，黄色髄と赤色髄の割合で決まります（⇒ p.30）

略語 HU；Hounsfield unit

図1 水・空気・骨のCT値　単純CT

側脳室の脳脊髄液
9 HU

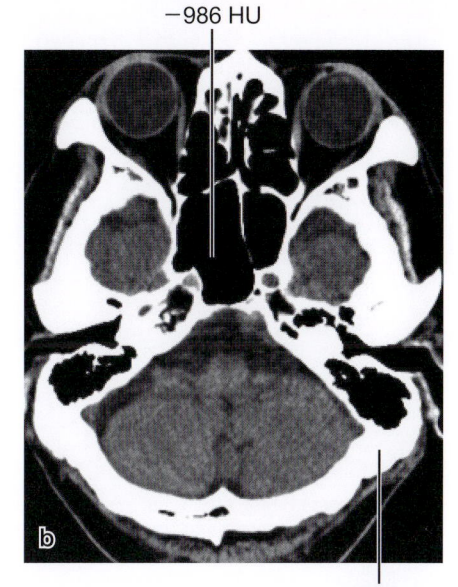

蝶形骨洞の空気
−986 HU

頭蓋骨
566 HU

脂肪のCT値

　脂肪のCT値は−100 HU程度です。線維などの混じり具合で異なるものの，必ずマイナスです（**図2**）。
　CT値が水より低いのは空気と脂肪しかありません。読影の際には元々の濃度を考慮して変化をみなければいけません。たとえば浮腫性変化を想定した場合，軟部組織が水っぽくなると濃度は下がる，脂肪が水っぽくなると濃度は上がる…，といった具合です。

図2 脂肪のCT値　単純CT

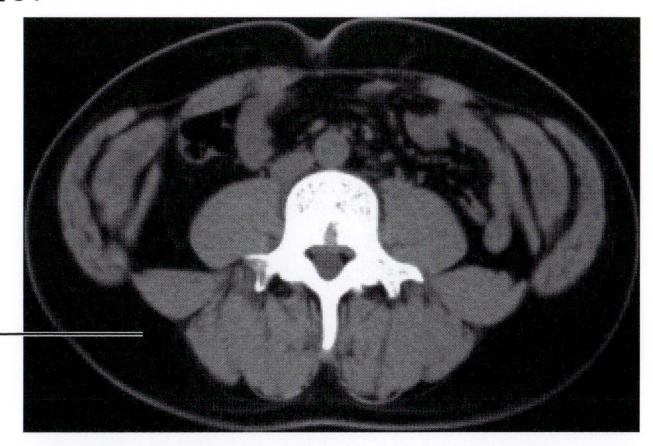

皮下脂肪　−107 HU

水のCT値

体の中には水ファントムのような純粋な水（0 HU）は存在しません。**体内の液体のCT値は0より高い値を示し，液体の性状によって異なります。漿液性→粘液性→膿性→血性と上昇していく**イメージですが，もちろんオーバーラップがあります（**図3**）。

図3 水のCT値 単純CT

肝硬変による漿液性腹水
3 HU

S状結腸穿孔により腹腔内に出た
腸管内容液と腹膜炎による腹水
17 HU

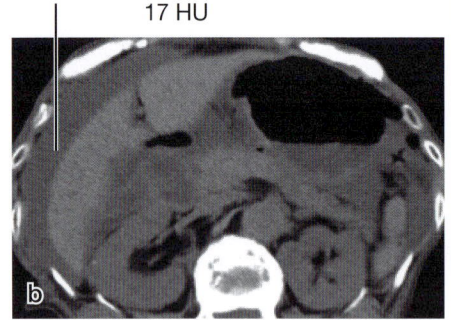

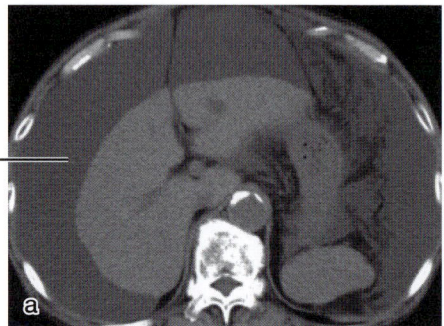

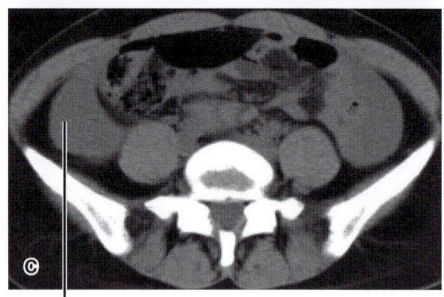

卵巣出血による骨盤内血性腹水
32 HU

血性でも淡血性と血腫はかなり違います。CT値にはヘモグロビンの量が関与するため「淡血性：10 HU台」から「血腫：80 HU」までの幅があります。漿液性はたいてい10 HU以下で，膿性は10 HU以上ですが，膿汁の濃さで変化します。また，人間の眼は水と周囲組織とのコントラストで判断するので，実際CT値を測ってみると「思ったより高いね」ということもあります。

> **技師長から聞きました**
>
> X線CT装置の精度管理として，アクリル容器に水が入ったファントムを定期的にスキャン（撮像）し，水のCT値を0 HUと表示するように装置を調節しています。これをキャリブレーション（calibration）といいます。毎朝装置の起動時には，air calibrationもしていますよ。

実質臓器・軟部組織のCT値

単純CTで，実質臓器や軟部組織のCT値を測るとおおよそ30～70 HUです。腎臓は通常肝臓よりやや低めです。筋肉は軟部組織の代表ですが，肝臓や腎臓などの実質臓器に近い値を示します（図4）。

図4 肝・筋肉・大動脈のCT値　単純CT

〈Aさん〉
肝臓　71 HU
肝臓は血管より高吸収

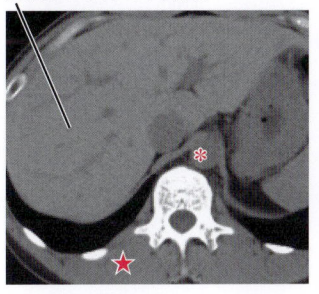

〈Bさん：軽度脂肪肝〉
肝臓　45 HU
肝臓は血管と等吸収

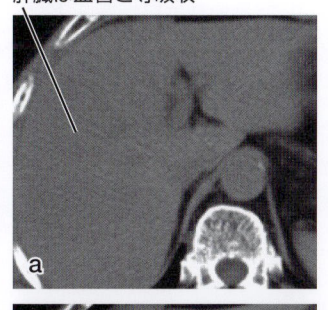

〈Cさん：高度脂肪肝〉
肝臓　27 HU
肝臓は血管より低吸収

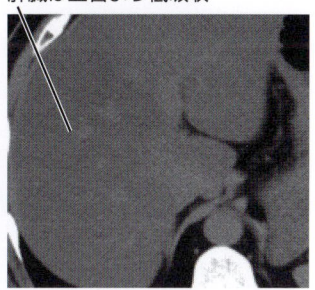

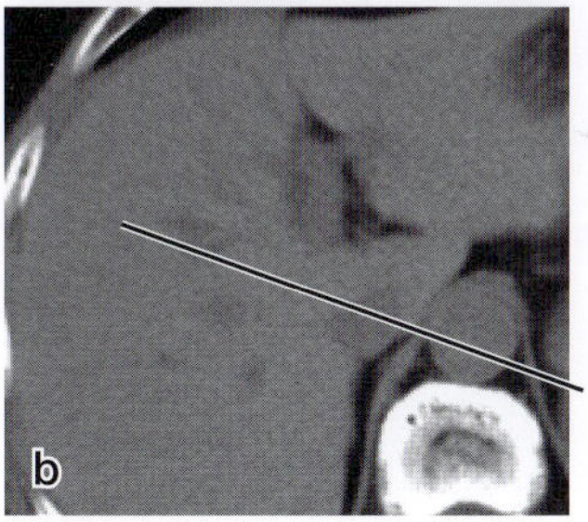

★筋肉　55 HU
＊大動脈　49 HU

〈Bさん〉
1年6カ月後
肝臓　60 HU
脂肪肝改善

脂肪沈着による変化

図4のA～Cさんについて肝実質と肝内門脈，肝静脈を比較してみましょう。Aさんの肝臓71 HUは血管より高吸収，Bさんは45 HUで等吸収，Cさんは27 HUで血管より明らかに低吸収です。3人のCT値は71～27 HUでかなりの差があります。これは脂肪沈着による肝実質のX線吸収値の低下を示します[3]。Bさんはアルコール性脂肪肝で45 HUでしたが（a），1年6カ月後には60 HUに改善しました（b）。

膵臓も脂肪が沈着するとCT値の低下が目立つ臓器です。

血液のCT値

単純CTで，AさんのAの大動脈内の血液は49 HUです。血液のCT値はヘマトクリット値やヘモグロビンの量によって変化し，たとえば出血や高度貧血でこれらの値が下がると血管内血液のCT値も低くなります。このように，CT値を含めて画像には個人差があり，**個人差の理由を考えて読むことが大切です。**

最も脂肪の多い臓器は何か知っていますか？

体の中で空気を含んだ肺の次に吸収値が低い臓器は，X線透過性の高い脂肪がたっぷり含まれている耳下腺です（図5）。逆に最も高吸収の臓器は，原子番号の大きいヨードをたっぷり含む甲状腺です（図6）。耳下腺は甲状腺よりもX線を通しやすいことがわかります。

図5 正常耳下腺　単純CT

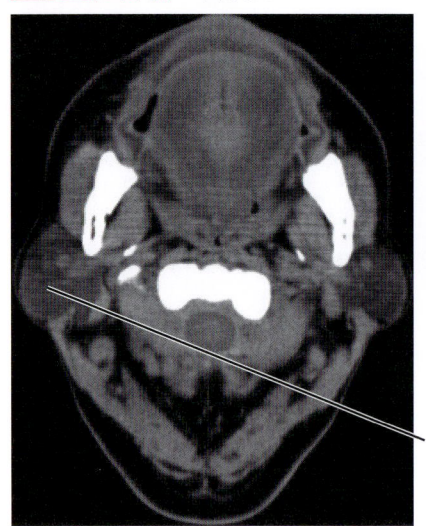

図6 正常甲状腺　単純CT

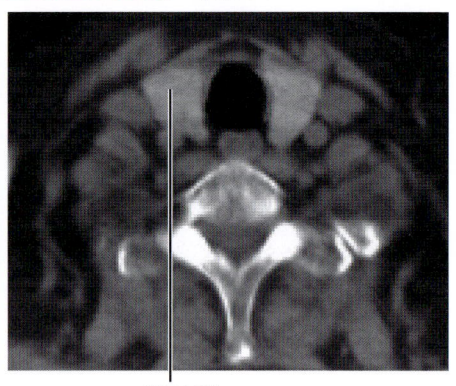

−39 HU

107 HU

> ついでですが血管内には非イオン性ヨード造影剤を用いますよ。

図5の耳下腺は−39 HU，図6の甲状腺は107 HUです。仮に耳下腺と甲状腺内のそれぞれに40 HUの腫瘍があったとします。CT値は同じでも，周囲と相対的に判断する人間の眼にはかなり違うものに見えてしまいますね。

CT値の変化から病態を推理する

　実質臓器・軟部組織のCT値は30〜70 HU程度です。病変部のCT値が元々の濃度から上がったか下がったかで病変を推理することができます（**表1**）。**CT値が上がる原因として出血と石灰化**は重要です。**図7**は骨折に伴う上顎洞内出血（**a**），高血圧に伴った被殻出血（**b**）です。血管外に出た血液は凝血し，血管の中にある状態より高吸収になります（60〜80 HU程度）。

表1 CT値の変化から病態を推理する

実質臓器・軟部組織の濃度	30〜70 HU
濃度が上がる原因	石灰化，出血，金属の沈着
濃度が下がる原因	1）水っぽくなる 　・浮腫（炎症，低蛋白血症，肝硬変，早期梗塞，腫瘍周囲，静脈性・リンパ性浮腫） 　・膿瘍 　・組織の壊死による液状化（古い梗塞・古い出血，腫瘍内壊死） 2）脂肪が多くなる（脂肪肝，脂肪変性）

図7 発症直後の血腫　単純CT

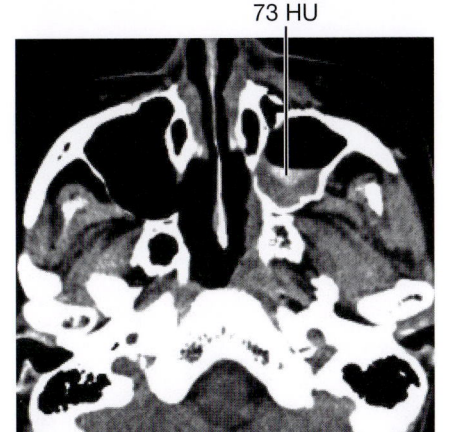

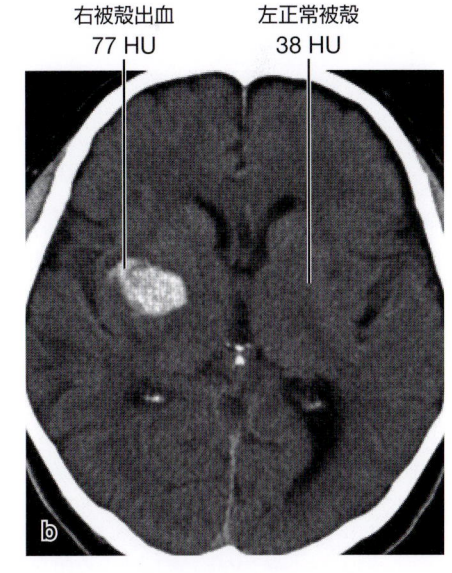

上顎洞血腫　73 HU　　右被殻出血　77 HU　　左正常被殻　38 HU

　次に，軟部組織の濃度は総じて，細胞・線維・水分・脂肪の割合によって決まります。**腫瘍は細胞密度が高いほど吸収値はやや高めに，線維が多いほどやや低め**になります。では，炎症細胞と腫瘍細胞を区別できるか？ というとできません。また，腫瘍内壊死と膿瘍化を区別できるか？ というと難しく，ここが画像診断の限界なのです。

画像表示

さて，ここまではCT値についての話でしたが，ここからはこの項目のもう1つのテーマ，画像表示について説明します。

CTではX線吸収値（CT値で代用）の違いを段階的に黒〜白で表示し，この**段階的な色の変化を階調（グレイスケール）**とよびます。**X線が最も通りやすいのは空気**で，**最も通りにくいのは骨・石灰化・金属**などです。身体のCTを撮像すると，−1000〜+1000（HU）以上の相当に幅の広いCT値が含まれることになります。このすべてを同じ画像表示で表現することは不可能で，実はちょっとした工夫がされています。皆さんは通常，目的の部位や病気がみえやすいように調整された画像を受け取っているのです。

「画像表示は放射線科が考えればよいのでは？」

そのとおりですが，これを知っているかいないかで読影力に差が出ます。

階調とウインドウ

階調（グレイスケール）という段階的な色の変化に当てはめるCT値の幅を，**ウインドウ幅（window width；WW）**といいます（図8）。これを**狭くする**とCT値が近いもの同士を区別しやすくなり，軟部組織に近い領域（頭部・縦隔・腹部など）をみたい場合に用います（図8a）。逆にCT値の差が大きい所（肺野，骨）をみたいときにはこの幅を広くします（図8b）。

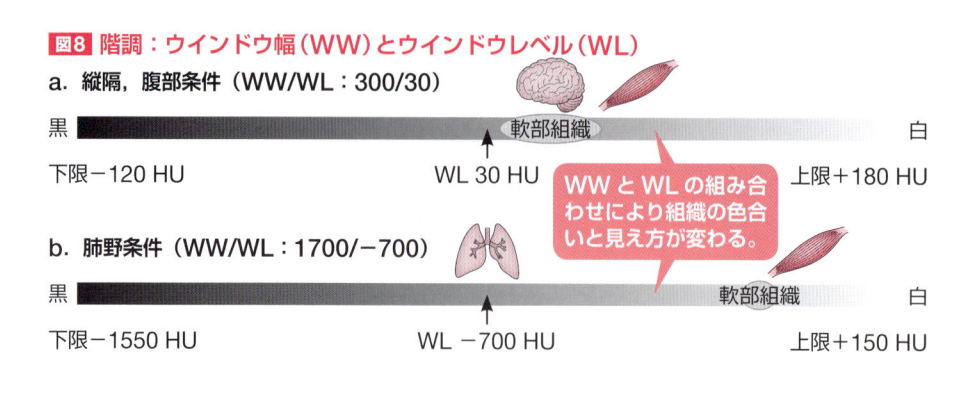

図8 階調：ウインドウ幅（WW）とウインドウレベル（WL）

a. 縦隔，腹部条件（WW/WL：300/30）

黒　　　　　　　　　　　　　↑軟部組織　　　　　　　　　　　　白
下限−120 HU　　　　　　　　WL 30 HU　　　　　　　　　上限+180 HU

WWとWLの組み合わせにより組織の色合いと見え方が変わる。

b. 肺野条件（WW/WL：1700/−700）

黒　　　　　　　　　　　↑　　　　　　　　軟部組織　　　　　　白
下限−1550 HU　　　　　WL −700 HU　　　　　　　　　上限+150 HU

次に，グレイスケールの中心をみてください。中心のCT値を**ウインドウレベル（window level；WL）**または中央値（C）とよび，みたいもののCT値をウインドウレベル付近にすれば階調の一番みやすいところで，画像を読むことができます。

ウインドウ幅とレベルはモニター上で任意に変更できるので，放射線科医は必要に応じて何気なく変えながら読んでいるのです。

肺野の血管をみえるようにした表示を肺野条件といいます。縦隔内をみるには縦隔条件を用います。階調とウインドウはCT以外の画像表示にもあてはまりますよ。

では，標準的な画像表示に加えて，ウインドウ幅とレベルを変え診断に役立った例をお見せしましょう。

たとえば，十二指腸潰瘍穿孔を腹部条件でみたところ横隔膜直下の遊離ガス（free air）が肺と紛らわしい（**図9a**）。そこで肺野条件にしてみると横隔膜・肺野の血管がみえてきて腹腔内の遊離ガスと区別しやすくなります（**図9b**）。

図9 十二指腸潰瘍穿孔　単純CT

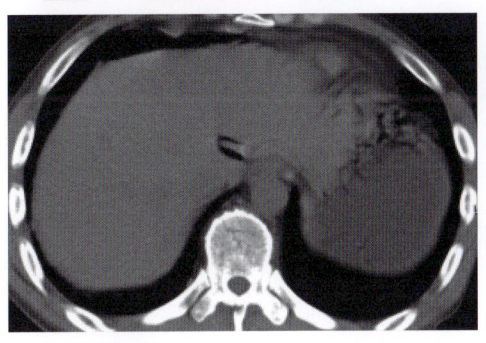

a．腹部条件

b．肺野条件
- 肺の末梢血管がみえる
- 横隔膜
- 腹腔内 free air
- プチプチと白い血管がみえる

S状結腸穿孔の腹部条件ではガス像が腸管の中か外かわかりにくいですね（**図10a**）。そこで肺野条件に変えてみると，腹水・軟部組織はみえなくなりますが，ガス像に接した腸管壁・腸管ヒダがみえてきます（**図10b**）。

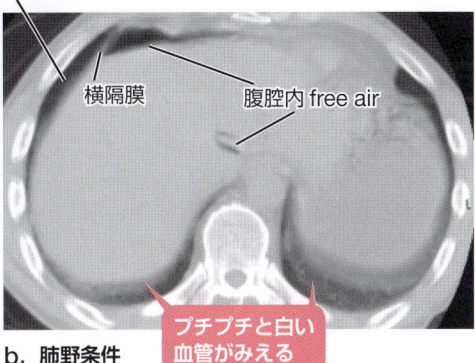

> 消化管穿孔を疑ったら肺野条件も見てみましょう！

図10 S状結腸穿孔　単純CT

a．腹部条件
- 腸管内ガスと腹腔内 free air が区別できない
- 腹水

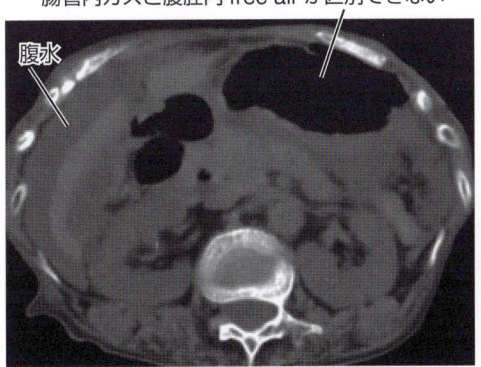

b．肺野条件
- 腸管壁がみえて腹腔内 free air を確認できる

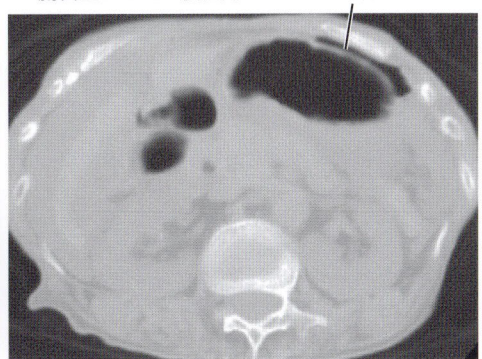

骨盤の標準的な画像表示では，右腸骨病変は著明な硬化性変化により真っ白で内部構造がわかりません（図11a）。そこで骨条件にすると，硬化像の中に骨折がみえてきます（図11b）。

図11 骨折　単純CT

a．軟部組織条件

右腸骨，仙腸関節の著明な硬化像

WW 300，WL 60
階調の上限　60＋150＝＋210
階調の下限　60－150＝－90

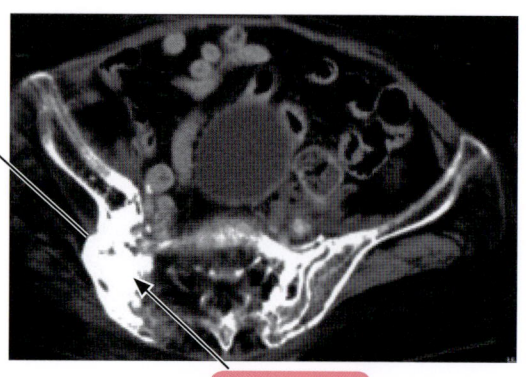

内部がみえない

b．骨条件

硬化像内の骨折が明瞭化

WW 2500，WL 500
階調の上限　500＋1250＝＋1750
階調の下限　500－1250＝－750

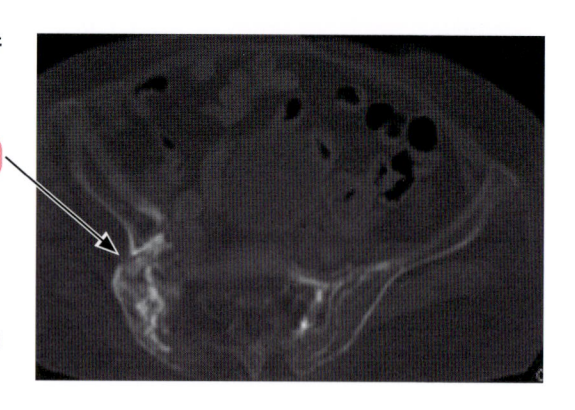

　画像表示にはいろいろなパターンがあり，適材適所が大切だとわかったところで，Questionが2つあります。

Q1. 造影CTでは総胆管結石がみえにくいのはなぜか？

単純CTで総胆管内に明瞭な高吸収域を認め，石灰化を伴う結石を示しています（図12a）。結石のCT値はカルシウムの含有量で異なりますが，造影前後では変わらないはずで，実際測ると単純CTで86 HU（図12a），造影CTで90 HU（図12b）と有意な差はありません。なのに，造影後結石の濃度は単純CTより下がってみえ，指摘しにくいのはなぜでしょう？

図12 総胆管結石　　　　　　　　　　　　　　　　　　　総胆管結石（➡）

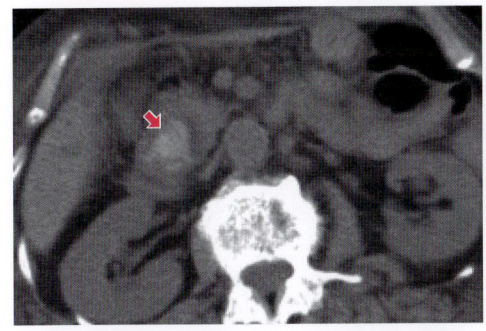

a. 単純CT：総胆管内結石（86 HU）は明瞭　　b. 造影CT：総胆管結石（90 HU）の吸収値は単純CTより低くみえる

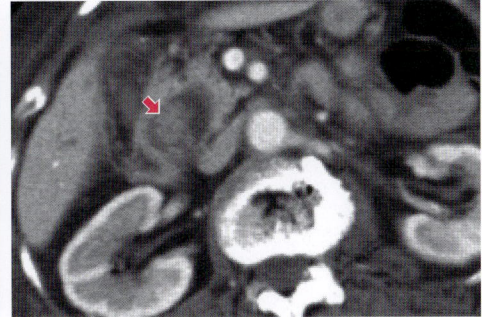

原因は2つあります。

①結石周囲の組織が造影されて白くなり，造影されない結石の濃度が相対的に下がってみえる。
②多くの組織が造影されるため，単純CTと同じ条件では画面全体が白っぽくなってしまう。そこで，グレイスケールの中央値（ウインドウレベル）を少し上げてちょうどよい色合いにする。すると，造影効果を受けない結石は単純CTよりもやや黒っぽくみえてしまう。

…というわけです。

では，Question 2の前に図8に戻って，グレイスケールの左右の端をみてみましょう。グレイスケールのウインドウ幅（WW）とウインドウレベル（WL）と決めると，階調の上限と下限にくるCT値はおのずと決まってしまいます。つまりグレイスケールの上限は

$$WL + \frac{WW}{2} \text{（HU）}$$

であり，これよりCT値が高いものはすべて均一な白になります。下限は

$$WL - \frac{WW}{2} \text{（HU）}$$

であり，これよりCT値が低いものはすべて均一な黒になります。

Q2. Douglas窩血腫が視床出血よりみえにくいのはなぜか？

図13a，bを見比べると視床血腫は74 HU，Douglas窩血腫は77 HUでCT値は同等ですが，とても同じにみえませんね。

図13 単純CT
➡ 右視床出血　74 HU
⇨ 左正常視床　39 HU
＊血腫の脳室穿破による側脳室前角後角内の高吸収

WW 80，WL 37

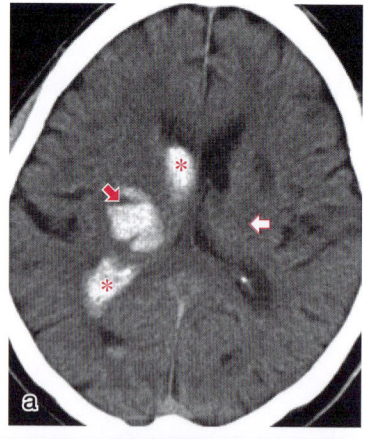

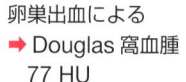

卵巣出血による
➡ Douglas窩血腫
　77 HU
＊子宮
★血性腹水

WW 300，WL 30

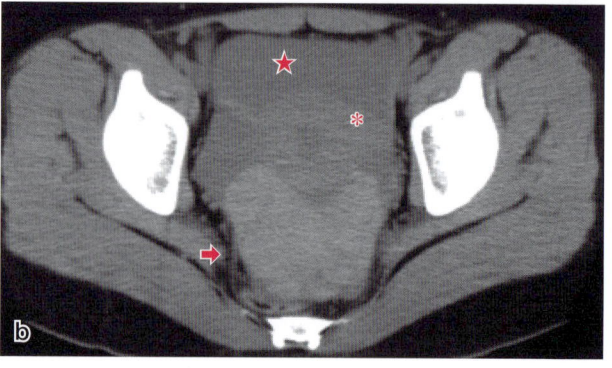

視床出血を見落とす人はいませんが，Douglas窩血腫はどうでしょう？　指摘しにくいですね。これには4つの理由があります。

① 子宮60 HU，筋肉55～62 HUはDouglas窩血腫77 HUと差が小さく，コントラストが低い。脳実質39 HUは視床出血74 HUと差が大きく，コントラストが高い。
② 頭部条件はウインドウ幅が狭く，37（WL）＋40（WWの2分の1）＝77 HUがグレイスケールの上限で，視床出血74 HUは上限に近いため真っ白になる。腹部条件はWWが頭部より広く30＋150＝180 HUが上限であるため，Douglas窩血腫77 HUはグレイどまり（図14）。
③ 血性腹水が貯留すると脂肪の低吸収が消失し，コントラストが低下する。
④ 脳出血周囲に浮腫を伴うと血腫の輪郭が明瞭になる。

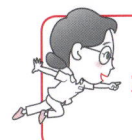

> **ポイント**
> そうです！
> **腹部～骨盤の血腫は見落としかねない理由がある**ので，注意しましょう。

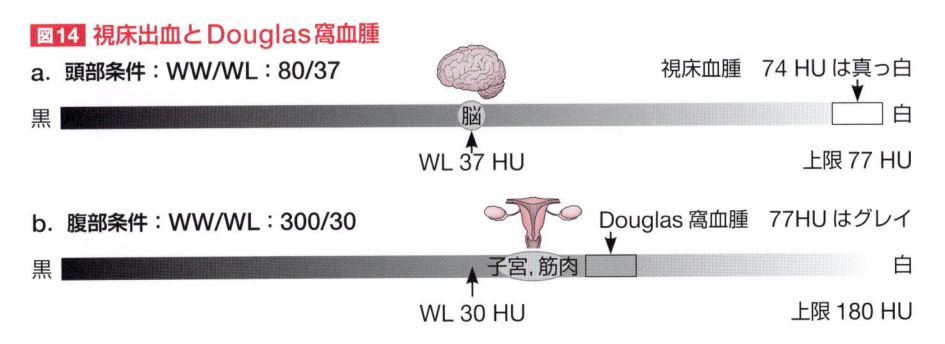

図14 視床出血とDouglas窩血腫

a. 頭部条件：WW/WL：80/37
黒　　脳　　　　　　　　　　　　　　視床血腫　74 HUは真っ白　白
　　　WL 37 HU　　　　　　　　　　　　　　　上限 77 HU

b. 腹部条件：WW/WL：300/30
黒　　子宮，筋肉　　Douglas窩血腫　77HUはグレイ　　　白
　　　WL 30 HU　　　　　　　　　　　　　　　上限 180 HU

　この例のように，−1000～＋1000以上のCT値の中で実質臓器，軟部組織，血腫，充実性腫瘤は30～80 HUの狭い範囲に集中しています。なので，これらの色合いの差は少なく病変を認識しにくいのです。MRIと比べてCTは軟部組織のコントラスト分解能が低いという弱点があり，ヨード系血管内造影剤はこの弱点を補うものです。

　CTは単なる白と黒の画像ですが，こうしてみると多くの意味合いがあります。画像診断は，病変と周囲のコントラストによる錯覚や画像表示まで考えて読む，なかなか奥深いものですね。

文献
1) 辻岡勝美：CT自由自在．メジカルビュー社，2013；p4-19.
2) 永井輝夫，ほか編：最新CT診断学．朝倉書店，1991；1-23, 423-35.
3) 岡田真広，熊野正士，葉 輝明，ほか：肝脂肪沈着のCT診断．肝胆膵画像．2008；10: 25-33.

第Ⅰ章　避けて通れない簡単な原理

2　MRIの基礎

知ってると便利

この項目のテーマ
- MRIの信号はどこから生じるか
- T1・T2緩和時間と信号強度
- 位置情報の決め方／位相，周波数エンコード
- MRIのアーチファクト
- MRI特有の現象

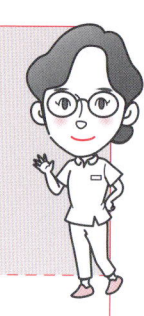

読影のエッセンス
MRIではT1・T2緩和時間のほかに信号強度に関係する種々の特性があります。診断に役立つ現象と妨げになる現象の両面をみてみましょう。

MRIの信号はどこから生じるのでしょう？（図1）

① 体の中には水素原子核が水・脂肪・蛋白など種々の形で存在します。MRI装置は，体内に豊富に存在する水素原子核のNMR現象から発生する信号を画像化します。原子核は陽子・電子・中性子から成り，陽子（**プロトン**）はプラスの電荷をもち，常に回転しています。通常はバラバラな向きで回転していますが，MRI装置の強い磁場に入ると磁場の方向と平行にそろって，**歳差運動**といわれるコマのような回転運動をします。回転速度は磁場の強さに比例し，磁場が強いほど回転が速くなります。

② この状態で歳差運動と同じ周波数の電磁波（RFパルス）を加えると回転軸を変えることができ，これを共鳴といいます。

③ 共鳴した状態から元に戻る現象が緩和で，緩和のはじまりからおわりまでの時間（**緩和時間**）は組織によって異なります。

④ RFパルスを繰り返し加えるとT1・T2緩和現象の過程でプロトンから信号を取り出すことができ，それぞれを画像化したのが**T1およびT2強調画像**です。

略語
- AVM；arteriovenous malformation　動静脈奇形
- CSF；cerebrospinal fluid　脳脊髄液，髄液
- DSA；digital subtraction angiography　デジタルサブトラクション血管造影
- NMR；nuclear magnetic resonance　核磁気共鳴
- RFパルス；radio frequency pulse　ラジオ波パルス
- SPIO；superparamagnetic iron oxide（particles）　超常磁性酸化鉄
- T1WI；T1 weighted image　T1強調画像
- T2WI；T2 weighted image　T2強調画像

図1 プロトンの共鳴と緩和

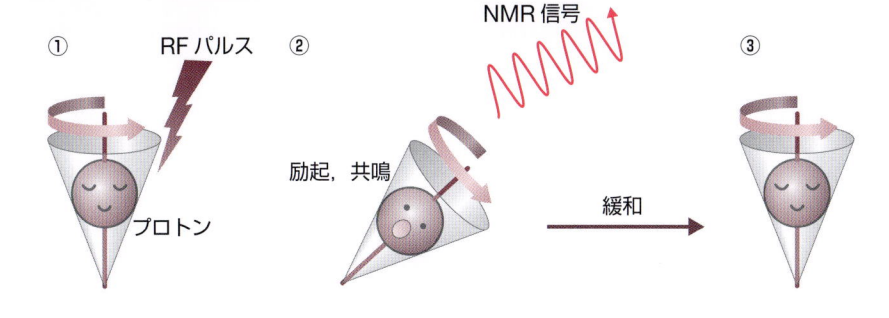

撮像面の選択

　CTは，X線が出るガントリーとよばれる部分を，患者さんを乗せた台が通過して撮像されますが，MRIではトンネル型装置内の磁場の強さを変えたり，電磁波を加えることで撮像します。プロトンの歳差運動の回転速度（周波数）は磁場の強さによって変わりますが，MRI装置内の磁場強度を直線的に変化させると（傾斜磁場），周波数もこれに比例して変化します（**図2a**）。ある面と同じ周波数のRFパルスを与えると，その面のプロトンのみが励起され信号を出す状態になります（**共鳴**）。すなわちこれが撮像面の選択です（**図2b**）。傾斜磁場は任意の方向に設定できるので，MRIではあらゆる方向の断層を撮像できるのです。

> MRIは，NMR（核磁気共鳴）を利用したイメージングで，1946年アメリカの西部のBloch，東部のPurcellらがそれぞれNMR信号検出に成功したことに始まるそうです。わが国では1980年代に入って人体の画像診断装置が導入され，その後臨床MRIは目覚ましく発展してきました。

図2 撮像面の選択方法

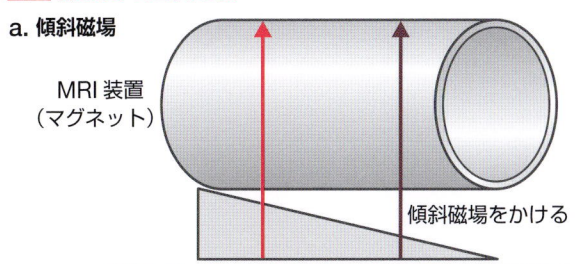

a. 傾斜磁場

b. 周波数AのRFパルスを与えると歳差運動周波数Aの断面だけ共鳴し信号を出す。

平面内の位置情報とモーション アーチファクト

　選択された撮像面からは多くの信号（電磁波）が飛んできますが，どこから来た波かわからないと画像になりません．地図のように「3丁目C番地からきた信号」と認識して，位置と強さを表示し画像になりますが，位置情報が混乱すると**モーション アーチファクト**が生じます（図3）．

図3 位置情報のずれがモーション アーチファクトになる。

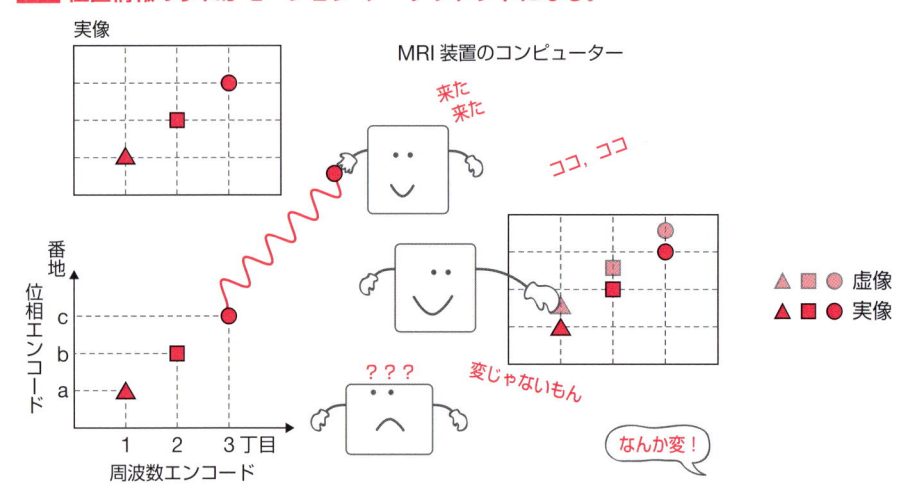

　面白いことにMRIのモーション アーチファクトは一方向にしか出ません．原因はMRI独特の位置の決め方（エンコード）にあります．

①X軸方向に磁場勾配（磁場の強さの勾配）をかけると，これに対応してプロトンの回転速度，すなわち周波数に違いができるので，X軸方向のどの列から生じた信号か識別できます．これを周波数エンコードといい，1回のデータ収集で済むため短時間で済みます．

②Y軸方向にも磁場勾配をかけ速さを変えることで，Y軸方向の位相の違いを作り出します（位相エンコード）．これは何度も測定する必要があり時間がかかります．すなわち周波数エンコードは瞬時に終わりますが，位相エンコードで時間がかかっている間に撮像されているものが動くと，位置情報がずれてしまいます．その結果モーション アーチファクトは位相エンコードの方向にのみ生じるのです．

> 原因は被験者の体動，心臓の拍動，呼吸，腸管のぜん動，拍動性の血管など．

モーション アーチファクトは位相エンコード方向に出る

　図4a，**b**では，真の像に重なって虚像が多発しています。心臓や胸壁，腹壁などの構造物が，幾重にもずれたようなghost（ゴースト）となって一方向に並んでいますね。撮像時間の長いT2WIでは，撮像時間の短いT1WIよりもモーション アーチファクトが目立って出現します。

図4 心臓の拍動や呼吸によるモーション アーチファクト

a. 胸部 T2WI 水平断

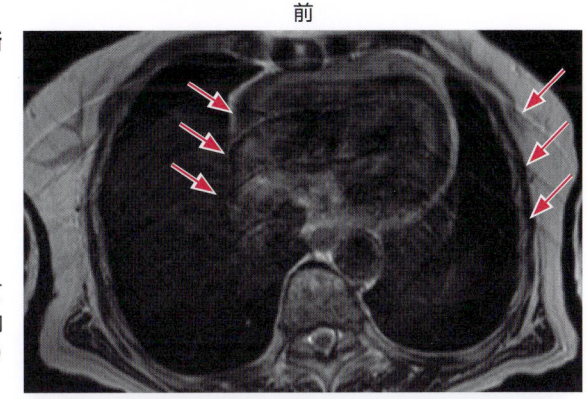

心臓，肺，胸壁の動きによって心臓や胸壁が位相エンコード方向（この場合は被験者の前後方向）にずれて何重にもみえる。

b. 腹部 T2WI 水平断

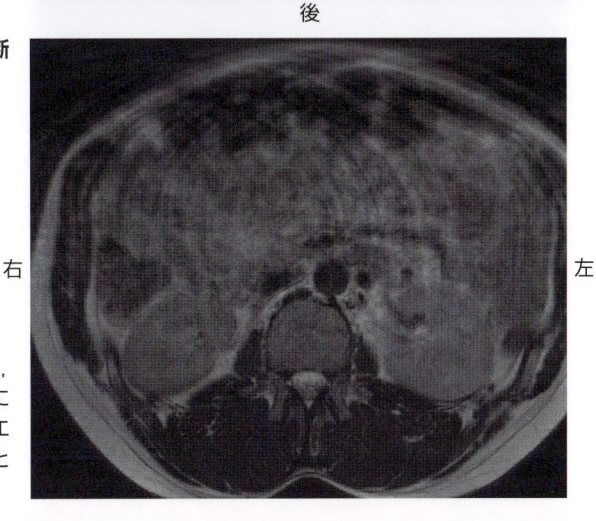

呼吸に伴う腹壁の動きによって，左右の腹壁のゴーストが一方向に多数並んで出現している。位相エンコードは被験者の左右方向だとわかる。

　図4aの位相エンコードは前後，bは左右方向です。このように，周波数／位相エンコードの方向はMRI装置を操作する人が任意に変更でき，モーション アーチファクトの出る方向は変えられます。放射線科では常識ですが他科には意外と知られていません。

flow artifact(フロー アーチファクト)も位相エンコード方向に出る

　液体が流れている場所には，プロトンの移動によるフロー アーチファクトが生じます。Spin echo法という一般的な撮像法では，流れの速い動脈はflow void(p.36)という無信号域になりますが，静脈は流れの速さや方向，撮像条件などの影響を受けて高信号〜低信号のさまざまな信号を示します。太い静脈や静脈洞からも虚像であるアーチファクトが出ますが，特に造影後はT1WIで動静脈が高信号になるため虚像が目立ってきます。モーション アーチファクトと同様，位相方向に帯状のゴーストが出現します(**図5a**，**c**)。

図5　造影後の血管から出るアーチファクト

a．脂肪抑制造影T1WI 水平断
外腸骨動静脈から左右方向に虚像が出ている。

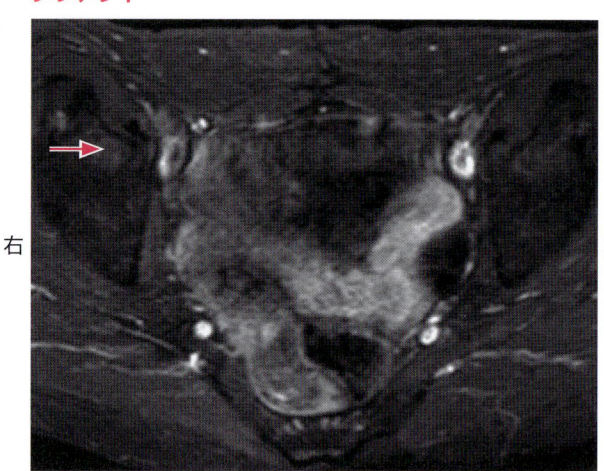

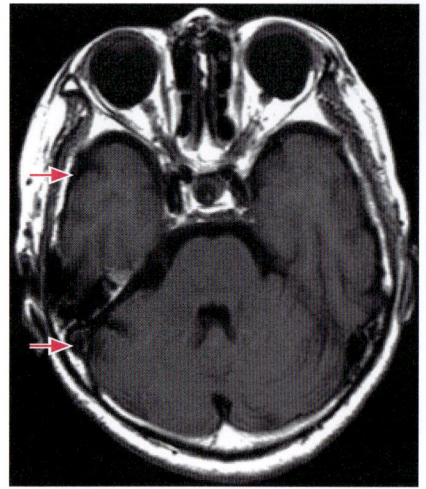

右　　　　　　　　　　　　　　　　　左

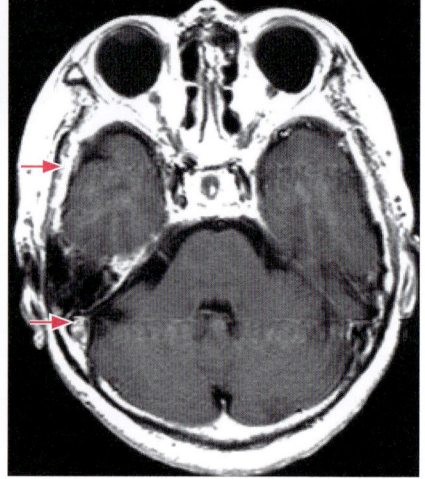

b．単純T1WI 水平断　　　**c．造影T1WI 水平断**
内頸動脈および静脈洞から左右方向に虚像が出ている。造影後はより強いアーチファクトを生じている。

画質の劣化をきたし診断の妨げになるアーチファクトを表1に挙げました．技師さんはこのようなアーチファクトが生じないように，さまざまな工夫をして撮像しています．そうしなければCTと違って，めちゃくちゃな画像になってしまうのがMRIです．

表1 画質の劣化をきたすアーチファクト

1. モーション アーチファクト
2. aliasing，wraparound（折り返し）
3. truncation artifact（信号強度の差が大きい境界面に平行な縞模様）
4. zipper artifact（直線上の白黒交互像）

緩和時間と信号強度

> これを知らなきゃ始まらない！

診断に用いる標準的なMRIとして，T1強調画像（T1WI）とT2強調画像（T2WI）があります．組織のT1・T2緩和時間はmsec単位で表され，緩和時間の長短が画像の白黒となって現れます（表2）．緩和時間は病的状態で変化し，T1WI，T2WIの信号強度の組み合わせで推理できる組織や病変もあります．T2緩和時間の長いもの，T1緩和時間の短いものがそれぞれの強調画像で高信号になります．

> CT値と違って簡単には測定できず，診断のために数字を覚える必要はありません．

表2 組織のT1・T2緩和時間（msec）

組織	T1 緩和時間	T1WIで	T2 緩和時間	T2WIで
水	長い	黒	とても長い	著明な白
筋肉	中間	グレイ	短い	グレイ
脂肪	短い	白	長い	白

> 水は正常の脳脊髄液，尿などを示しています．

T1緩和時間の短縮を示すものはT1WIで高信号，すなわち白になります（表3）．

表3 T1短縮を示すもの（T1WIで白）

1. 脂肪：脂肪髄，奇形腫，類皮嚢腫，腎血管筋脂肪腫（AML）
2. メトヘモグロビン：亜急性期血腫
3. 高蛋白液（粘液）：粘液性卵巣嚢腫
4. 石灰化（20〜30％濃度の）
5. メラニン色素：メラノーマ
6. ガドリニウム造影剤

> 理屈抜きで覚えましょう．T1緩和時間の短縮を示すものの筆頭は脂肪です．

赤色髄(造血)優位と黄色髄(脂肪)優位の違いがMRIでわかる [6,7]

図6でAさんとBさんを比較します。AさんはL5，S1椎体の不整が強く骨棘形成や椎間板ヘルニアを認め，一見Bさんよりも年配のようにみえます。しかし，骨髄や椎間板の信号強度はAさんの方がずっと若く，実際Aさんは20歳代，Bさんは70歳代です。骨髄の信号強度は赤色髄と黄色髄のバランスで決まり，若年者では造血髄が多くT1WIで低信号ですが，加齢によって脂肪髄が多くなり信号強度は上昇してきます。Bさんの骨髄はAさんよりも明らかに白く，脂肪髄が多いのがわかりますね。また，T2WIではAさんの椎間板は白くみずみずしい，Bさんの椎間板は黒く加齢による脱水を示しています。

脂肪抑制画像：脂肪はT2WIでも高信号なので，腫瘍や炎症の有無をみたいときに"ジャマ"になります。そこで，T2WIで脂肪髄の高信号が出ないようにすると，T2延長病変の高信号が残ってわかりやすくなります。脂肪抑制T1WIは脂肪，粘液，出血などのT1短縮病変の鑑別にも有用です。

図6 骨髄の信号強度

〈Aさん：20歳代，女性〉　T2WI　T1WI　　〈Bさん：70歳代，女性〉　T2WI　T1WI

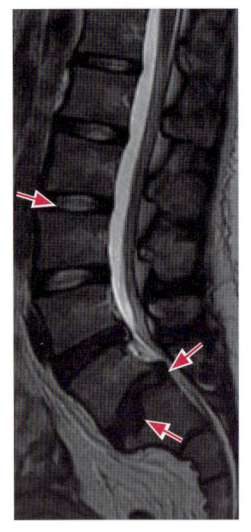

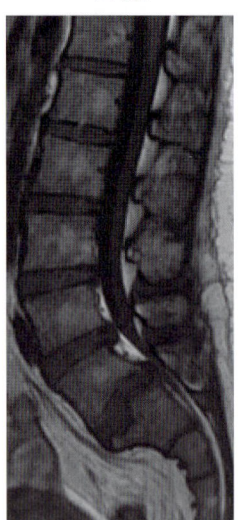

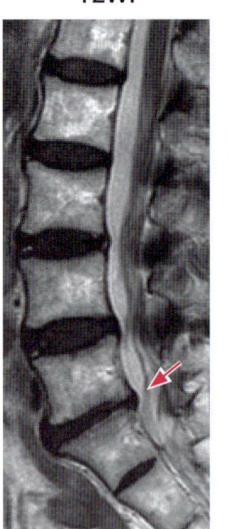

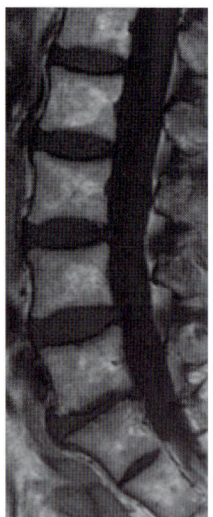

Aさん：骨髄はT1，T2WIともに低信号→赤色髄（造血組織）優位＝若々しい
　　　　椎間板はT2WIで高信号＝水の含有量が保たれ若々しい
　　　　S1椎体辺縁の不整，L5，S1椎体の骨棘形成，L5/S1椎間板ヘルニア＝変性
Bさん：骨髄はT1，T2WIともに高信号→黄色髄（脂肪組織）優位＝加齢による変性
　　　　椎間板はT2WIで低信号＝加齢による脱水
　　　　L5/S1椎間板の扁平化＝加齢による圧潰

表4も理屈抜きで覚えましょう。**T2延長を示すものはT2WIで高信号，すなわち白**です。**脳脊髄液・尿**などの水が代表です。**T2短縮を示すものはT2WIで低信号，すなわち黒**です。特に**鉄の磁化率効果**（susceptibility effect，⇒p.34）は特徴的な黒さを示します。

表4

T2延長を示すもの（T2WIで白）
1. 水（正常の脳脊髄液，尿，胆汁，腸液）
2. 脂肪（皮下脂肪，脂肪髄）

T2短縮を示すもの（T2WIで黒）
1. ヘモジデリン：古い血腫，色素性絨毛性滑膜炎，hemosiderosis
2. フェリチン，鉄：hemochromatosis，子宮内膜症性（出血性）卵巣嚢腫
3. 鉄性造影剤（SPIO）；Kupffer（クッパー）細胞に取り込まれる。

血腫の経時変化

MRIの血腫の経時変化は有名です[8]。赤血球ヘム鉄は，血管外に出ると経時的に次のように変化していきます。

| 超急性期
（24時間以内）
血球内オキシ
ヘモグロビン | → | 急性期
（1〜7日）
血球内デオキシ
ヘモグロビン | → | 亜急性期
（1〜4週）
血球内〜血球外
メトヘモグロビン | → | 慢性期
（1カ月以降）
血球外
ヘモジデリン |

MRI画像はこの経時変化を反映して推移します。CTとMRIを見比べてみてください（図7〜9）。

図7　急性期（1〜7日）の血腫

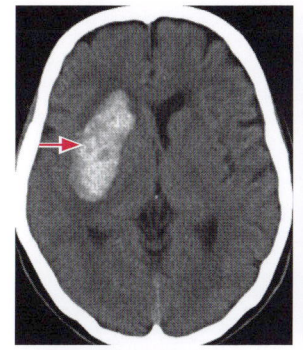

a. 発症当日（単純CT）
単純CTで右被殻血腫は著明な高吸収を示す。

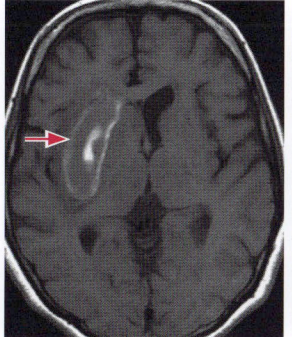

b. 4日後（T1WI）
血腫のデオキシヘモグロビンの効果によりT1WIで軽度低信号。徐々に辺縁からメトヘモグロビンへ変化し，高信号が出現する。

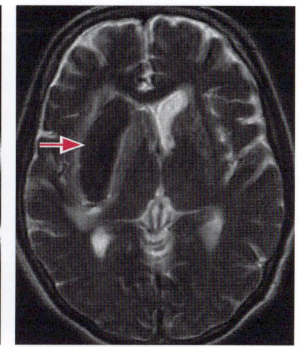

c. 4日後（T2WI）
T2WIでは著明な低信号。

図8 亜急性期（1〜4週後）の血腫

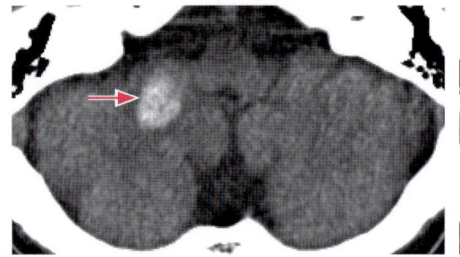

a. 発症当日（単純CT）
右小脳半球に高吸収の血腫あり。

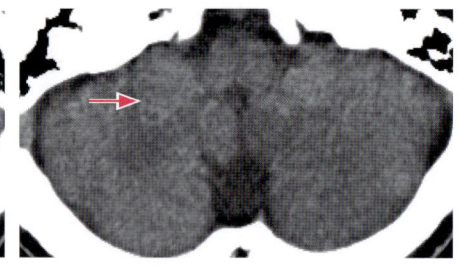

b. 12日後（単純CT）
血腫の高吸収は消失。左小脳半球に低吸収域が出現し梗塞巣を示す。

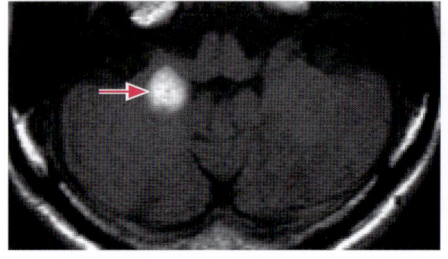

c. 14日後（T1WI）

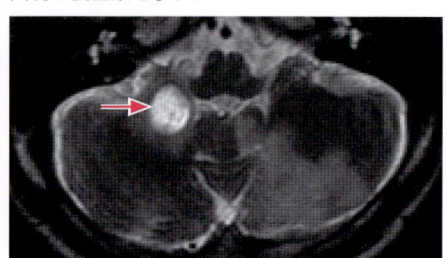

d. 14日後（T2WI）

亜急性期の血腫はメトヘモグロビンの効果によりT1WI（c），T2WI（d）ともに均一でベターッとした高信号を示す。T2WIでは血腫周囲に浮腫を認め，左小脳半球の梗塞巣も明瞭。

図9 慢性期（1カ月以降）の右被殻血腫

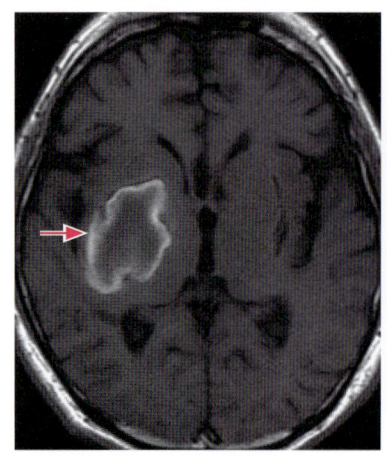

発症後1カ月　a. T1WI

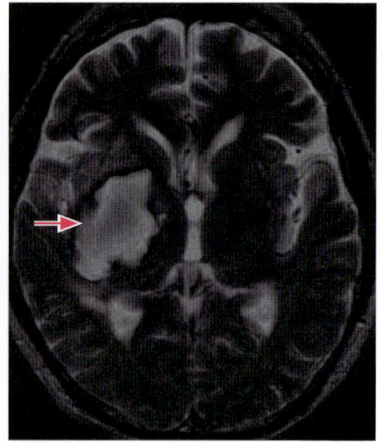

b. T2WI

慢性期には血腫の液状化によりT1WI（a）で信号が低下，T2WI（b）で信号が上昇。辺縁部からヘモジデリンに変化しT2WIで著明な低信号が出現する。
ヘモジデリンリングとよばれ，T2*効果によりT1WIよりもT2WIで特徴的な低信号を示します。

> T2スターと読む。

嚢胞内容液の信号強度

嚢胞性腫瘍は，まず単純CTで高濃度であれば，血性または石灰化を含む嚢胞を考えます（表5）。加えて，T1WIとT2WIの信号強度の組み合わせで内容液の性状を推理します。

図10は卵巣嚢胞性腫瘍です。T1WIで高信号の嚢胞は脂肪や血性を考えます。出血性嚢胞は時期や凝血により変化しますが，T2WIでは液体によるベースの高信号に，薄墨で上書きしたような黒さが特徴的です。粘液性は蛋白の濃度で変化し高蛋白濃度はT1短縮を示します。多房性の粘液性嚢胞はMRIで信号の濃淡を示し，ステンドグラス（stained glass appearance）とよばれることがあります[9]。**脂肪成分の確認には脂肪抑制画像も有用**です。

表5 嚢胞性腫瘍の鑑別診断

CT	T1WI	T2WI	
高	低〜高（時期で異なる）		→ 血性
非常に低い	高	高	→ 脂肪性
低	低	高	→ 漿液性
低	低〜高（蛋白濃度で異なる）	高	→ 粘液性

図10 卵巣嚢胞性腫瘍のMRIによる鑑別診断

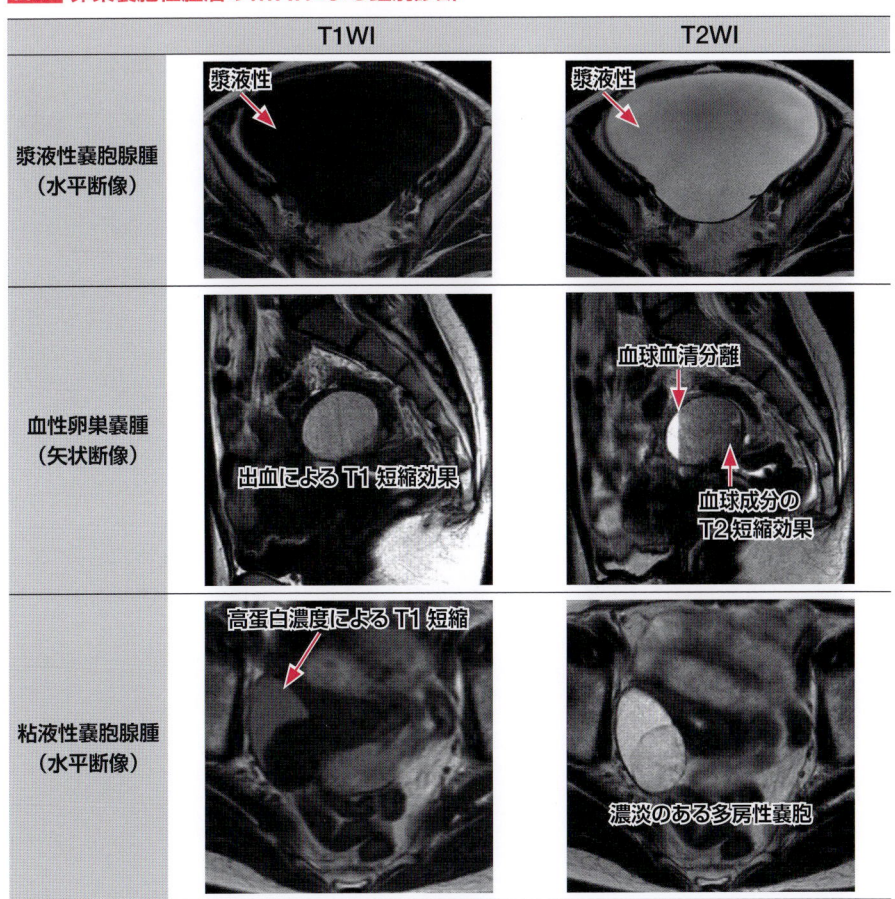

	T1WI	T2WI
漿液性嚢胞腺腫（水平断像）	漿液性	漿液性
血性卵巣嚢腫（矢状断像）	出血によるT1短縮効果	血球血清分離／血球成分のT2短縮効果
粘液性嚢胞腺腫（水平断像）	高蛋白濃度によるT1短縮	濃淡のある多房性嚢胞

MRI 特有の現象

T1・T2緩和時間のみならず，MRI特有の現象やアーチファクトの中には診断に役立つ有力な情報もあります（表6）。が，これらの多くはときにアーチファクトとして診断の妨げにもなります。

表6 診断に役立つ現象とアーチファクト

1. flow void（流速の速い液体は無信号）
2. susceptibility effect（磁化率効果，微量の鉄の検出，T1WI＜T2WI＜T2*WI）
3. chemical shift artifact（化学シフト）

囊胞性腫瘍は内部が水ですからT2強調像で高信号のはずです。しかし出血を伴う囊胞はしばしば信号が低下します。図11は卵巣の子宮内膜症性囊胞の例です。T2WIで囊胞内の腹側は高信号ですが，背側は特徴的な信号低下を示しています。

図11 susceptibility effect（出血性卵巣囊腫） T2WI 水平断

T2*効果→T2短縮。
出血巣では，ヘモグロビンの経時的変化により磁化率が変わるため，時期によって信号が異なる。

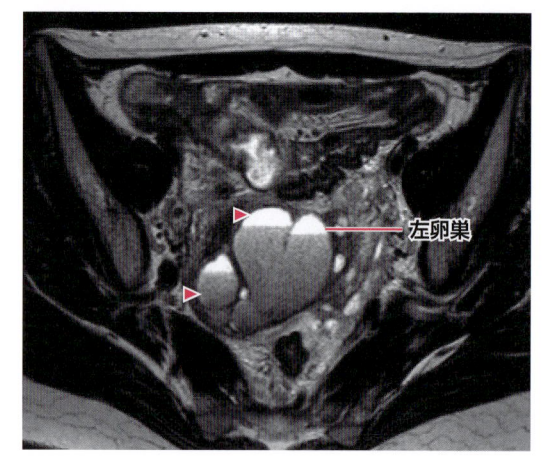

多房性囊胞性腫瘍を認める（▶）。
血球血清分離あり。
水の高信号に薄墨で上書きしたような特徴的な低信号を認める。

左卵巣

これはヘモグロビンの鉄によるsusceptibility effectで，強磁性体（鉄）によって磁場の不均一さが生じ信号の低下をきたします。微量の鉄の検出に有用な現象で，T1WIよりT2WIさらにT2*WIに強く出ます。これはsusceptibility effectの診断に役立つ面ですが，次のような診断の妨げになる面もあります。

金属による susceptibility artifact

　金属による磁化率アーチファクトは、磁性体で周囲の磁場が歪むことで生じ、実際の大きさよりもずっと大きな信号欠損領域になります。動脈瘤のクリップ、歯科治療後、化粧品の一部などが挙げられます。

> **撮像の注意！**
> 最近 MRI 対応のペースメーカーもありますが、原則禁忌です。歯のインプラントや体内金属も注意を要します。

図12 脳動脈瘤（Lt. IC-PC AN）クリッピング

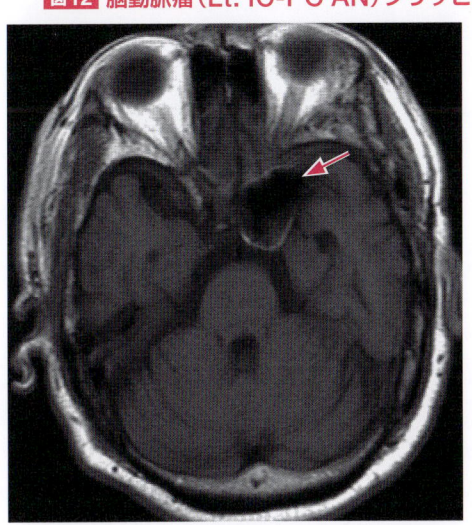

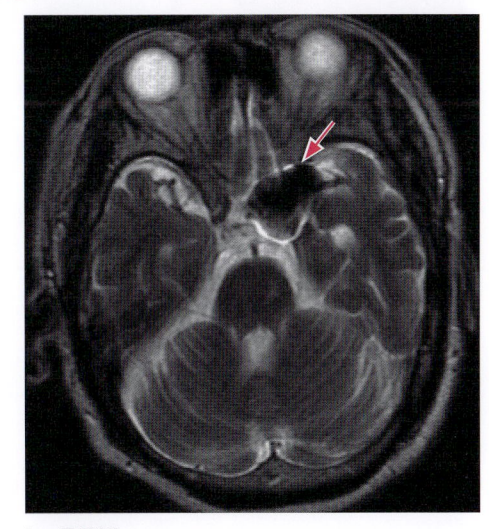

a. T1WI　　　b. T2WI

金属による susceptibility artifact（磁化率アーチファクト）。実際の大きさよりも広い範囲の信号欠損が生じる。

> **MRI 担当技師から聞きました**
>
> **モーション アーチファクトを防ぐ方法**
> 体幹部にメッシュを巻いて腹壁の動きを少なくする。呼吸・心電図同期をかける、加算回数を増やすなど。

速い血流による flow void

正常の動脈内や動脈瘤，動静脈奇形（動静脈瘻）は，血流が非常に速いため信号を出すはずのプロトンが移動してしまい，flow voidという無信号を生じます。Flow voidは流速が速い疾患や病態を診断するうえで，とても役立つ情報です。

図13 眼窩内動静脈奇形による flow void　40歳代，男性　　流速の速い水は無信号

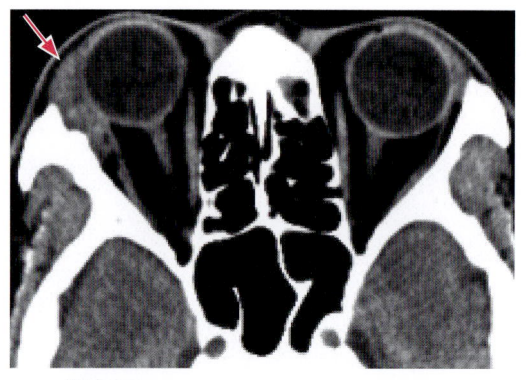

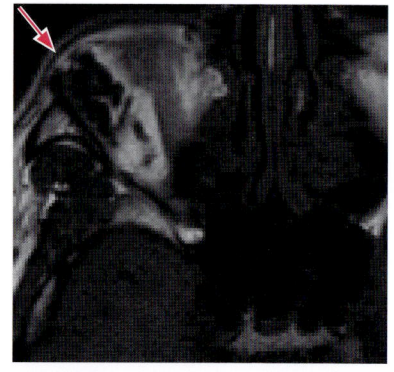

a. 単純CT

b. T1WI

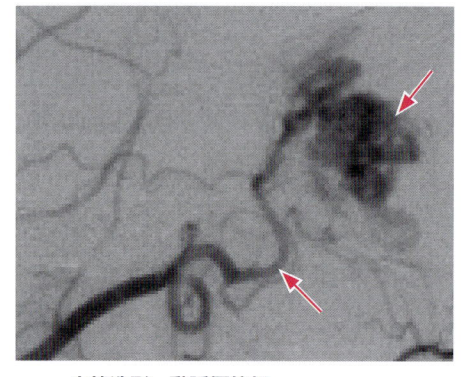

c. 血管造影　動脈優位相

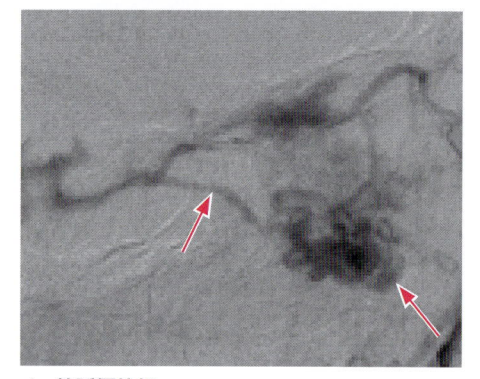

d. 静脈優位相

右眼が腫れていると家族に指摘され，単純CT（a）で右眼窩外側に軟部組織濃度の腫瘤を認めた。MRI（b）では腫瘤は無信号の管状構造物でflow voidを示し，動静脈奇形（AVM）のnidusと考えられた[8]（nidus ⇒ p.180）血管造影（DSA，c，d）では下眼動脈が主な流入動脈であり，上下眼静脈から海綿静脈洞および顔面静脈に注ぐ流出静脈を認め，眼窩内動静脈奇形と診断された。

> **MRI担当技師から聞きました**
>
> **CSFのflow artifactを防ぐ方法**
> 指尖脈波による同期も効果的。アーチファクトが出にくい高速撮像もあり，パルスシークエンスの工夫にはプロならではの技があります。

ゆっくりとした水の流れによる signal void

　脊柱管内には，髄液のゆっくりとした拍動性の流れによって不均一な信号減衰を生じることがあります．T2WIで生じ，脊柱管内をみたいときには困るアーチファクトですね．

図14　CSF flow から生じる signal void

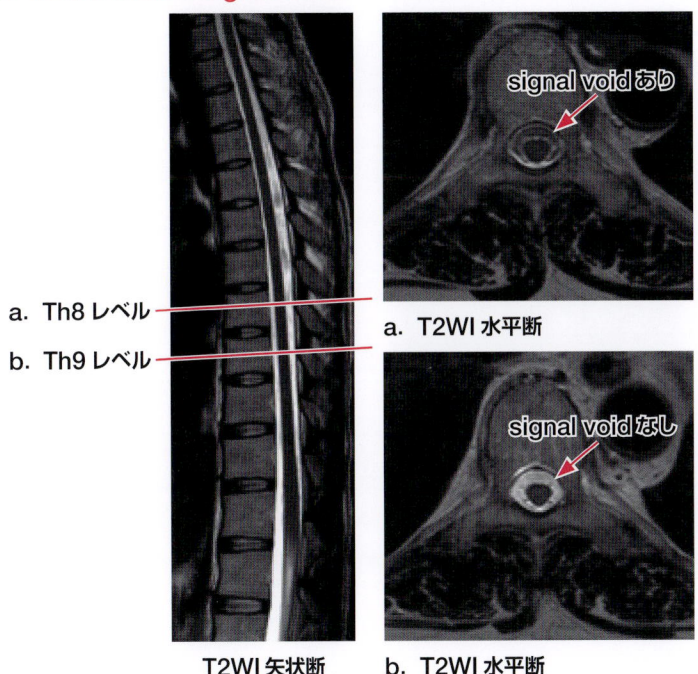

a. Th8 レベル
b. Th9 レベル

a. T2WI 水平断（signal void あり）
b. T2WI 水平断（signal void なし）

T2WI 矢状断

　Flowに関連した信号欠損は，診断の決め手になったり妨げになったりします．

文献
1) 土屋一洋 監修，扇 和之 編集：MRIデータブック．メジカルビュー社，2006．
2) 多田信平 監修，福田国彦 編著：MRI免許皆伝 第2版．日本医事新報社，2006；p10-1, 16-32．
3) 蜂屋順一 監修，高原太郎，扇 和之 編集：改訂版 MRI応用自在．メジカルビュー社，2004；p221．
4) 高原太郎：flowによるアーチファクト．MRI 自由自在．メジカルビュー社，1999；p144-7．
5) 日本磁気共鳴医学会用語委員会 編；MR用語辞典．インナービジョン，2010．
6) Shah LM, Hanrahan CJ: MRI of spinal bone marrow: part I, techniques and normal age-related appearances. AJR Am J Roentgenol. 2011; 197: 1298-308.
7) Hanrahan CJ, Shah LM: MRI of spinal bone marrow: part 2, T1-weighted imaging-based differential diagnosis. AJR Am J Roentgenol. 2011; 197: 1309-21.
8) 青木茂樹，ほか編：新版 よくわかる脳MRI，画像診断別冊 key book シリーズ，第2版．秀潤社，2004；p218-9, 222-3．
9) 北井里実，福田国彦：卵巣，子宮における粘液性腫瘍．臨床画像．2011；27：1346-58．

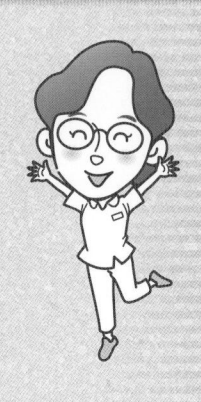

第Ⅱ章

症状から
（見逃せない疾患をみつけるコツ）

第Ⅱ章 症状から（見逃せない疾患をみつけるコツ）

1 消化管穿孔 ～free airを探せ！

この項目のテーマ

腹膜・腹腔の基本構造
腸管外遊離ガス（free air）をチェックする部位
CT像から穿孔部位を推理する
・free airの分布から
・消化管壁と周囲の所見から

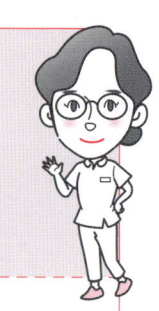

読影のエッセンス

　腹膜炎をきたしやすく緊急性の高い急性腹症として，消化管穿孔が挙げられます。腸管外に出た遊離ガス（free air）は腹腔や後腹膜腔を移動し，その分布は一見無秩序にみえますが，実は溜まりやすい場所があります。Free airを見つけ穿孔部を推理してみましょう。

パンペリってなに？

　救急外来に出たばかりの研修医にとって，スタッフが口にする業界用語は意味不明です。腹痛を訴える患者さんを触診した上級医が「パンペリだ！」と言えば，panperitonitis（汎発性腹膜炎）のことです。外科的治療が必要になることも多く，原因究明には画像検査が必須です。

腹膜・腹腔を意識する

　腹壁の内側は壁側腹膜で覆われ，横隔膜直下や骨盤内で折り返し，後腹膜側から立ち上がるように2枚合わさって間膜になります。間に粗な結合織・脂肪組織を含み，臓器を支える支持組織になり，さらに臓側腹膜（漿膜）として臓器を覆っています。壁側腹膜～間膜～臓側腹膜は連続し腹膜嚢（腹腔）を形成しますが，内部には滑液としてのごく少量の生理的腹水があるだけで，病的な**腹水や腸管内のガスが腹膜嚢に出てはじめて開いてきます**。後腹膜にある大動脈や脊髄から出る血管と神経は，臓器を支持する間膜を通って導かれます[1,2]。外科医は間膜をみて触れることができますが，**画像では間膜に付着する脂肪や血管がみえるだけで，間膜を面として捉えることはできません**。たとえば上腸間膜動静脈があるところが腸間膜だとわかるだけですが，腫瘍の浸潤や炎症でCT値が上がると認識されるようになります。

腹水貯留の像から腹腔を見てみましょう。
肝硬変による大量腹水貯留（図1）

　横隔膜下腔〜肝下腔〜骨盤部の腹腔は連続しています。胃と小網（肝胃間膜と肝十二指腸間膜）の背側には網嚢という腹腔があり，右肝下腔と網嚢は肝十二指腸間膜の直下にあるWinslow孔を介して交通しています。小腸間膜の上下，左右の傍結腸溝なども腹水や腸管外ガスの通路になります。

図1　腹水貯留症例でみる腹腔　造影CT

大量腹水の中に腸管，脂肪と血管を含む腸間膜を認める。

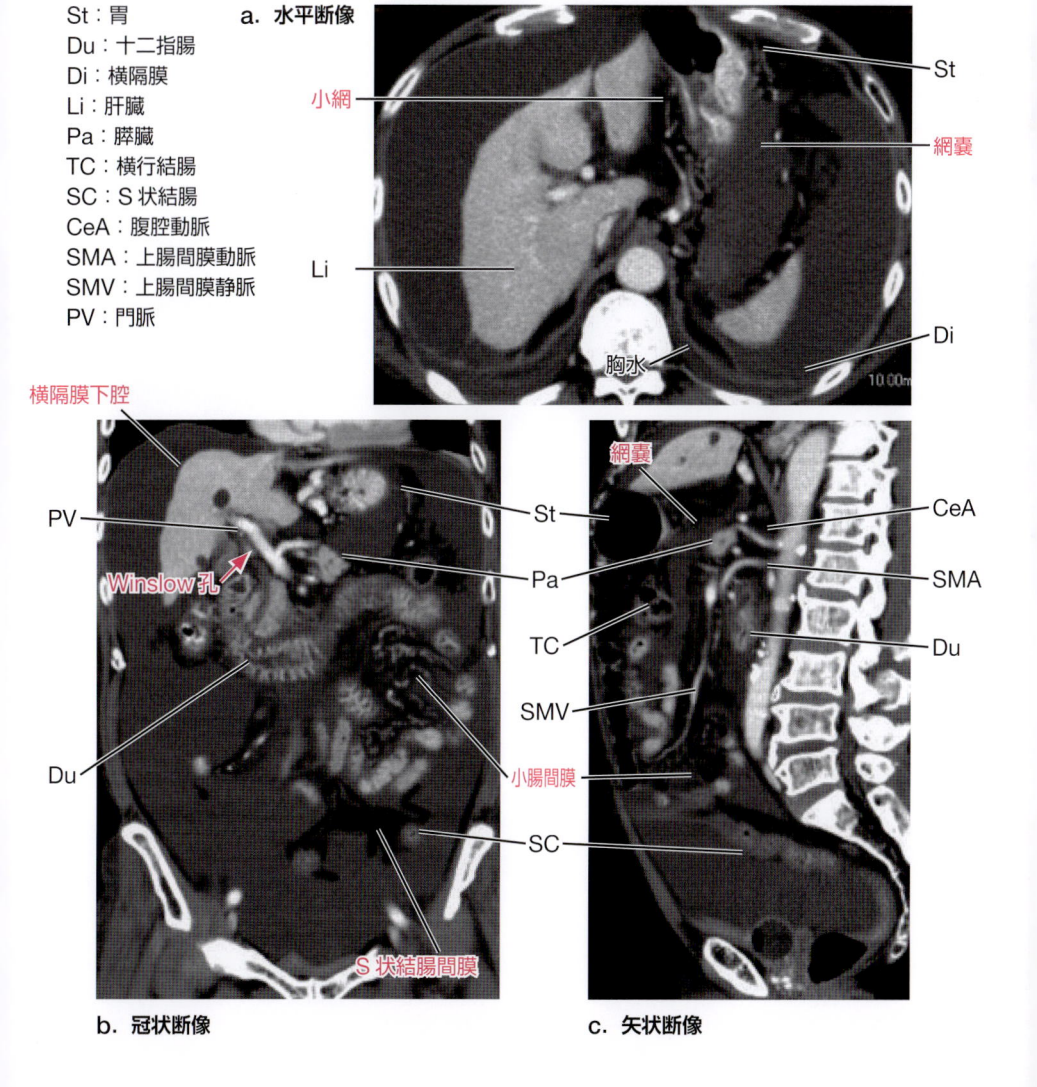

St：胃
Du：十二指腸
Di：横隔膜
Li：肝臓
Pa：膵臓
TC：横行結腸
SC：S状結腸
CeA：腹腔動脈
SMA：上腸間膜動脈
SMV：上腸間膜静脈
PV：門脈

a．水平断像

b．冠状断像

c．矢状断像

free airをみつけよう

消化管穿孔によって流出した腸管内容物は，一続きの腹腔内を拡散していきます。Free air（腸管外遊離ガス）は立位で頭側に移動し，**単純X線像では横隔膜と肝臓の間に集まったfree airが鎌状（三日月型）の透亮像になります**（図2a）。仰臥位ではfree airは腹側へと移動するためCTでは，**腹壁直下/肝表面に集まってきます**（図2b，c）。

横隔膜はドーム型なので，水平断像では肺の下端と腹腔内が横隔膜を挟んで同一の断層内にみえ，腹部をみる階調では区別できません。肺野条件にすると肺野の血管や横隔膜がみえ，肺とfree airを区別できます（⇒p.19）。また，**腹腔の輪郭を成す臓器の出っ張り・凹み，間膜のさえぎりによってfree airが途中でトラップされる部位があり，ここがCTのcheck pointです！**[3,4]（表1）。

症例1 50歳代，男性

図2 十二指腸球部潰瘍の穿孔

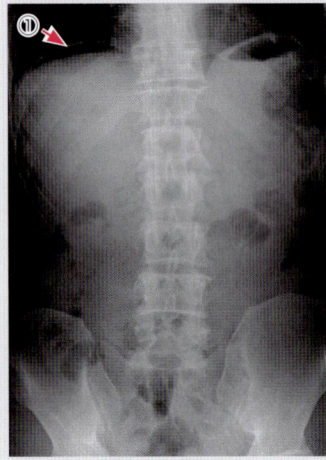

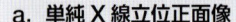

a. 単純X線立位正面像

free airの分布
① 横隔膜下腔
② 腹壁直下
③ 肝円索裂
④ 尾状葉周囲
⑤ 肝右葉の背側

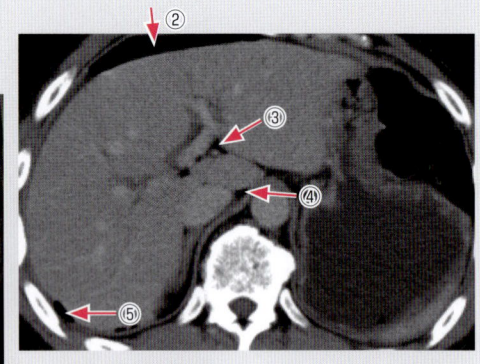

b. 造影CT水平断像

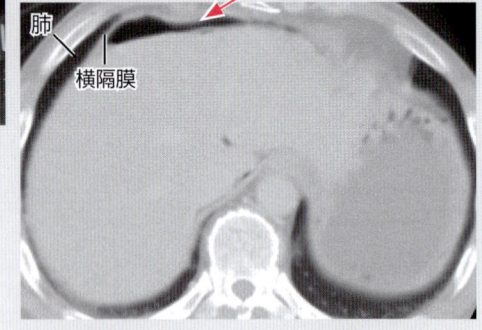

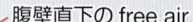

腹壁直下のfree air
肺
横隔膜

c. 肺野条件

基本が大切 最近はCTを撮ってしまうことが多いのですが，**左側臥位正面像（left lateral decubitus view）もfree airの診断に有用です**。「遊離ガスを右側腹壁と肝右葉外側縁との間に集めると，大きな実質臓器（肝）と腹壁に空気が挟まれてコントラストを生じ，気付きやすくなる」という発想は画像診断の基本です。

症例2　70歳代，女性

【主訴】急な下腹部痛
【CT】上腹部にfree airと腹水を認める（図3a）。骨盤部に便塊混じりの腸管外ガス像を認める（図3b）。周囲にはどうみても壁がなく大腸の連続性から外れており，腸管外の便塊と判断できる。

図3　S状結腸の腹腔側への穿孔　造影CT水平断像

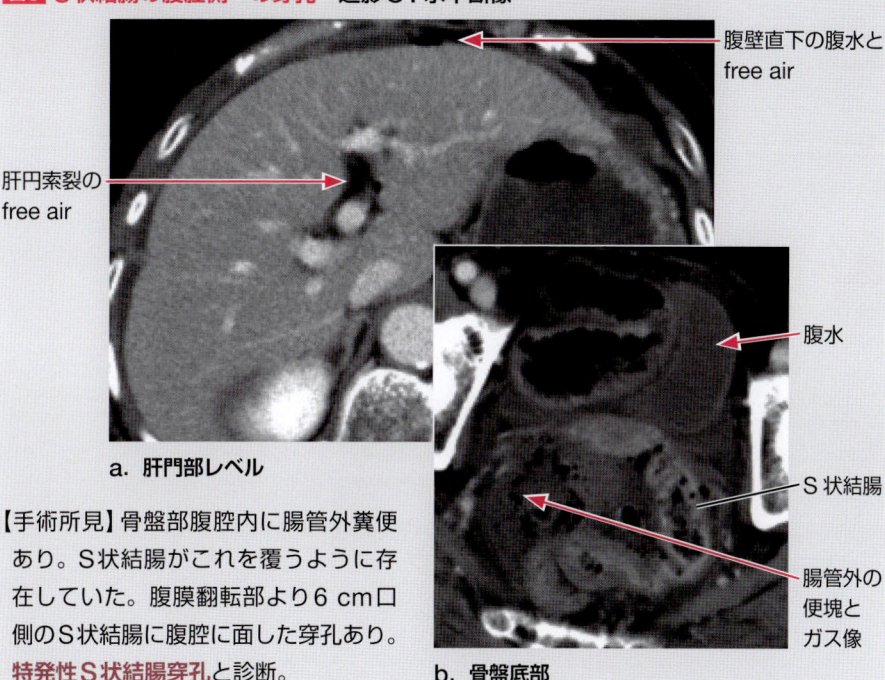

肝円索裂のfree air

腹壁直下の腹水とfree air

腹水

S状結腸

腸管外の便塊とガス像

a. 肝門部レベル

b. 骨盤底部

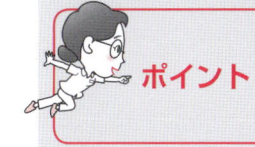

【手術所見】骨盤部腹腔内に腸管外糞便あり。S状結腸がこれを覆うように存在していた。腹膜翻転部より6 cm口側のS状結腸に腹腔に面した穿孔あり。**特発性S状結腸穿孔**と診断。

> **ポイント**
> S状結腸穿孔でもfree airは経時的に上腹部横隔膜下まで移動します。遊離ガスが上腹部にあるからといって上部消化管穿孔と飛びつかず，骨盤内まで全体をみましょう。

表1　消化管穿孔の読影ポイント〜free airのみつけ方〜

単純X線立位正面像
横隔膜直下の鎌状透亮像（図2a）
CT
1) 腹壁直下（肝表面）に注目，横隔膜下は肺野条件もみる（図2b，c）。
2) 上腹部でfree airが突き当たる部位に注目（図2b）。 　→肝左葉右葉の背側，胆嚢床，肝円索裂，肝腎陥凹，尾状葉周囲
3) 骨盤内の糞便混じりのfree airに注目（図3，5）。
4) 腸間膜にトラップされたairは，脂肪組織に重なり見つけにくいので注意（図4）。
5) 大動脈，下大静脈周囲，腸腰筋側，腸骨動静脈周囲のfree airは後腹膜への穿孔を示す（図5）。

症例3　50歳代，男性

【血液検査】WBC 12.89×10^3/μL，CRP 16.72 mg/dL
【CT】S状結腸の壁肥厚と造影効果の増強，大きな憩室を認める（図4b，c）。これを取り囲む脂肪組織の局所的濃度上昇を認め，腸管外ガスが集簇している（図4a）。

図4 S状結腸憩室穿孔　造影CT

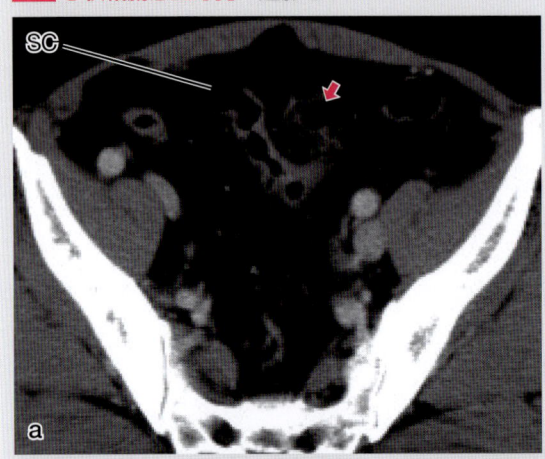

➡ SC（S状結腸）近傍に限局する腸管外ガス像
⇨ 憩室壁の肥厚と造影効果の増強
▷ S状結腸壁の肥厚と造影効果の増強
＊ dirty fat sign

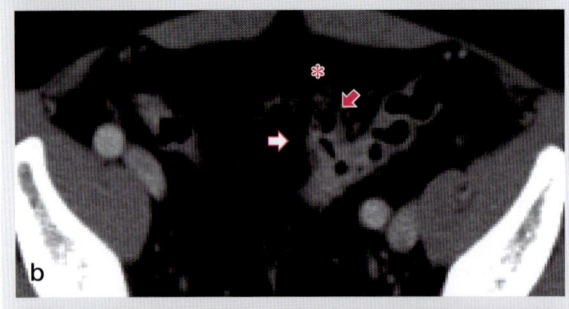

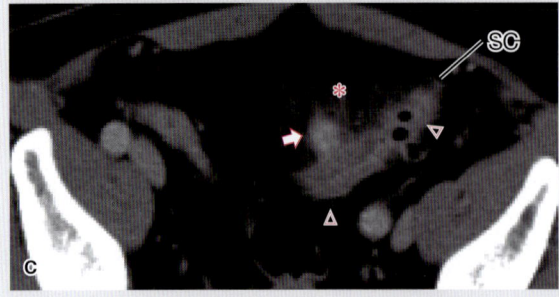

軽〜いS状結腸憩室穿孔症例で，保存的に軽快し数日で退院しました。穿孔ですがこの程度の所見だとほっとしますね。

症例4　70歳代，女性

【現病歴】直腸癌で手術待機中に急な腹痛と腹部緊満感が出現しER受診。
【手術所見】S状結腸後壁が後腹膜に穿孔し，硬い便が後腹膜に充満していた。
【CT】直腸に充実性の腫瘍を認め，直腸上部からS状結腸に便塊貯留あり（図5c）。骨盤内左側に腸管外便塊を認め（図5b），傍大動脈などの後腹膜にfree airが広がっている（図5a）。横隔膜下腔や肝下腔にはfree airを認めなかった（後腹膜⇒p.86，87）。

図5　S状結腸後壁から後腹膜に穿孔した例　単純CT水平断像

腸管外の便塊

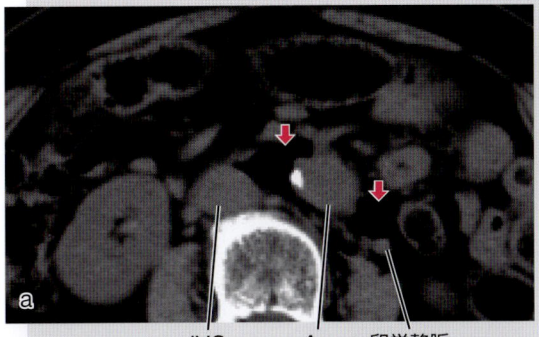

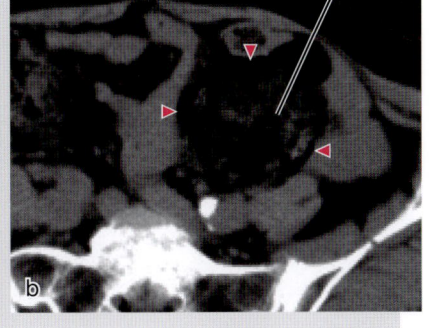

IVC　Ao　卵巣静脈

下行結腸
下腸間膜動脈
穿孔部
直腸癌

Ao：大動脈
IVC：下大静脈

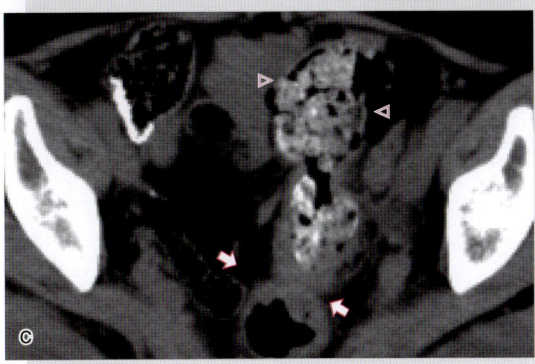

➡ 後腹膜の free air　▶ 腸管外の便塊
⇨ 直腸癌　▷ 直腸癌の口側腸管内に糞便貯留

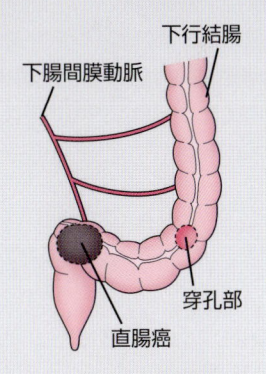

外科医に聞きました

腸管には腸間膜付着部があります。穿孔の大部分は腸管のfreeな面（すなわち腹腔側）に生じますが，腸間膜の中は粗な結合織であるため，腸間膜付着部に孔が空くとここを通って後腹膜に穿孔することがあります（特にS状結腸）。また腹膜翻転部にかかる直腸では，腹腔内および後腹膜の両方への穿孔がありえます。

穿孔部位を推理しよう！

腸管の走向を思い浮かべよう（図6）

　胃から十二指腸球部までは腹腔内。十二指腸下行脚〜水平脚までは後腹膜。Treitz靱帯を越えて空腸〜回腸は腹腔内。上行結腸と下行結腸は腹膜で覆われて左右の後腹膜に固定され，横行結腸は横行結腸間膜で保たれながら腹腔内を可動。S状結腸から直腸上部まではS状結腸間膜で後腹膜から立ち上がり腹腔内。腹膜翻転部より尾側の直腸は後腹膜。虫垂は虫垂間膜に付着し腹腔内。

図6　胃から直腸の走向（腹腔内か後腹膜かを意識してみる）

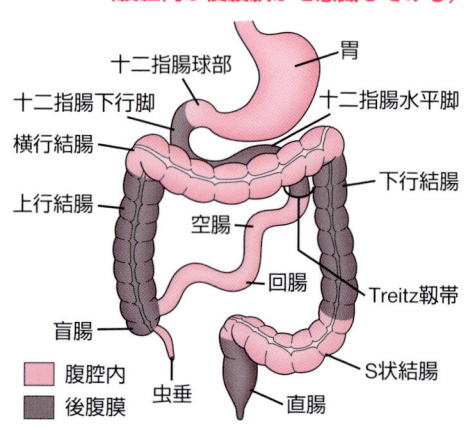

free air をみつけたら次に穿孔部位を推理します。

　これには2つのポイントがあります（**表2**）。
　上部か骨盤内か？　腹腔内か後腹膜か？　腸管外便塊があるか？ の組み合わせで穿孔部位を考えます。腸管外ガス像は穿孔直後には穿孔部近傍に限局していますが，経時的に拡散し肝の周囲には腹腔のどこからでも集まることに注意です。

表2　穿孔部位早見表

ポイント1：air の分布から推理する

- 上腹部腹腔内（肝左葉右葉の背側, 胆嚢床, 肝円索裂, 尾状葉, 胃周囲）のair ⇒発症直後なら胃，十二指腸球部穿孔（図2, 8）　　〔時間が経つと，どこの穿孔からでも集まってくる（図3）〕
- free air に便が混じっていたら⇒大腸
　　　　　骨盤内の腸管外便塊⇒S状結腸，直腸（図3, 5）
- 後腹膜（前腎傍腔）のair ⇒ 十二指腸下行脚〜水平脚，
　　（骨盤内と傍大動脈）のair ⇒ S状結腸，直腸（図5）　〔S状結腸の大部分は腹腔に穿孔するが後腹膜にも穿孔しうる（図5）〕
- 上記にあてはまらない腸間膜のair ⇒小腸
　　　　　（上行，下行結腸や小腸の穿孔はまれです。）

ポイント2：腸管壁と周囲の所見から推理する

- 腸管壁の浮腫性肥厚（target sign）と造影効果の増強，近傍の脂肪組織の濃度上昇（dirty fat sign）は，穿孔部の炎症を示す。　〔壁が厚くモヤモヤした所が怪しい！（図4, 7）〕
- 腸管壁の断裂像

（target sign 〈⇒ p.62〉，dirty fat sign ⇒〈p.62〉）

症例5 50歳代，男性

【嗜好歴】たばこ20本/日，機会飲酒
【現病歴】4～5日前から心窩部痛があったが，我慢していた．左上腹部の激痛・冷汗あり救急搬送となった．
【身体所見】腹部平坦，心窩部から左季肋部にかけて圧痛，反跳痛あり．
【血液検査】WBC $13.04×10^3/\mu L$，CRP 2.21 mg/dL
【CT】胃体部の浮腫性壁肥厚，深い潰瘍，腫大したリンパ節（図7a），周囲脂肪組織の濃度上昇，少量の腹水を認める（図7b）．活動性潰瘍と強い炎症と考えられる．

図7 胃潰瘍穿孔 造影CT水平断像

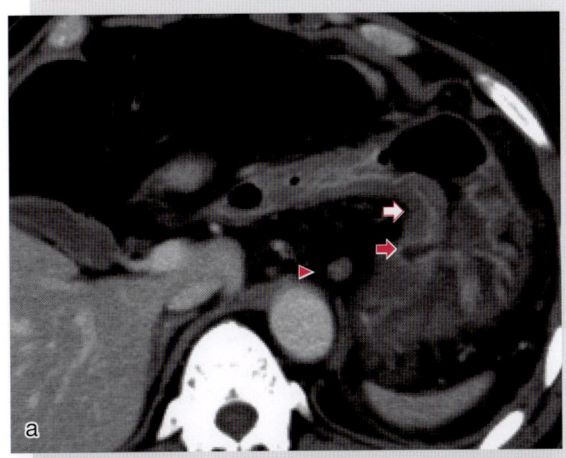

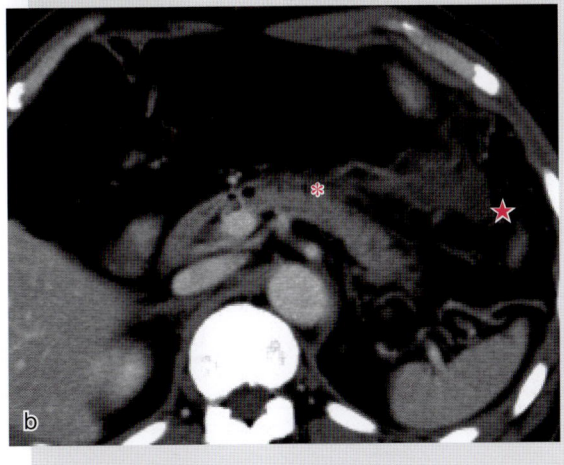

➡ 胃壁の深い潰瘍
⇨ 胃壁の浮腫性肥厚
▶ 腫大したリンパ節
★ 腹水
＊ dirty fat sign

穿孔部位を疑ったらMPRを作ってみるのもよいですね．

再構成画像

MD CT（multi-detector row CT）の進歩で再構成画像の画質は向上し，救急CTの診断でもthin slice像やMPR矢状断・冠状断の役立つ場面が増えてきました．再構成画像のよび名は次のとおりです．

・MPR；multiplanar reconstruction（冠状断矢状断など任意の断層を再構成できる）
・MIP；maximum intensity projection（CT値にある閾値を設定しこれより高いもので構築した像，CT angiographyができる）
・VR；volume rendering（骨などの表面を立体的にみる）

【上部内視鏡】胃体部に多発潰瘍あり．体上部後壁小弯寄りと体中部の潰瘍が穿孔していた．

ERの腹痛で研修医や当直医が悩むのは，患者さんを帰すときです．「原因はこれだ！」という所見があればむしろ安心で，身体所見が軽く血液・画像検査で明らかな異常はないが，患者さんの訴えが強い場合が問題です．筆者も休日当直のとき「帰さなくてよかった…」と思ったことがあります．

症例6　40歳代，男性

【現病歴】1週間前から心窩部に間欠的な鈍痛があったが，増強してきたためER受診．
【血液検査】WBC $7.68 \times 10^3/\mu L$，CRP 0.11 mg/dL
【身体所見】上腹部に圧痛あるが，腹部は軟らかく反跳痛なし．
【経過】CTで明らかなfree airや腹水はなかったが胃十二指腸球部にモヤモヤ感があり，自覚症状も強いため入院となった．翌日38℃台の発熱，腹部全体の圧痛と板状硬が出現．WBC $16.09 \times 10^3/\mu L$，CRP 16.09 mg/dLに上昇した．
【CT】翌日の撮影で上腹部にfree airが出現し（図8a），thin sliceの水平断像で十二指腸球部に潰瘍を認めた（図8b）．

図8　十二指腸潰瘍穿孔

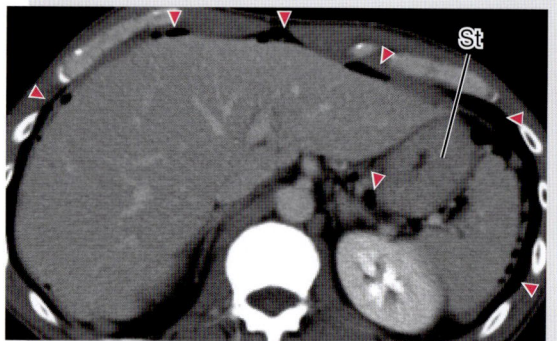

発症翌日の造影CT 水平断像　　a. 7mm厚

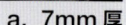

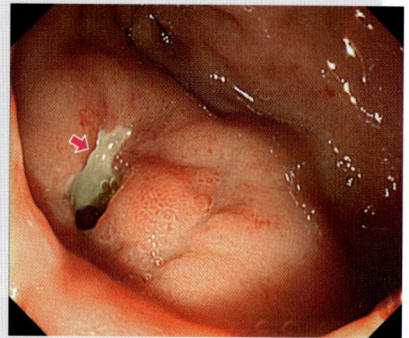

c. 上部内視鏡

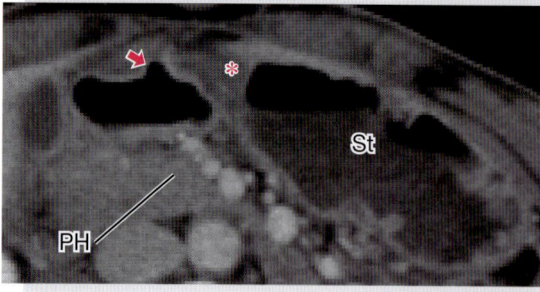

b. 2mm厚

➡十二指腸球部前壁の潰瘍
▶多発する free air
＊少量の腹水と dirty fat sign

St：胃
PH：膵頭部

【上部内視鏡】十二指腸球部前壁の潰瘍に5 mmの穿孔あり，そこから腹腔内がみえる状態だった（図8c）．

> この時の当直医は筆者で，血液検査やCTで明らかな異常はなかったものの，自覚症状が強いため入院としてよかった…と思った症例でした．救急受診時は穿孔直前だったと考えられます．

> 画像診断だけで終わらない

CTやMRI診断の実力アップには，消化管造影，内視鏡，術中写真，切除標本などと照らし合わせてイメージするのが不可欠です。しっかりアンテナを立てて各科の情報をキャッチしましょう。

特発性S状結腸穿孔

大腸穿孔はS状から直腸が多く，糞便性腹膜炎を生じやすいため重篤で外科手術の適応になることがほとんどです。最近の傾向として，高齢者のS状結腸穿孔がとても多いようです。

図9 S状結腸に1cm程の穿孔を認める　80歳代，女性

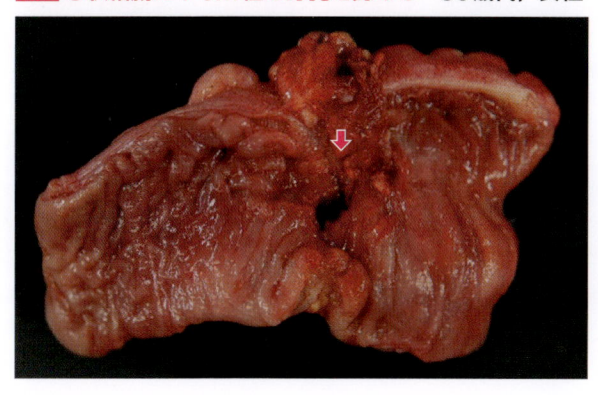

S状結腸切除標本：
縦に開いて粘膜面から
撮った写真
➡穿孔部

文献
1) 越智淳三 訳：解剖学アトラス 第1版．文光堂, 1983; p318-34.
2) 永井輝夫, 平敷淳子, 松本満臣 編：最新CT診断学．朝倉書店, 1991; p387-90.
3) 園村哲郎, 石井清午, 中田耕平, ほか：血管性病変, 急性胃腸炎, 消化管穿孔による急性腹症．画像診断, 2007; 27: 332-4.
4) 中島康也, 山下康行：消化管穿孔．画像診断, 2012; 32: 1360-8.

第Ⅱ章 症状から（見逃せない疾患をみつけるコツ）

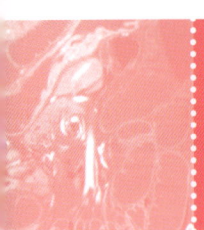

2 イレウス（腸管閉塞症）〜オペかチューブか？

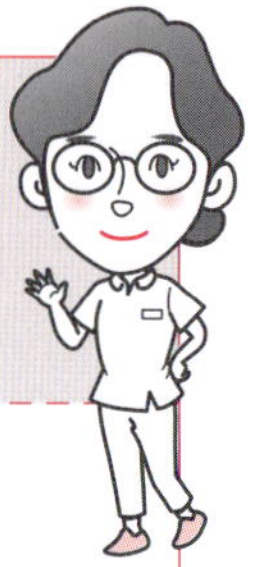

この項目のテーマ
拡張腸管の部位を特定する方法
イレウスのCT所見と重症度（血液検査との比較）
治療選択のポイント

読影のエッセンス

　救急外来で外科にコンサルトすべきイレウス（腸管閉塞症）として，①**絞扼性**，②**腹水を伴う**，③**穿孔を伴う**，などが挙げられます．絞扼性イレウスの診断と治療は待ったなし！　種々のCTサインと手術所見とを照らし合わせ，どうしてそうみえるかをつかみましょう．

イレウスの治療は何に基づいて選択するか 図1

　緊急手術の対象となりうる急性腹症としてイレウスがあり，**機械的イレウスと機能的イレウス**に大別されます．治療の選択肢としては，①保存的療法（絶飲・絶食，イレウスチューブ挿入），②外科的治療（開腹または腹腔鏡下の癒着剥離術，閉塞部位切除術，絞扼解除術，壊死腸管切除術），があります．**イレウスは絞扼性，閉塞性，癒着性，麻痺性とも分類され，なかでも絞扼性は血流障害から腸管壊死をきたしやすく，保存的な回復はほとんど望めません．**

　ERでは手術か保存的療法かの素早い判断が求められます．手術を要するイレウスの決め手となるCT所見をみていきましょう．

図1 救急室にて

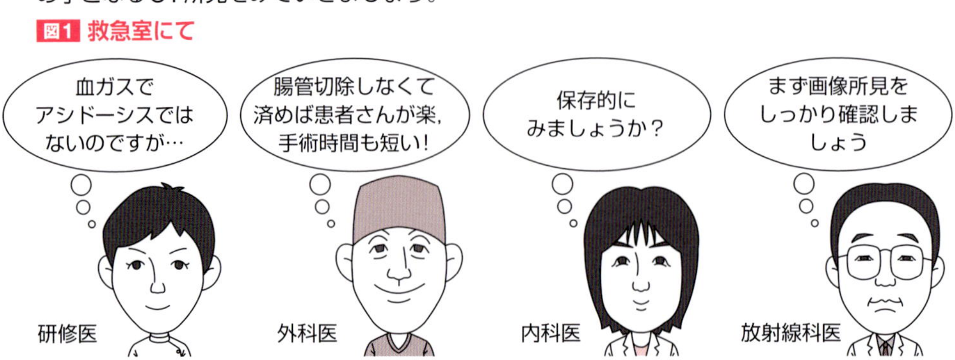

血ガスでアシドーシスではないのですが…
研修医

腸管切除しなくて済めば患者さんが楽，手術時間も短い！
外科医

保存的にみましょうか？
内科医

まず画像所見をしっかり確認しましょう
放射線科医

イレウスチューブで改善した例

症例1 50歳代，男性

図2 機能性小腸イレウス

a. 立位単純X線像

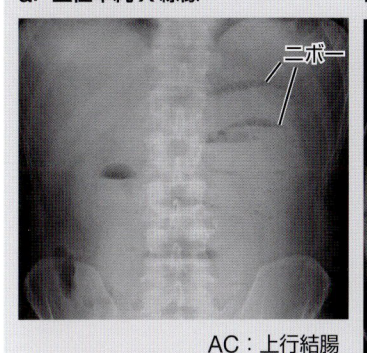

（ニボー）

b. 造影CT

Du／拡張した小腸／虚脱したAC／虚脱したDC

AC：上行結腸
DC：下行結腸
Du：十二指腸

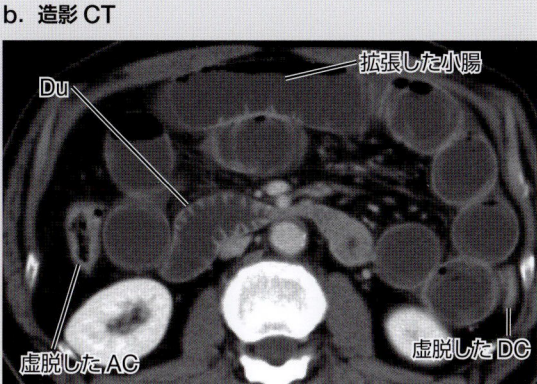

小腸と大腸の見分け方

単純X線立位正面像（図2a）で，air-fluid level（ニボー）が多発しています。**幅の狭い小腸ヒダ（Kerckring）を認め，幅の広い大腸ヒダ（Haustra）は認めませんので小腸イレウスです**。この症例のCTでは，**拡張した腸管の小腸ヒダは明瞭ですが**（図2b），**小腸が大腸と見まがうほどに拡張し小腸ヒダも消失したときは，十二指腸と回腸末端からたどりましょう**。十二指腸水平脚はSMA，SMV本幹の背側にあります。ガスが充満し腸管ヒダがみえにくいときは肺野条件も有用です（⇒p.19）。

　拡張した小腸と左右腹壁との間に虚脱した上行結腸・下行結腸を認めます。十二指腸，上行・下行結腸，直腸は後腹膜なので移動が少なく，CTで同定しやすいですよ。**症例1**のCTでは，拡張腸管の範囲は広いものの，危ないサイン（⇒p.53表1，p.55表2）は認めず，保存的に軽快しました。上下部内視鏡でも原因となる病変はなく，機能性イレウスと診断されました。

内科医に聞きました　絶飲絶食にしてもイレウスの腸管内には腸液が溜まってきます。完全閉塞では，イレウスチューブから700 mL/日程度の腸液が出てきますよ。

略語　SMA；superior mesenteric artery　上腸間膜動脈
SMV；superior mesenteric vein　上腸間膜静脈

腸管壊死になった絞扼性イレウス

腸管壊死をきたしやすく緊急性の高い，closed loop obsrtuctionの機序とCT所見を考えてみましょう。

症例2　80歳代，男性

【既往歴】胃癌・大腸癌・胆石術後・脳出血・脳梗塞・心筋梗塞

【現病歴】Mallory-Weiss症候群で入院し，内視鏡的止血後，腹痛と頻回の嘔吐が出現した。

【血液検査】WBC 11.37×10³/μL，CRP 7.95 mg/dL，pH7.40，P_{O_2} 69.0 mmHg，P_{CO_2} 43.0 mmHg，HCO_3^- 26.1 mmol/L，BE1.8 mmol/L

図3　癒着性腹膜索状物による小腸の絞扼性イレウス

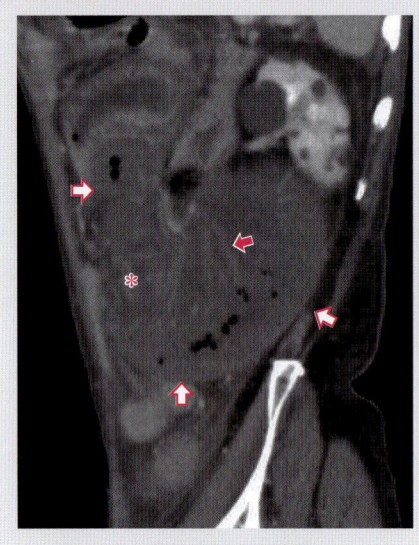

a. 造影CT MPR 斜め矢状断像

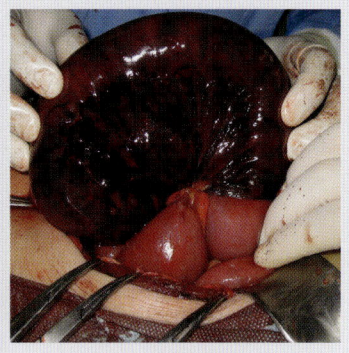

b. 術中写真：知恵の輪のような絞扼

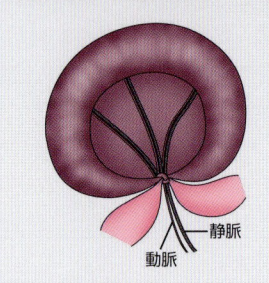

c. シェーマ図

⇨ ループ型になった小腸の拡張と液貯留
　（closed loop obstruction）
　　小腸内ガス像消失→無ガスイレウス
　　壁の造影不良（虚血，壊死）
➡ 腸間膜静脈の拡張（うっ血）
＊ 腸間膜の濃度上昇（うっ血）
　腸間膜側の腸管壁輪郭消失

【手術所見】癒着性腹膜索状物による絞扼性イレウスだった。索状物を切除，空腸と腸間膜の壊死部（術中写真の赤黒い所）を切除した。

CT（図3a）・術中写真（図3b）・シェーマ（図3c）を見比べて下さい。手術所見では小腸が"知恵の輪"のように絞扼されていました。消化管の離れた（少なくとも）2点が1カ所で締め付けられると，closed loop obstruction という出口のない腸管閉塞をきたします。

閉塞部の間には腸液が充満しgasless（無ガス）になることが多く，口側腸管は拡張，肛門側腸管は虚脱します。腸間膜の血管に着目すると，このような腸閉塞では2点間の腸間膜が必ず巻き込まれるため血流障害が起こります。SMA血栓症や非閉塞性腸間膜虚血は動脈血流障害ですが，絞扼性イレウスは動脈と静脈が障害され虚血と同時にうっ血も起こることが理解できます。出血すると単純CTで腸管壁がやや高吸収になり，虚血により造影効果は減弱します。梗塞，壊死をきたしやすく腹水を高頻度に伴います。

血液検査から腸管壊死を疑えるでしょうか？

炎症反応が強く代謝性アシドーシスであれば，腸管壊死の可能性が高いといえます。しかし，症例2 は炎症反応は高いものの手術直前でもアシドーシスではありません。血液検査情報は重要ですが，現在進行形の病態と相関しないこともあります。表1にイレウスの重症度指針を示しましたが，血液検査に引っ張られずに画像をみて現在の重症度と今後の重症化を予測することが大切です。

表1 イレウスの重症度指針

	軽症 → → → 重症
症状 身体所見	腹痛　嘔気　嘔吐 　　　　　　　　　　　　　　　　　　筋性防御，反跳痛
検査値	WBC, CRP 上昇　　　　　　代謝性アシドーシス 　　　　　　　　　　　　　　　　　　　　　　　DIC
CT所見	Kerckring, Haustra, ニボー → 腸管ヒダの間隔広がる，緊満感亢進 　　caliber change（拡張／非拡張部の径の差）増大 　　　　　　　　　　　　　　　　　beak sign 　　　　　　　　　　　　　　　　　gasless ileus 　　　　　　　　　　　　　　　　　coffee bean 　　　　　　　　　　　　　　　　　closed loop sign 　　　　　　　　　　　　　　　　　SMA, SMV 逆転　渦巻き 　　　　　　　　　　　　　　　　　SMV 分枝拡張 　　　　　　　　　　　　　　　　　腸間膜の浮腫，うっ血 　　　　　　　　　　　　　　　少量腹水 → 大量腹水 　　　　　　　　　　　　　　　　　単純CT 壁濃度上昇 　　　　　　　　　　　　　　　　　壁内ガス像，門脈気腫

凡例：
- □ 一般的
- ■ 絞扼性イレウス
- ■ 腹膜炎
- ■ 腸管壊死

腸管切除なしで済んだ絞扼性イレウス

腸管壊死になる前に絞扼の原因を解除すれば，腸管切除なしで治癒が見込めます。

症例3　50歳代，女性

【既往歴】40年前虫垂炎で虫垂切除
【現病歴】深夜より腹痛あり，動けなくなった。排便排ガスなし。
【身体所見】腹部膨隆，全体に圧痛あるが軟らかい。反跳痛あり。グル音は減弱。
【血液検査】WBC 11.32×10^3/μL，CRP 3.23 mg/dL
【CT】水平断像で拡張した小腸が中央の一点に向かって，鳥のくちばし様の急峻な閉塞を示している（図4a）。beak signという絞扼性イレウスのサインである。拡張した小腸には腸液が充満し，無ガスイレウスを示す。

図4 癒着性腹膜索状物による絞扼性小腸イレウス

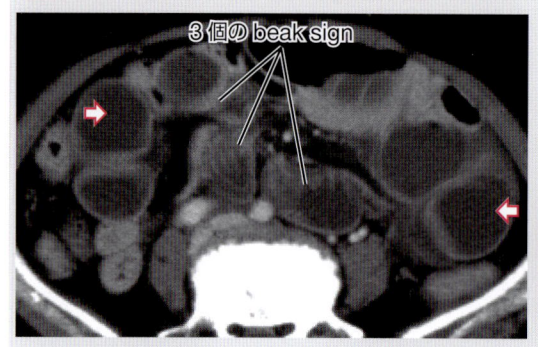

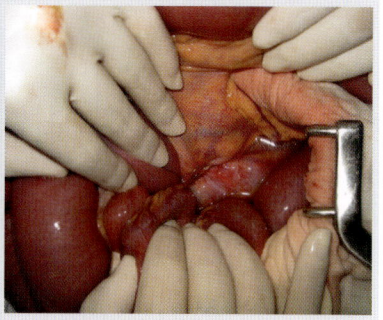

a. 造影CT 水平断像　　⇨拡張した小腸　　b. 術中写真

【手術所見】虫垂と大網の間に癒着性索状物を認め，その間に嵌頓した小腸が拡張していた（小腸の2/3）。術中写真でbeak signに相当する絞扼部を認める（図4b）。索状物を切除すると小腸の血色は改善し腸管切除は不要だった。

このように，絞扼性イレウスの原因として最も頻度が高いのは腹膜索状物ですが，他にも内または外ヘルニア嵌頓・捻転などがあります。

---

beak signはいくつ生じるでしょうか？　図4のCTと術中写真では3つみえます。1箇所のclosed loop obstructionでは，肛門側は虚脱するためbeak signは3つです。図3の術中所見とシェーマでは4つみえますが，これはclosed loopが複雑だったためで例外的です。

症例4 50歳代, 女性

【主訴】食欲低下・腹部膨満
【身体所見】腹部膨隆やや硬い。グル音亢進し腹部全体に鉛管音聴取, 打診で鼓音あり。自発痛・圧痛・反跳痛なし。
【血液検査】WBC 14.81×10^3 /μL, CRP 0.45 mg/dL

図5 小腸軸捻転　造影CT MPR冠状断像

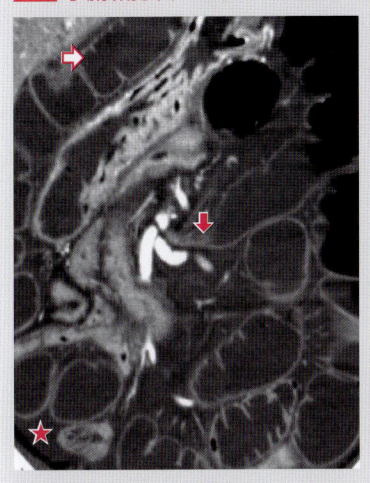

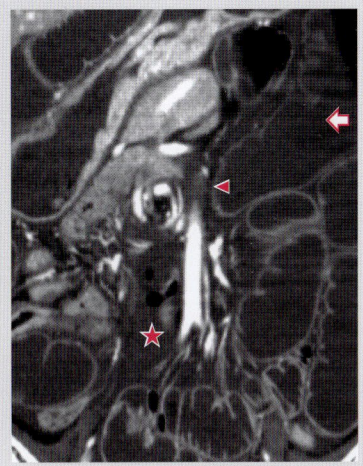

冠状断像の中央に小腸の beak sign（➡）と血管の渦巻き whirl sign（◀）を認める。
➡広範囲に拡張した小腸　★腹水

【手術所見】小腸は腸間膜根部を基軸に時計回りに回転していた。小腸は全長にわたってうっ血していたが, 捻転の解除で改善し腸管切除は不要だった。

ポイント

表2に絞扼性イレウスのCTサインをまとめました。画像が思い浮かびますか？ サインはいろいろありますが, なかでも**beak signとそこに向かう腸間膜血管の収束**は本態といえる所見です。Whirl signは腸管が拡張し位置が動いた結果で似たようにみえることがあり, 単独では決めない方がよいでしょう。Beak signとの"合わせ技で1本！"です。

表2 絞扼性イレウスのCT所見

beak sign	腸管の急峻な閉塞
gasless ileus*	小腸の局所的無ガスイレウス, 腸液充満
coffee bean*	S状結腸の壁と充満ガス像
whirl sign	血管の渦巻き（閉塞部位に向かって 扇状に収束する腸間膜血管）
SMA・SMVの位置逆転	

*小腸の場合は腸液が充満し（gasless）, 大腸はガスが充満しやすい（coffee bean）

拡張腸管の範囲や拡張の程度と腸管壊死は無関係

症例5 50歳代，女性

【現病歴】夜半突然に腹痛・嘔気が出現し，何度も嘔吐した。
【身体所見】腹部は軟らかく平坦で，下腹部に圧痛あり。深い触診で筋性防御あり，反跳痛なし。グル音は正常。
【血液検査】WBC 13.38×10^3 /μL, CRP 0.06 mg/dL, pH7.699, P_{CO_2} 13.9 mmHg, P_{O_2} 126 mmHg, HCO_3^- 17.7 mmol/L, BE －2.9 mmol/L

図6 小腸の局所的捻転

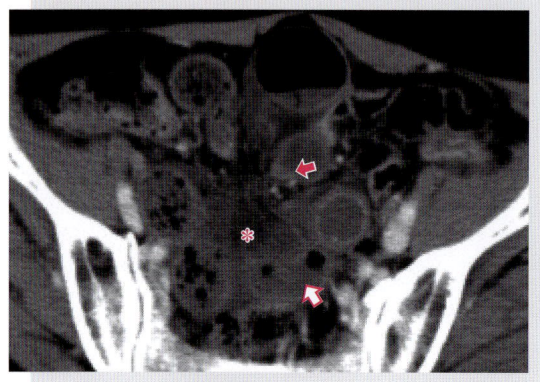

a. 造影 CT 水平断像   b. MPR 冠状断像

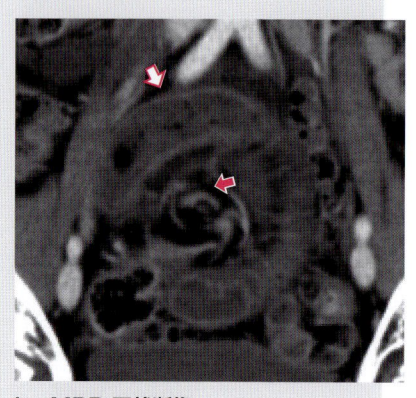

⇨ 骨盤内小腸の局所的な軽度拡張
➡ 輪の中心の beak sign に向かって
　a. 水平断で血管が扇型に収束
　b. 冠状断では渦巻き状　whirl sign
＊ 輪状の拡張腸管内側の腸間膜濃度上昇

【手術所見】骨盤内に紫色になった小腸あり。原因を検索しているうちに小腸の捻転がほどけて絞扼が解除された。50cm程の虚血腸管を切除した。

　図2の保存的に改善した小腸イレウスを振り返ってみると，拡張腸管の範囲は広いものの危ないCTサインはなく，穏やか系のイレウスです。図6の方が範囲も狭いし拡張の程度も軽いですが，こちらは腸管切除が必要でした。
　このように拡張の範囲や拡張の程度と重症度は相関しません。それよりも，**血流障害をきたしやすいイレウスかどうかが大切**です。
　また，**症例5** の血液検査からは，呼吸性アルカローシスが疑われ，痛みによる過呼吸を考えます。

血流障害が腸管壊死をもたらす

症例6 80歳代，女性

【既往歴】右大腿部痛で以前からときどき整形外科を受診していた。
【現病歴】某日右下腹部に痛みが移ってきてER受診。嘔気なし，排ガス排便なし。
【身体所見】腹部は軟らかく圧痛なし。
【血液検査】WBC $3.89×10^3/\mu L$，CRP 3.35 mg/dL
【CT】右閉鎖孔に小腸が嵌頓し，骨盤内小腸は拡張し液貯留を認める。

図7 閉鎖孔ヘルニア　造影CT

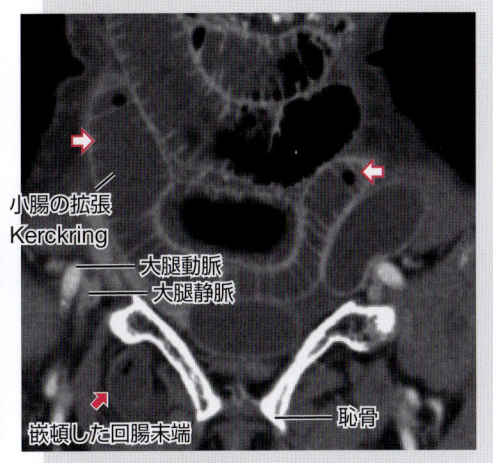

a. MPR 冠状断像
- 小腸の拡張 Kerckring
- 大腿動脈
- 大腿静脈
- 嵌頓した回腸末端
- 恥骨

b. 水平断像
- 恥骨筋
- 嵌頓した回腸末端
- 恥骨
- 外閉鎖筋
- 内閉鎖筋
- 坐骨

⇨ 拡張した小腸液体貯留
➡ 閉鎖孔に嵌頓した回腸末端

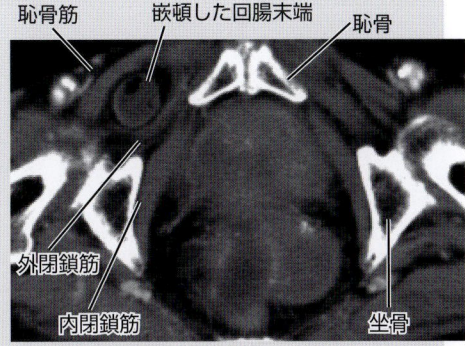

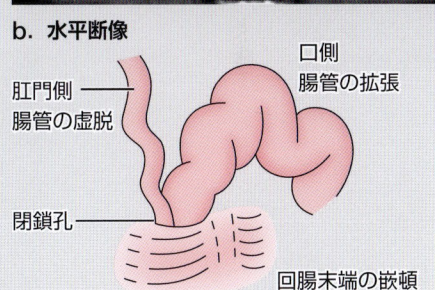

- 口側腸管の拡張
- 肛門側腸管の虚脱
- 閉鎖孔
- 回腸末端の嵌頓

【手術所見】少量の腹水あり。回腸の一部が右閉鎖孔に嵌頓し口側小腸の拡張が著明だった。嵌頓は2cm程だが暗赤色で壁が菲薄化していたため切除となった。

　以前から時折みられた右大腿部痛はチョット怪しいですね。右閉鎖孔ヘルニアによる閉鎖神経の圧迫だった疑いがあります。患者さんは大腿部痛が腹部に移動したと言っており，今回小腸の嵌頓によるイレウスが増強したために腹痛になったのかもしれません。

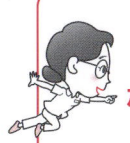

> **ポイント**
> 腸管壁の造影効果は撮像のタイミングにも依存するため，虚血による腸管壁の造影不良の判断は迷うことがあります。拡張腸管と連続する脂肪組織の濃度上昇は，うっ血・浮腫・腹水を示唆する所見で腸管壊死をきたしていることがあります。腸間膜の異常を伴うイレウスは要注意です。

急速に出現した腹水は腸管壊死を疑う

症例7 80歳代，女性

【既往歴】胃癌術後　【現病歴】昼頃から腹痛が出現，夜半に嘔吐しER受診。
【身体所見】腹部全体に圧痛あり，全体は軟らかいが下腹部に硬い腸管を触れる。筋性防御・反跳痛なし。グル音聴取。
【経過】入院7時間後のCTで著明な腹水が出現し，緊急手術の適応と考えられた。
【血液検査】〈入院時〉WBC 12.54×10^3/μL，CRP 0.04 mg/dL，
〈7時間後〉WBC 14.74×10^3/μL，CRP 0.57 mg/dL，pH7.355，P$_{O_2}$ 83.0 mmHg，P$_{CO_2}$ 43.7 mmHg，HCO$_3^-$ 23.8 mmol/L，BE －1.0 mmol/L
Anion Gap 12.5 mmol/L，Lactate 2.1 mmol/L

図8 小腸の絞扼性イレウス

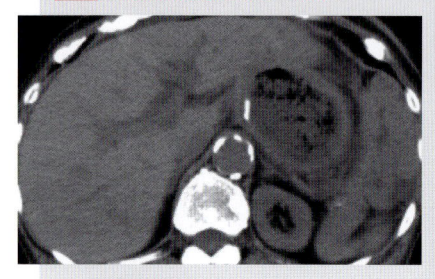

a. 来院時 単純CT
腹水は認めない。

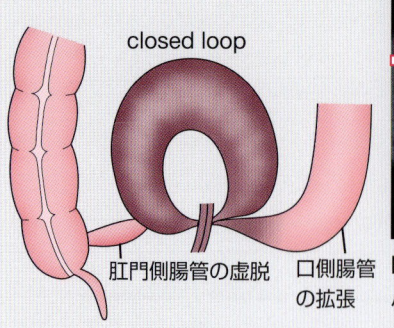

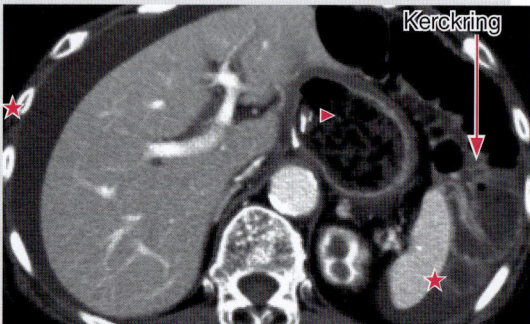

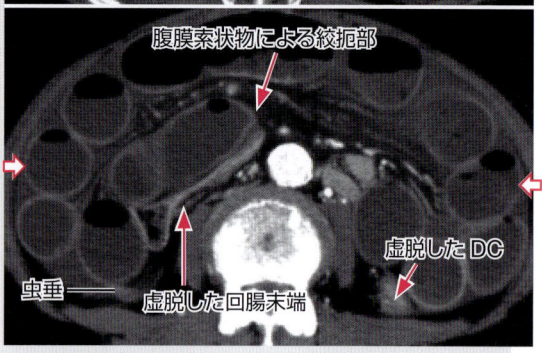

b. 7時間後 造影CT
小腸イレウスは増強し，著明な腹水が出現した。
⇨著明な小腸イレウス　★著明な腹水
▶幽門側胃切除術後の残胃　DC：下行結腸

【手術所見】濁った腹水あり。腹壁からの索状物による絞扼で壊死した小腸180 cm程を切除した。

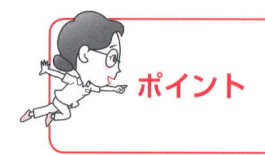

> **ポイント**　急速に出現または増加した腹水は重症のサインで，腸管壊死や腹膜炎を示唆します。血液検査では，これほどの腸管壊死が起こっていたとは思えませんね。

症例8 70歳代，男性

【現病歴】3日間排便なく，腹痛・嘔気・嘔吐が出てきた。

図9 S状結腸捻転

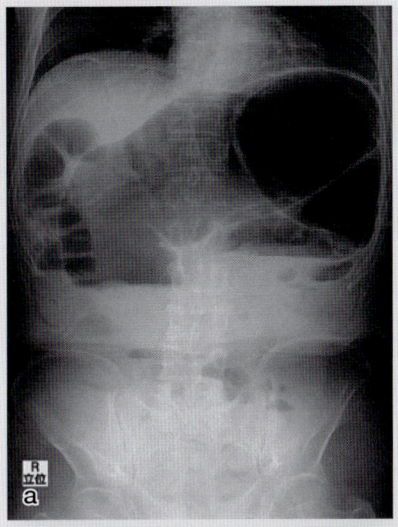

S状結腸の捻転は，高齢者に多くみられる大腸の絞扼性イレウスです。腸管壊死に陥っていなければ内視鏡的な整復で改善します。単純X線像のcoffee bean signは有名ですね。図9はbeak sign, whirl signなどの所見もきれいにみえますので，確認しましょう。

a. 単純X線立位正面像
S状結腸は長く著明に拡張しガスが充満（coffee bean sign）。

b，c. 造影CT MPR冠状断像
S状結腸の著明な拡張とガス像あり。
beak sign（➡）とwhirl sign（▶）を認める。
AC：上行結腸
SC：S状結腸
TC：横行結腸

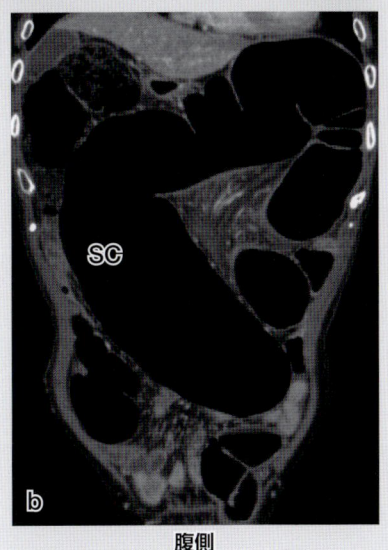

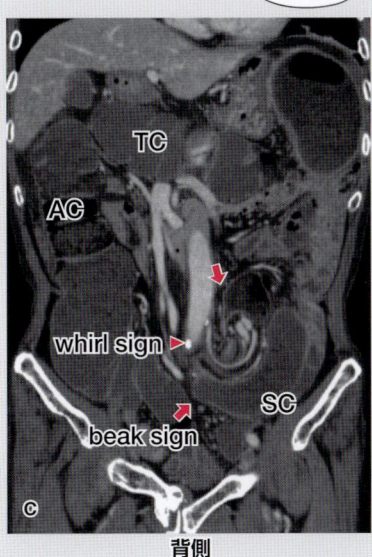

ここでチョットひと休み…

腹側　　背側

文献
1) 沖野由理子，本郷哲央，森 宣：ヘルニア．急性腹症の画像診断—最近の考え方，画像診断．2007; 27: 295-307.
2) 奥田智子，山下康行：イレウス．急性腹症の画像診断—最近の考え方，画像診断．2007; 27: 308-18.
3) 中島一彰，石丸英樹，藤本俊史，ほか：絞扼の画像診断，急性腹症 腸閉塞（イレウス），臨床画像．2012; 28: 386-94.

第Ⅱ章　症状から（見逃せない疾患をみつけるコツ）

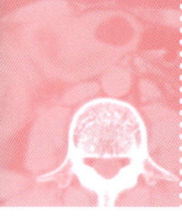

3 消化管ア・ラ・カルト

この項目のテーマ
急性腸炎
急性虫垂炎
虚血性腸炎（上腸間膜動脈血栓症，
　　　上腸間膜動脈解離，非閉塞性腸間膜虚血）
腸重積

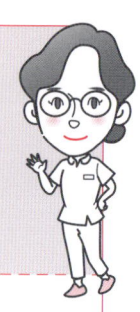

読影のエッセンス

急性腹症で受診した消化管疾患の画像所見を，腸管壁の厚みや造影効果，随伴所見，血管などに着目して読影します。

急性腹症の画像検査の第一選択は，腹部単純X線と超音波です。軽度の腹痛下痢が主訴で身体所見が軽ければ通常CTは不要です。**自覚症状が強い，腹膜刺激症状，炎症反応高値などがあればCTを施行しましょう。**読影ではまず free air，イレウス，腹水はないかと全体を見渡しますが，急性腹症の原因は実に多様で決め打ちせずに入ることが大切です。

非特異的な急性腸炎の像

図1では炎症をきたした腸管粘膜は造影効果が増強し，粘膜下層は浮腫性に肥厚し低吸収を示すため，きれいなコントラストが生じています（target sign[※2]⇒p.62）。これは急性腸炎でみられる非特異的な像で大腸でも小腸でも同様です[1]。症例は保存的治療で軽快しました。

図1　造影CT 水平断像

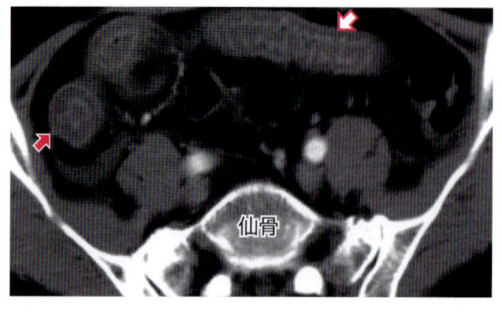

⇒ target sign
（腸管壁の浮腫性肥厚の短軸像）
⇒ トウモロコシ様
（腸管壁の浮腫性肥厚の長軸像）

いろいろある虫垂の話 [2,3)]

腹痛のcommon diseaseとして，トップバッターは何といっても急性虫垂炎です。

虫垂の走向

虫垂は必ず盲腸（回盲弁とほぼ同側）から出ていますが，走向にはかなりのバリエーションがあり，随伴所見の出る所，膿瘍を形成する場所はさまざまです（図2）。文献的には盲腸の背側が6割，下方に向かうものが3割ですが，千差万別で超音波でみえにくい部位もあります。

CTで虫垂を探すコツを表1に挙げました。水平断だけで走向をイメージできないときには虫垂の長軸に沿って多断面再構成像（MPR）を作ると把握しやすく（⇒p.47），手術にとても役立ちます。

図2 虫垂の位置と膿瘍のできる場所

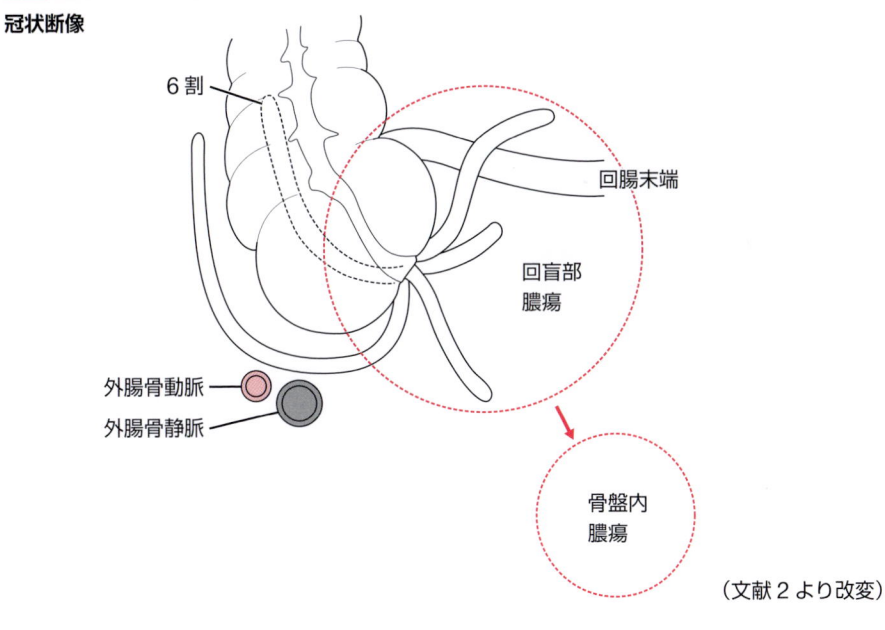

冠状断像

- 6割
- 回腸末端
- 回盲部膿瘍
- 外腸骨動脈
- 外腸骨静脈
- 骨盤内膿瘍

（文献2より改変）

表1 虫垂のみつけ方

1. 盲腸と回腸末端を探す。虫垂は必ず盲腸から出ている。
2. 盲腸の周囲をぐるっと一周。
3. 水平断像で虫垂らしき横断面や管状構造物をみつけて盲端に終わることを確認し，虫垂の走向に沿ったMPRを作る。
4. 虫垂にはヒダがない。

正常の虫垂（図3，4）

　正常の虫垂は鉛筆の太さ（径7mm）ほどで，長さはかなり個人差があります。CTでは，**正常虫垂の境界は明瞭で内腔に空気を認めることが多く**，筆者はよく"**カリッとした虫垂**"と表現しています。MPR冠状断（**図3a**）や虫垂に沿ったMPR（**図4**）で虫垂全体が描出されています。**図3a**で石灰化した虫垂結石を認めますが，炎症所見はありません。

図3　虫垂のバリエーション　a，b．単純CT
a．上行結腸内側を上行する虫垂　冠状断像　　b．虫垂先端内の空気　水平断像

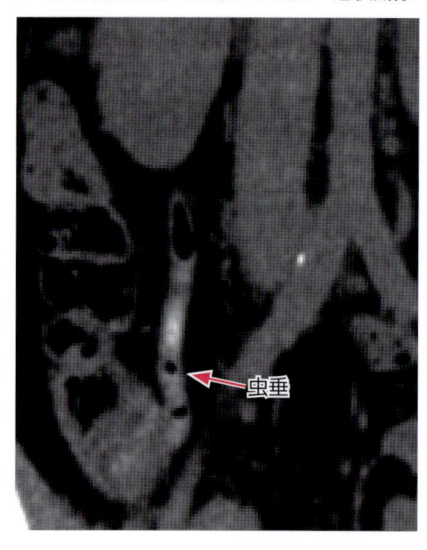

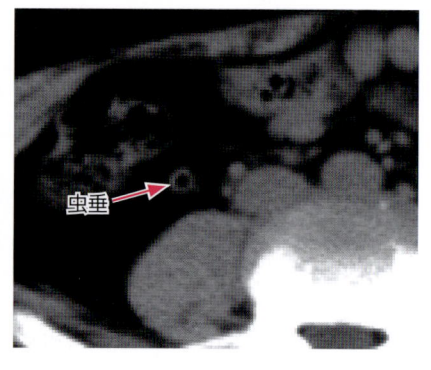

図4　造影CT
背側に向かう虫垂に沿ったMPR矢状断像

"カリッ"とした感じ

外腸骨動静脈

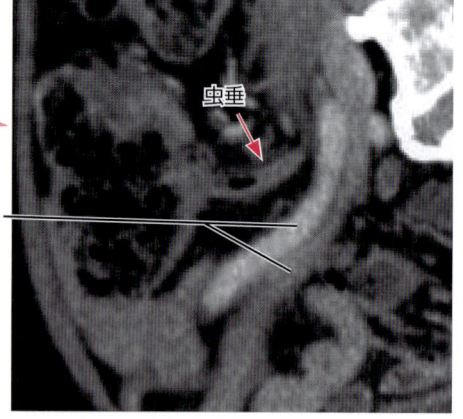

※1 **dirty fat sign**：腹膜（間膜も腹膜の一部）の脂肪組織濃度が上昇し索状や霜降り状になること。うっ血，リンパ管拡張，浮腫，炎症，腫瘍の浸潤，門脈圧亢進症などでみられ，非特異的である。

※2 **target sign（腸管壁の三層構造）**：腸管の短軸像。粘膜と固有筋層/漿膜が造影され，その間の粘膜下層が浮腫により肥厚し低吸収を示したもの[1]。長軸像は**トウモロコシ様の壁肥厚**になる。さまざまな原因による急性腸炎でみられる非特異的な像。

急性虫垂炎

正常虫垂に対して虫垂炎のCT像は**表2**のようになります[3]。

表2　急性虫垂炎のCT所見

1. 虫垂自体の変化	壁肥厚を伴う腫大した虫垂（径1cmは異常），造影効果の増強，小さなtarget sign[※2]，輪郭のもやもや感，内部の液体貯留と空気の消失	
2. 随伴所見	盲腸や周囲腸管の浮腫性肥厚，dirty fat sign[※1]，外側円錐筋膜の肥厚，腹水，free air，膿瘍	

では，炎症が虫垂に限局する軽症例から穿孔，膿瘍形成へと画像がどう変化するかみていきましょう。**図5～7**は軽症例ですが，**図3，4**の正常と並べてみると違いがよくわかります。正常は"カリッとした感じ"，**軽度の虫垂炎は"ぼてっとした感じ"**です。

図5　急性虫垂炎軽症　　造影CT 水平断像

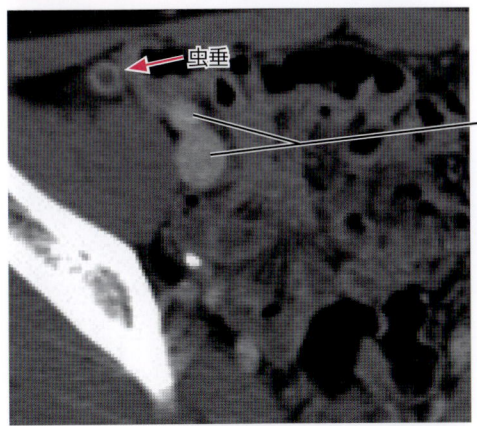

腫大した虫垂内に液体が充満。虫垂壁は肥厚。

図6　急性虫垂炎軽症　　造影CT MPR冠状断像

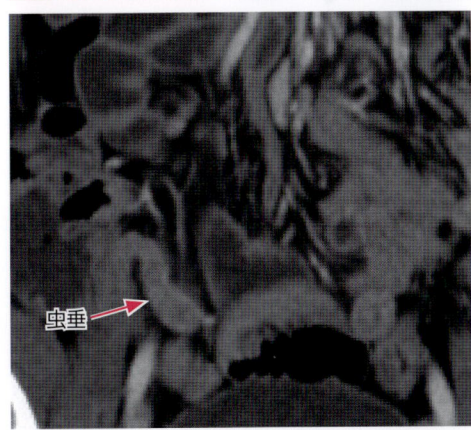

図7の虫垂は，盲腸から尾側後方に向かい先端は骨盤深部です。浮腫性に肥厚した急性虫垂炎の像は通常小腸よりは細いので，**小さなtarget sign**とよぶことにします。

図7 急性虫垂炎軽症（10歳代，男性）

a．MPR 冠状断像

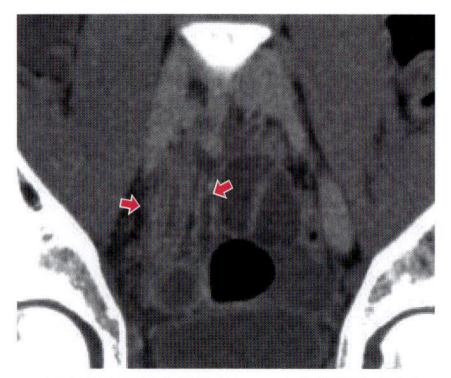

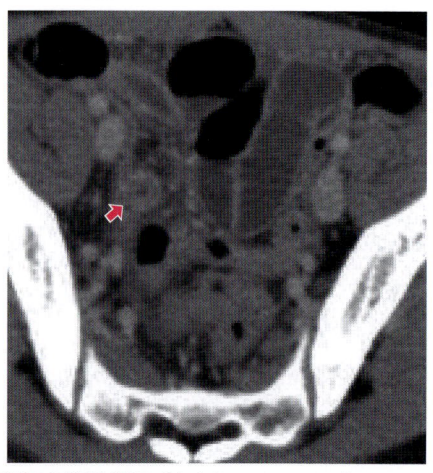

b．水平断像

→虫垂は尾側後方に向かい，小骨盤腔に至る。虫垂壁の浮腫性肥厚（小さな target sign）

症例1　60歳代，男性

【血液検査】WBC $8.08 \times 10^3 / \mu L$，CRP19.28 mg/dL

図8 急性虫垂炎　造影CT 水平断像

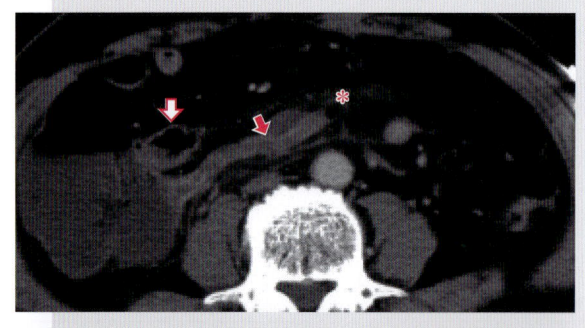

→回腸末端の背側に軽度腫大した虫垂あり。内部の液貯留，壁肥厚，造影効果増強あり。
⇒回腸末端にも炎症による浮腫あり。
＊dirty fat sign

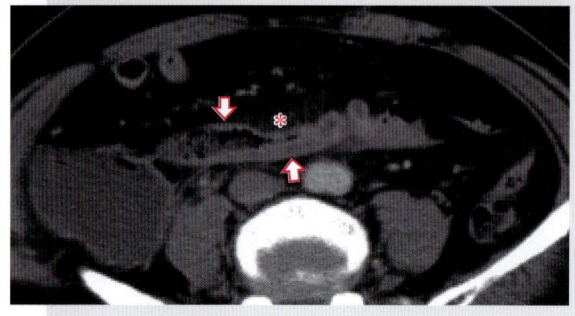

虫垂は回腸末端背側のまれな部位にあり，一瞬スルーしそうになった急性虫垂炎です。Dirty fat signから回腸末端の炎症に気付き，虫垂炎をみつけました。**腹膜脂肪組織の濃度上昇はしばしば異常をみつける糸口になります。**

急性虫垂炎穿孔

> **症例2** 30歳代，男性

【身体所見】体温39.2℃，筋性防御，反跳痛あり。グル音消失。
【血液検査】WBC 14.3×10³/μL，CRP 25 mg/dL
【CT】骨盤深部に至る虫垂の腫大・壁肥厚と盲腸壁の浮腫性肥厚を認め（図9b），急性虫垂炎の像である。虫垂近傍に腸管外ガス像（free air）の集簇，dirty fat sign，腹水を認め，局所の腹膜炎を示している（図9a，b）。

図9

a. 水平断像

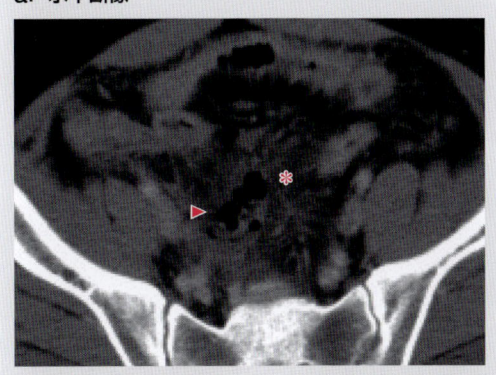

➡ やや腫大した虫垂
＊ dirty fat sign
▶ free airの集簇
★ 腹水

b. MPR冠状断像

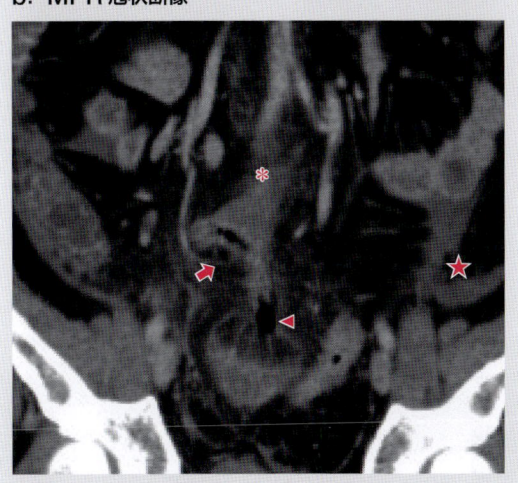

> 虫垂炎のみならず，急性腹症の重症度を判断するためには随伴所見が大切です。Dirty fat sign，腹水，腹膜肥厚は腹膜炎を示唆する重要な所見です。

　身体所見の筋性防御・反跳痛といった腹膜刺激症状や，炎症反応の高値などが，CTをみるとすべてうなずけます。

虫垂炎穿孔による回盲部膿瘍

症例3 60歳代，男性

【身体所見】圧痛・筋性防御・反跳痛あり。
【血液検査】WBC 12.32×10³/μL，CRP 22.12 mg/dL

図10 造影CT 水平断像

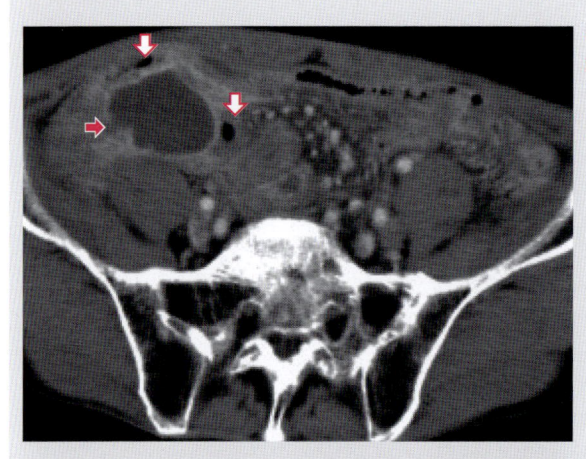

➡ 回盲部多発膿瘍
⇨ 近傍に free air
▶ 周囲小腸壁の浮腫性肥厚
虫垂は同定困難

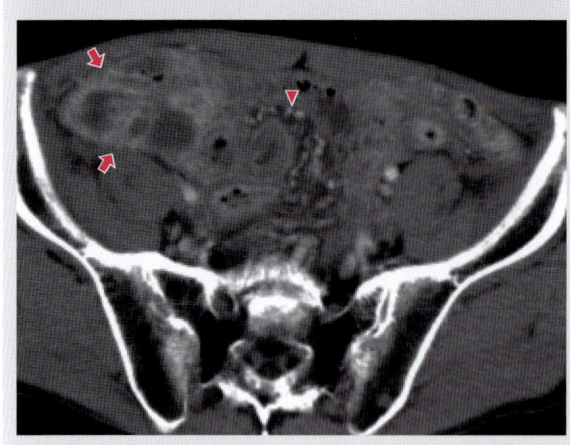

　穿孔と膿瘍および腹膜炎は虫垂炎の重要な合併症です。この症例では回盲部に膿瘍がありますが，回盲部は虫垂炎の穿孔で膿瘍のできやすい場所です。厚い被膜を有する囊胞性腫瘤が多発し，膿汁のCT値は23HUで漿液性より高い値でした。小腸にもtarget signを認め炎症の波及を示しています。

Douglas窩膿瘍をきたした穿孔性虫垂炎

> 骨盤内膿瘍は虫垂炎か付属器炎か鑑別が難しいこともある

骨盤深部に至る虫垂炎から骨盤内膿瘍になり，CTで付属器炎と紛らわしい時にはMRIが役立ちます．

症例4　20歳代，女性

【CT】骨盤内右側優位に多発膿瘍を認める（図11a）．右付属器付近にも病変が及び，CTでは付属器炎との鑑別に難渋したためMRIを撮像した．
【MRI】T2強調像で両側卵巣は正常である（図11c, d）．

図11

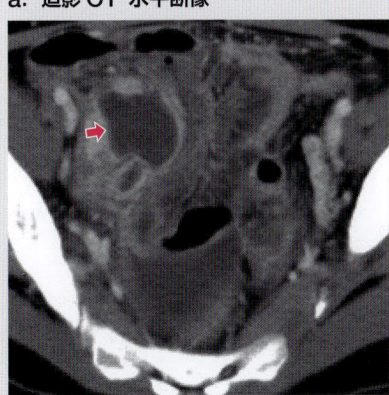

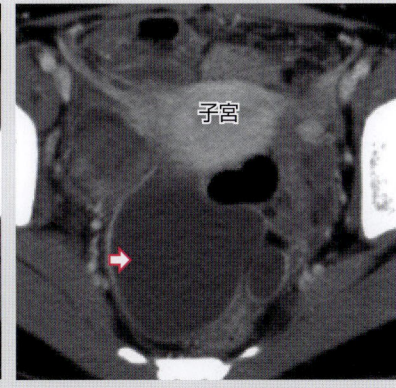

a. 造影CT 水平断像
b. 造影CT 水平断像
c. T2WI 冠状断像
d. 脂肪抑制T2WI 水平断像

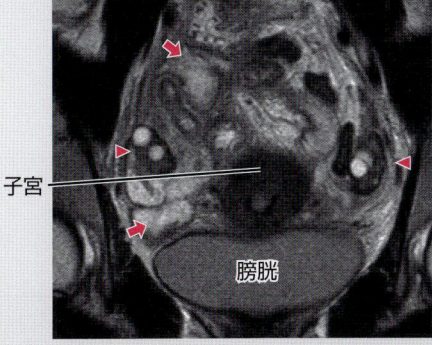

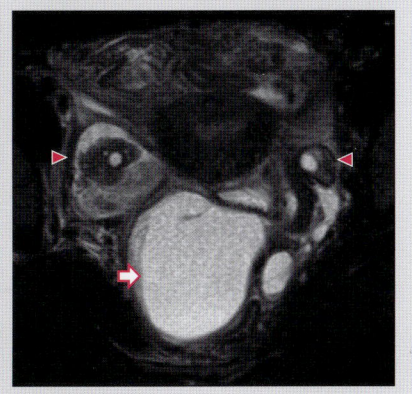

➡ 多発骨盤内膿瘍　⇨ Douglas窩膿瘍　▶ 正常の両側卵巣

【手術所見】広範囲な炎症とDouglas窩を中心とした骨盤内多発膿瘍あり．虫垂根部は壊死により穿孔していた．子宮付属器には異常を認めなかった．

腹痛・下痢・下血と来れば

"虚血性腸炎のトリアス"ですが，原因は流入障害と灌流障害に分けられます（**表3**）[4]。

表3 虚血性腸炎のCT像

1. 上腸間膜動脈（SMA），下腸間膜動脈（IMA）の血栓や塞栓
2. 腸間膜の血管が細く造影不良
3. 腸管壁の浮腫性肥厚と造影不良
4. 壊死腸管壁内の出血による高吸収域（単純CT）。

> 虚血性腸炎で病変分布は重要だが，NOMIの血管れん縮はランダムに生じ非連続的分布もありうる。また，れん縮後に弛緩拡張を認めることもある。

　流入障害は動脈に閉塞がある場合とない場合に分けられます。動脈に器質的な狭窄や閉塞がある疾患からみていきましょう。

上腸間膜動脈解離

症例5　50歳代，男性

【現病歴】朝，心窩部から左側にかけて今まで経験したことのないような腹痛が出現。嘔吐・冷汗・黒色便あり。最近血圧が高いといわれていた。来院時血圧166/96 mmHg。

図12　造影CT

a. MPR 矢状断像

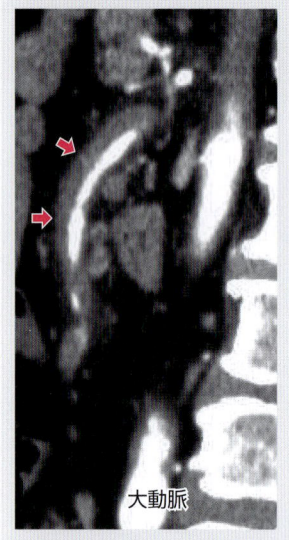

b. 水平断像

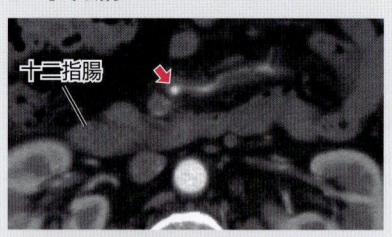

十二指腸

c. MPR 冠状断像

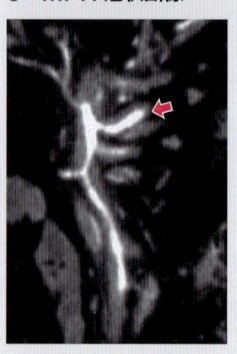

大動脈

➡ SMA本幹から分枝にかけて連続する解離あり。

　SMA本幹から分枝にかけて連続する解離を認めます。真腔の狭小化は徐々に改善しましたが，慢性的な虚血になると側副路が発達し，食後血液の需要が増えたときに腹痛が起こることもあります。

上腸間膜動脈血栓症

症例6 80歳代，女性

【現病歴】一昨日から腹痛・下痢・嘔吐，少量の下血あり。本日鮮血があった。心房細動で抗凝固薬を内服している。

図13 造影CT

a. 水平断像

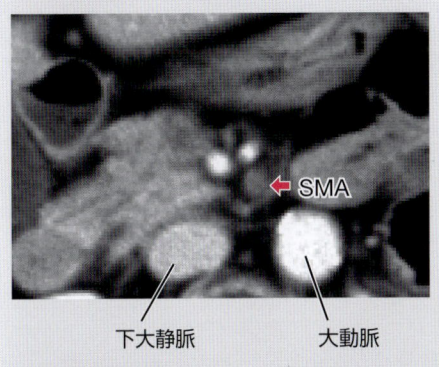

b. MPR 矢状断像

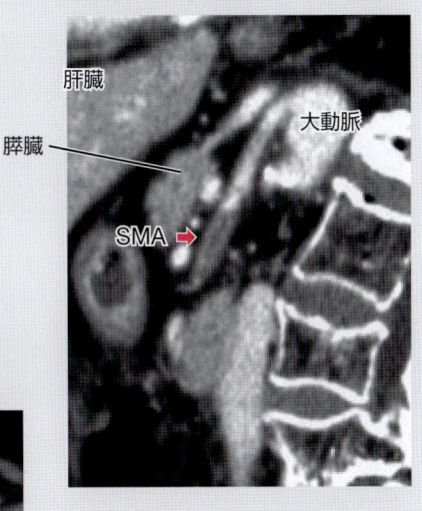

c. 水平断像

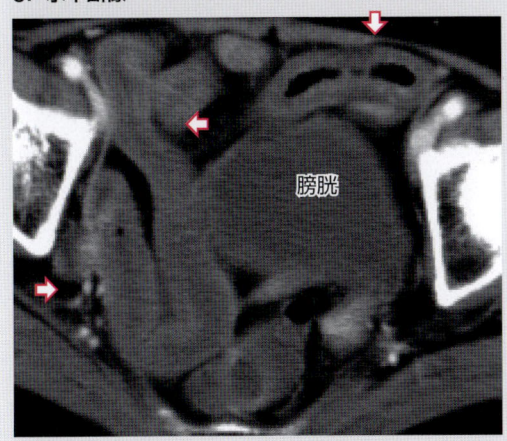

➡ SMA 本幹の血栓による造影剤の filling defect
⇨ 小腸壁の虚血による浮腫性肥厚

SMA：上腸間膜動脈

骨盤内小腸壁の一部は肥厚し造影不良です。SMA本幹近位は造影されていますが，中央部に造影欠損域を認め，SMA血栓症と診断されました。SMAにできた血栓か心臓からの塞栓かどうかはCTで判断できませんが，心房細動は塞栓形成の危険因子です。

略語
IMA：inferior mesenteric artery　下腸間膜動脈
NOMI：non obstructive mesenteric ischemia　非閉塞性腸間膜虚血
SMA：superior mesenteric artery　上腸間膜動脈

非閉塞性腸間膜虚血（NOMI）

非閉塞性腸間膜虚血（NOMI）は，**高齢者や心不全・心筋梗塞・脱水・出血・人工透析**などを原因とした全身の低灌流状態でみられます。脳などの重要な臓器の血流を保とうとして腸間膜血管のれん縮が起こるといわれ，**きわめて予後不良です**[4]。

症例7 80歳代，男性

【現病歴】午後突然の下腹部痛が出現した。初めは間欠的で徐々に持続性の痛みになった。

図14

a. 単純 CT 水平断像

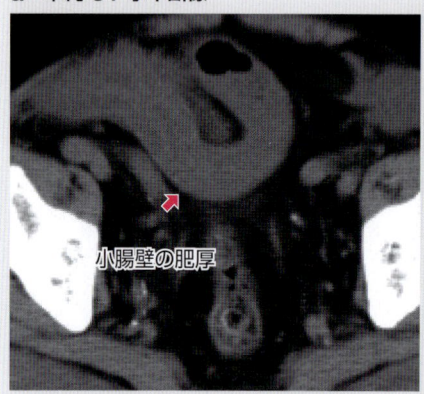

b. 造影 CT MPR 冠状断像

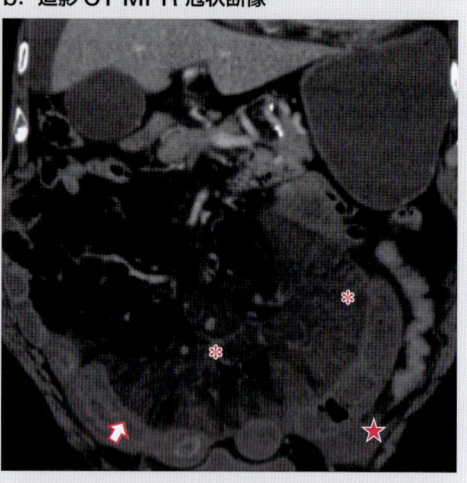

→ 小腸壁の肥厚と出血を示す高吸収
⇨ 小腸壁の造影不良
＊ 腸間膜の dirty fat sign と腸間膜血管のびまん性狭小化
★ 腹水

SMA，IMAの閉塞は認めませんが，腸間膜血管は細く造影不良で，腸管壁の浮腫性肥厚，dirty fat signが著明かつ広範囲です。腹水もあり，重症感があります。

> NOMIはきわめて予後不良と改めて認識しました。

【手術所見】血性腹水が貯留，80cm程の小腸壊死あり。栄養血管のれん縮による腸管虚血が疑われた。壊死腸管切除後も虚血と壊死が進行し死亡した。

消化管ア・ラ・カルトの"トリ"は腸重積

腸重積の起こり方（図16）

腸重積は通常，口側腸管が肛門側の腸管内に望遠鏡をたたむように陥入します。CTでは重なった腸管壁と，腸管内に引き込まれた腸間膜の脂肪組織が同心円状または層状にみえます[5]。**腸管内に脂肪と血管がみえれば，腸重積に決まりです。成人例の多くは腫瘍が先進**しますが，**乳幼児ではほとんどが特発性回腸盲腸重積**で，注腸による整復の際に重積部は蟹の爪様といわれます。**口側のイレウスや，虚血うっ血を伴うこともあります。**

回腸有茎性ポリープによる腸重積

症例8 50歳代，男性

【主訴】腹痛で救急受診
【身体所見】右側腹部に，"つるっ"とした感じの表面平滑で柔らかい腫瘤のようなものを触れ，圧痛があった（当直医は筆者でした）。

図15 単純CT水平断像

a. 横行結腸レベル

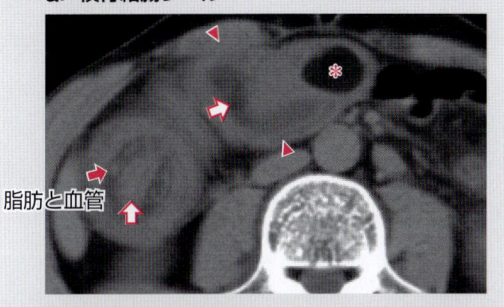

脂肪と血管

⇨ 回腸末端は上行結腸内に侵入し，肛門側に向かって c → b → a へと重積していった。
▶ 外筒となった上行〜横行結腸
＊ 横行結腸内に重積の先端部となった有茎性回腸ポリープ（脂肪腫）を認める。
➡ 回腸に引っ張られて結腸内に侵入した腸間膜脂肪組織と血管

b. 上行結腸中央部レベル

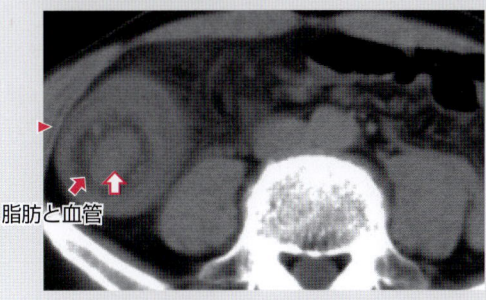

脂肪と血管

c. バウヒン弁レベル

脂肪と血管

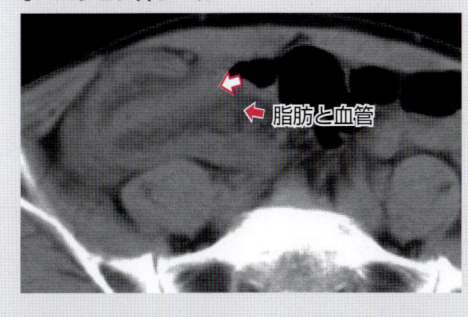

図16 腸重積のCT像

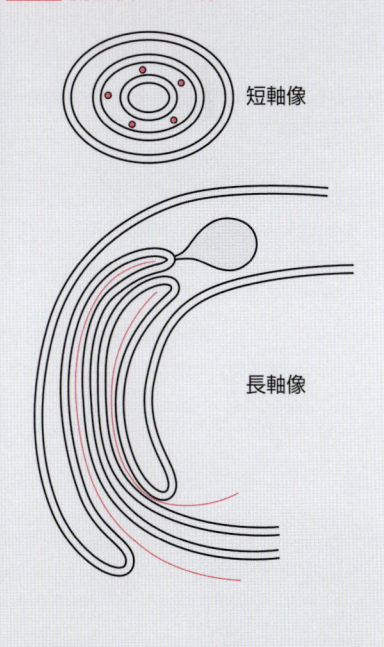

短軸像

長軸像

【手術所見】回腸の脂肪腫による腸重積が確認された。回腸ポリープ（脂肪腫）が，腸管内容物と一緒に押し出されるようにして，回腸を引っ張りながら上行結腸を登り横行結腸に達したと考えられた。

小腸悪性リンパ腫による腸重積

症例9 30歳代，女性

【主訴】腹痛，嘔吐

図17

a. 重積腸管の長軸像（造影 CT MPR 矢状断像）　b. 短軸像（造影 CT MPR 冠状断像）

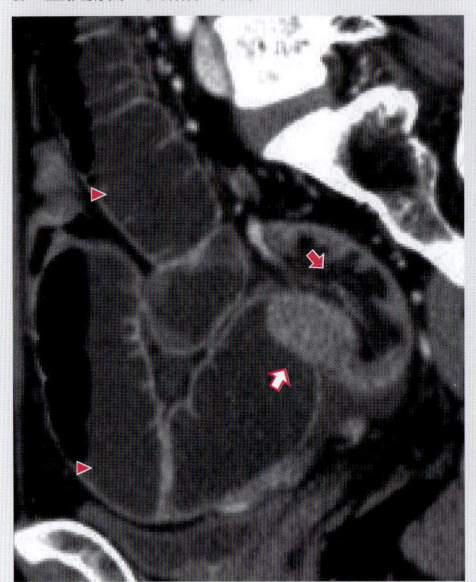

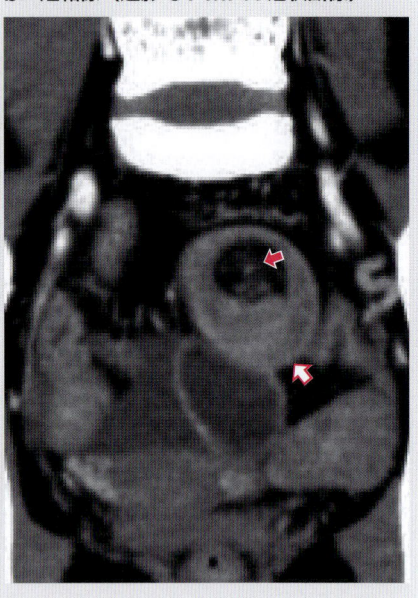

⇨ 回腸腫瘍が先進し肛門側の回腸内に侵入
➡ 重積の外筒となった腸管内に，引き込まれた腸間膜の脂肪と血管がみえる。
▶ 口側腸管のイレウスを認める。

【手術所見】回腸末端の腫瘍が先進し約15 cm程の腸重積があった。病理組織で小腸悪性リンパ腫と診断された。

文献

1) Ahualli J: The target sign: bowel wall. Radiology. 2005; 234: 549-50.
2) Carmine D Clemente: Anatomy: A regional atlas of the human body. 3rd ed, Urban & Schwarzenberg, Baltimore-Munich, 1987.
3) Marco Antonio Cura: CT features of acute appendicitis: A pictorial review. Radiology. 2002; 31: 15-22.
4) 谷掛雅人，早川克己，佐藤文恵，ほか：腸間膜虚血．消化管救急疾患の画像診断，画像診断．2012; 32: 1441-53.
5) 荒木 力：ここまでわかる急性腹症のCT，第2版．メディカル・サイエンス・インターナショナル．2009; p152-3.

第II章 症状から（見逃せない疾患をみつけるコツ）

4 胆石，胆嚢炎

とにかく多い

この項目のテーマ
急性胆嚢炎
　（浮腫性胆嚢炎，気腫性胆嚢炎，壊疽性胆嚢炎）
急性胆嚢炎の合併症
　（腹膜炎，胆嚢周囲膿瘍，肝膿瘍）

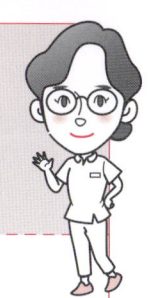

読影のエッセンス
急性胆嚢炎の診断では，軽症の浮腫性胆嚢炎と壊疽性や化膿性胆嚢炎を見分けることが大切です。胆嚢壁のガス像や造影効果，随伴所見に注意しましょう。

　腹痛の中で胆石や胆嚢炎は何といっても多く，画像検査の第一選択は超音波です。診断は簡単と思われがちですが，重症度の判断については注意を要します。胆嚢に限局した炎症 → 周囲脂肪組織への波及 → 腹膜炎と悪化し，胆嚢床や隣接する右結腸曲（肝弯曲），十二指腸球部〜下行脚に炎症が及ぶこともあります。なかでも**壊疽性・化膿性胆嚢炎は，穿孔，胆嚢周囲膿瘍，肝膿瘍，胆汁性・細菌性腹膜炎などの重篤な合併症をきたしやすく，緊急手術やドレナージなどの治療を要し，CTは重症度の判定に有用です**（**表1**）[1,2]。

表1 胆嚢炎のCT所見

胆嚢壁の所見	1. **浮腫性胆嚢炎** ・浮腫・うっ血による胆嚢壁の肥厚，粘膜の造影効果増強 2. **壊疽性胆嚢炎** ・胆嚢壁または胆嚢内のガス像（気腫性胆嚢炎とよばれ，これがあったら壊疽性といってよい特異度100％の所見[2]）。 ・胆嚢壁の造影不良，壁の不整な肥厚・断裂，胆嚢内腔の膜様構造
随伴所見	・胆嚢周囲液体貯留 ・胆嚢周囲脂肪組織の濃度上昇・線状高吸収（dirty fat sign） ・腹水は腹膜炎を示唆する。 ・右結腸曲（肝弯曲）や十二指腸下行脚の浮腫性壁肥厚，造影効果の増強は炎症の波及を示す。胆嚢周囲膿瘍，肝膿瘍は胆嚢の穿孔や穿通の可能性がある。

重症度を考えながら，胆嚢壁や随伴所見を読む

浮腫性胆嚢炎

症例1 50歳代，男性

【現病歴】夜中に右側腹部痛が出現し，痛みが持続するためER受診。
【血液検査】WBC11.52×10³/μL，CRP 0.49 mg/dL
【CT】単純CTで，胆嚢は軽度腫大し壁は浮腫性に肥厚している（図1）。随伴所見なし。

図1 水平断像
　a. 単純CT

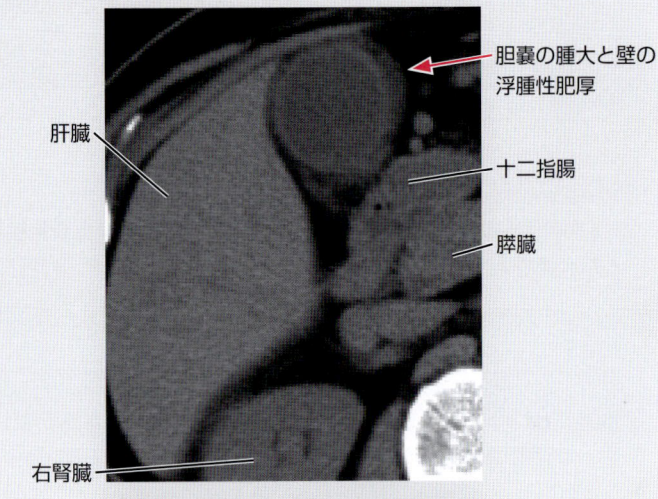

（胆嚢の腫大と壁の浮腫性肥厚／肝臓／十二指腸／膵臓／右腎臓）

　b. 造影CT

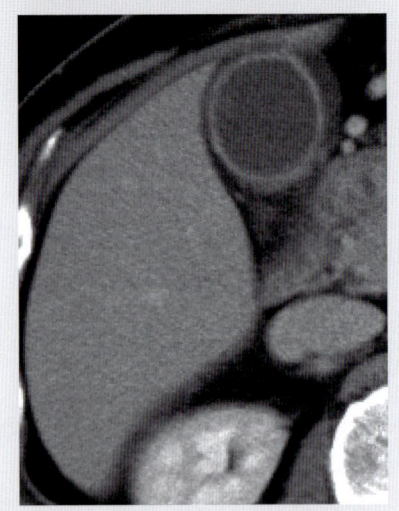

【経過】保存的に軽快し，後日腹腔鏡下胆嚢摘出術（ラパ胆※）を施行した。

※ラパ胆；腹腔鏡下胆嚢摘出術の通称

壁や内腔のガス像は壊疽性といえる所見

気腫性胆嚢炎

症例2 60歳代，男性

【現病歴】6日前に心窩部痛があった。深夜悪寒戦慄あり，うわごとを言い始め救急搬送。
【身体所見】体温39.3℃，血圧96/65 mmHg，脈拍116回/分
【血液検査】WBC $5.55×10^3$ /μL，CRP 26.33 mg/dL
【CT】胆嚢壁内に空気あり（図2）。気腫性胆嚢炎と診断された。

図2 造影CT
発症から7日後

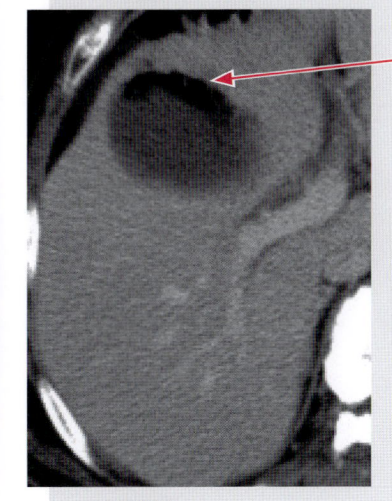

胆嚢壁のガス像

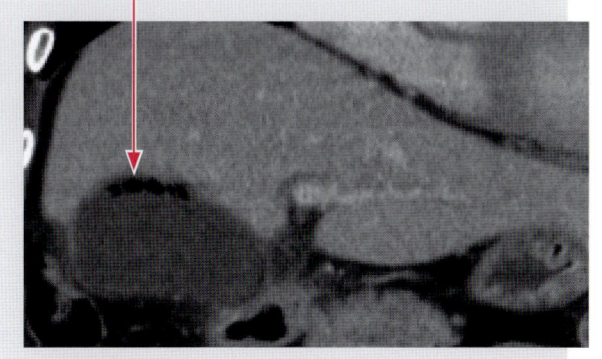

a. 水平断像　　b. 冠状断像

【ラパ胆】壊疽性胆嚢炎だった。

　気腫性胆嚢炎は，ガス産生菌感染によって胆嚢壁内または胆嚢内腔にガス像が出現するものです。壊疽性胆嚢炎は敗血症に移行しやすく危ない胆嚢炎です[1]。壁内ガス像は初心者にもみつけやすく，壊疽性胆嚢炎の決め手になります。

内科医に聞きました

この症例の現病歴，身体所見（呼吸数の記載もあるとよいのですが），血液検査からは，まっ先に敗血症が浮かびます。画像検査や血液培養が必要です。**血中のWBCは重症感染症で低値のことがあり，CRPの上昇は実際の炎症より遅れる傾向があります。**
症例2 は血液培養でグラム陽性球菌・陰性桿菌ともに陽性。胆汁でも血液培養と同じガス産生菌が陽性で，敗血症の原因は壊疽性胆嚢炎と考えられました。

壊疽性胆嚢炎の壁の所見は判別が難しいこともある

症例3 50歳代，男性

【現病歴】2日前の夜から腹痛あり，痛みは持続し38℃台の発熱が出現した。
【身体所見・血液検査】右季肋部やや硬い。WBC18.94×10^3/μL，CRP16.04 mg/dL
【CT】胆嚢壁は肥厚し輪郭が不明瞭，造影効果も不連続で，壊疽性胆嚢炎の像である。胆嚢周囲脂肪組織の濃度上昇を認める（図3a）。

図3

胆嚢の壁造影不良と断裂像

胆嚢周囲に少量の腹水

a. 造影CT胆嚢長軸に沿ったMPR像

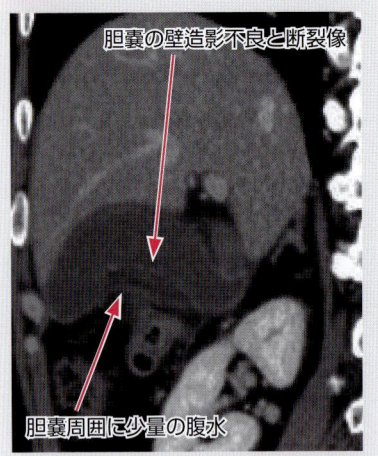

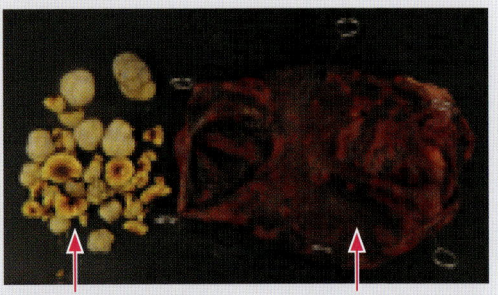

コレステロール結石
胆嚢壁の広範囲な壊疽

b. 摘出した胆嚢と胆石

【ラパ胆】胆嚢は腫大緊満し壁の肥厚が著明だった。粘膜は暗赤色で広範囲に壊死していた。CTでは胆石を認めないが，多数のコレステロール結石があった（図3b）。

> 胆石は，コレステロール系とビリルビン系に分けられ，さまざまな程度の石灰化を伴いますが，純コレステロール結石は石灰化を伴わないため，超音波やMRIで指摘されてもCTでは描出できません。

　壁のガス像は壊疽性胆嚢炎に特異的ですが，実は壊疽性の10％にも満たない所見です[2]。壁の造影不良や不整な肥厚，断裂を指摘できない例も多くあり，気腫性胆嚢炎以外は壊死した胆嚢壁のCT所見はなかなか難しいと感じます。しかし壁で判断できなくても，次の **症例4** のように随伴所見が重症度の判断に役立ちます。

略語 MPR；multi-planar reconstruction 多断面再構成像
MRCP；magnetic resonance cholangiopancreatography MR胆管膵管撮影

壊疽性胆嚢炎による腹膜炎

症例4 70歳代，男性

【現病歴】夜中に右上腹部痛・悪寒が出現。2日後悪寒戦慄のため救急搬送となる。右季肋部圧痛（Murphy徴候）あり。
【血液検査】WBC17.83×10³/μL，CRP 33.62 mg/dL，T-bil 1.94 mg/dL
【CT】胆嚢の腫大と緊満，周囲に少量だが腹水あり。Dirty fat signは広範囲で腹膜や右前腎筋膜も肥厚している（図4）。

図4 造影CT 水平断像

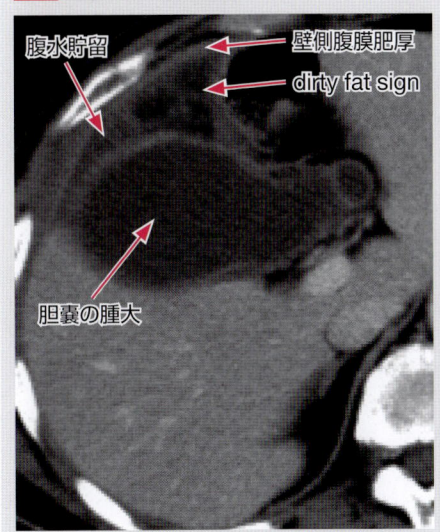

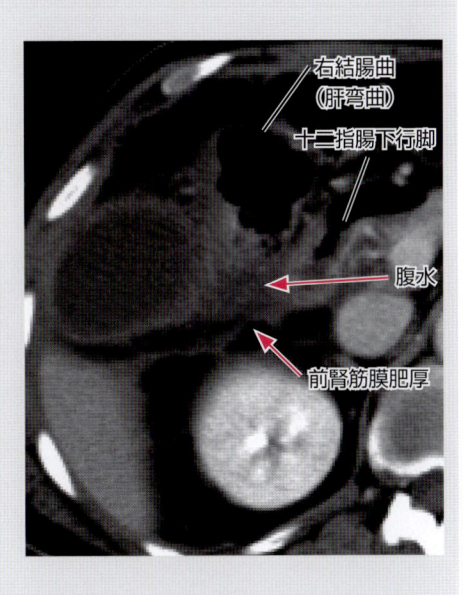

（左図）腹水貯留／壁側腹膜肥厚／dirty fat sign／胆嚢の腫大
（右図）右結腸曲（肝弯曲）／十二指腸下行脚／腹水／前腎筋膜肥厚

【緊急ラパ胆】肝表面に膿性腹水あり。胆嚢壁は暗赤色で壊疽性胆嚢炎であり，胆嚢内容液は膿汁であった。急性胆嚢炎に腹膜炎を伴っていた。

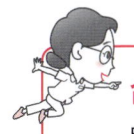

合併症の判断には随伴所見が役に立つ

腹水や腹膜肥厚，脂肪の濃度上昇，広がりなどの随伴所見は，重症度の目安になります。
腹水を伴う胆嚢炎は重症寄りに見積もりましょう。

急性胆囊炎の穿孔による腹腔内膿瘍

症例5 80歳代，男性

【現病歴】津波で海水につかり低体温症で他院入院中だった。発熱と胆嚢腫大で当院搬送。
【身体所見】右上腹部は板状硬で腹膜炎が疑われた。
【CT】胆嚢は腫大し壁は肥厚，周囲に壁の厚い多房性嚢胞性腫瘤あり。周囲の脂肪組織の濃度上昇，右結腸曲（肝弯曲）の浮腫性壁肥厚も著明。MPR冠状断像で腹腔側の胆嚢壁に欠損像あり。胆嚢炎穿孔による腹腔内膿瘍であった。

図5 造影CT
　　a，b：水平断像，c，d：MPR冠状断像

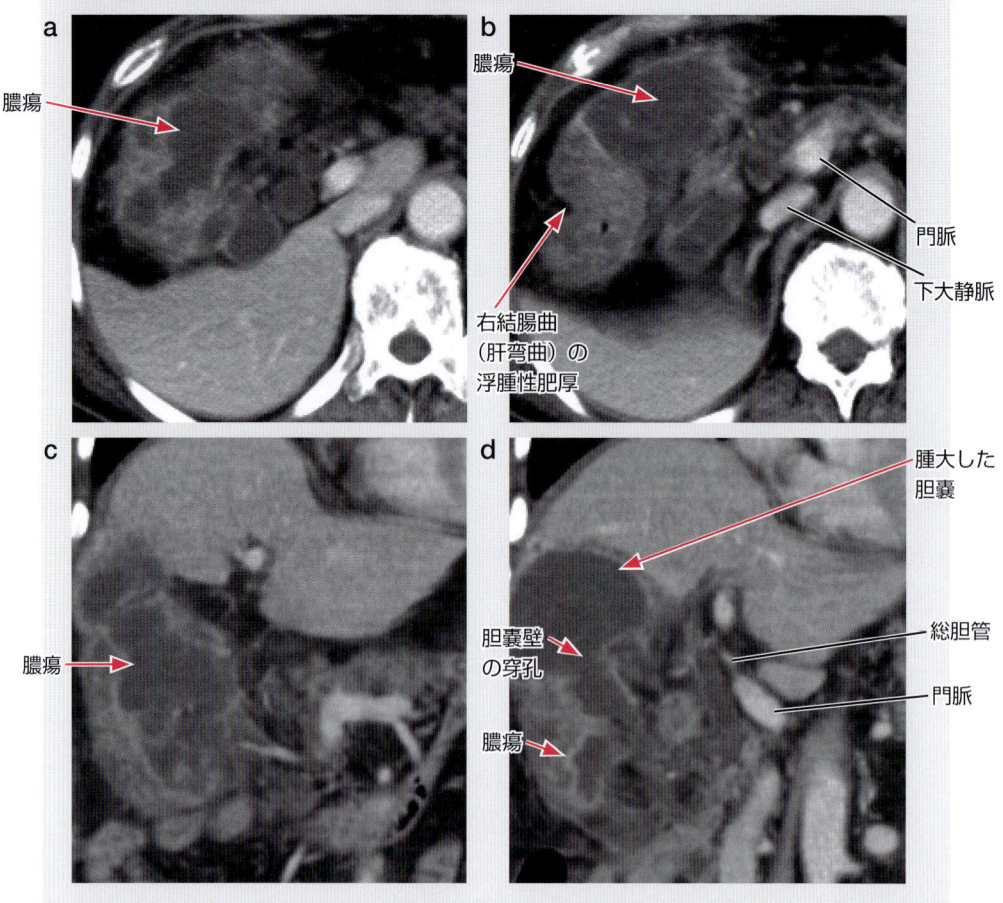

【手術所見】胆嚢は穿孔し多房性の膿瘍を形成，大網と横行結腸が膿瘍壁の一部になっていた。

急性胆嚢炎の穿通による肝膿瘍

症例6 80歳代，女性

【現病歴】38℃の発熱，腹痛，頭痛，嘔気，嘔吐，悪寒にて救急車を要請した。
【身体所見】右季肋部に深い触診で圧痛あり。
【血液検査】WBC 7.53×10³/μL，CRP 28.33 mg/dL
【経過】急性胆嚢炎と肝膿瘍を認め抗菌薬を投与していた。
【CT】2週間後，胆嚢床を中心とする肝内にリング状の造影効果を有する嚢胞性腫瘤が多発し，肝膿瘍の増大を示した（図6）。胆嚢の長軸に沿ったMPRで胆嚢の穿通部が明瞭である。経皮的肝膿瘍ドレナージを施行した。

図6 造影CT

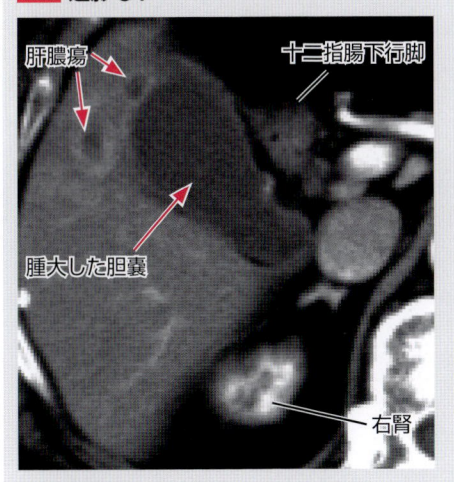

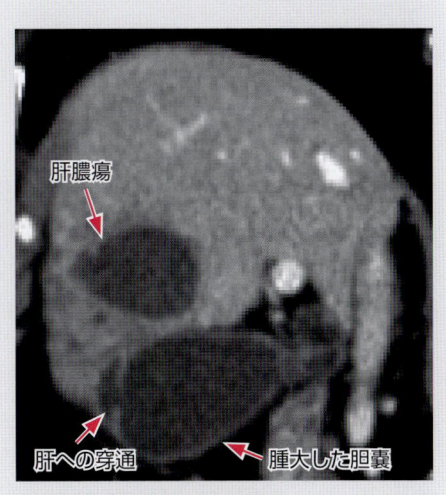

a. 水平断像
b. 胆嚢の長軸に沿ったMPR

感染や出血を伴わない嚢胞と肝膿瘍とのCT像の違い

辺縁：肝嚢胞は単純造影CTともに境界明瞭。被膜は薄く同定困難。
　　　肝膿瘍は単純CTで境界不明瞭で，リング状の造影効果を示すことが多い。多房性のこともある。
内容液：嚢胞のCT値は一桁。膿瘍の多くは10HU以上，膿汁の濃度が高いと上昇する（⇒p.14）。

文献
1) 急性胆管炎・胆嚢炎診療ガイドライン作成出版委員会 編集: 科学的根拠に基づく急性胆管炎・胆嚢炎の診療ガイドライン, 第1版. 2013; p17-20, 99-101.
2) Bennett GL, Rusinek H, Lisi V, et al: CT findings in acute gangrenous cholecystitis. AJR. 2002; 178: 275-81

第Ⅱ章　症状から（見逃せない疾患をみつけるコツ）

5 急性膵炎

集中治療を要するか否か

この項目のテーマ
急性膵炎の広がる経路
急性膵炎の造影CT Grade分類

読影のエッセンス

急性膵炎の造影CT Grade分類は，①膵自体の炎症を造影効果で，②周囲への炎症波及を滲出液の広がりで，スコア化するもので重症度の目安になります。

急性発症の上腹部痛で忘れてはいけない疾患に急性膵炎があります。ショックと多臓器不全による早期死亡例があり，**初療の重症度判定が大切**です。予後因子は臓器不全と膵壊死で，ガイドラインでは内科的な予後因子スコアによる判定に加えて，造影CT Gradeによる判定が推奨されています[1]。

膵炎はどう広がっていくのでしょう？

胃結腸間膜と小網を切って胃を切除すると，胃の裏にある網嚢という腹膜腔の底がみえます（図1）。ここから後ろが後腹膜で，後壁側腹膜に被われた膵臓がみえます。膵と胃の後壁との間には脂肪と閉じた網嚢があるだけです。また，膵近傍の後壁側腹膜から横行結腸間膜が，膵背側から尾側では小腸間膜が立ち上がり[2]，これらが，膵の炎症や腫瘍の浸潤する経路になります。つまり，**膵は後腹膜臓器ですが炎症は腹腔側に進展しやすく**，また解剖学的連続性から**膵・胆管・胆嚢は一蓮托生**でもあります。膵の背側はというと，前腎筋膜が膵臓のある前腎傍腔と腎周囲腔の間の強固な境界となり，炎症はこの境界をそう簡単には超えられません（⇒p.86〜87）。

文献
1) 急性膵炎の診療ガイドライン2010改訂出版委員会 編：急性膵炎診療ガイドライン2010. 第3版，金原出版. p29-33, 76-9.
2) 永井輝夫, 平敷淳子, 松本満臣, 編：最新CT診断学. 朝倉書店, 東京. 1991; p387-90.

集中治療必要！とされるCT所見

急性膵炎の造影CT Grade分類 （⇒図3, 4）[1]

1) 炎症の膵外進展度は滲出液の範囲により，3段階で判定する。

前腎傍腔	0点
結腸間膜根部	1点
腎下極以遠の後腹膜	2点

2) 膵造影不良域は，膵頭部・膵体部・膵尾部の3つに分けて判定する。

各区域に限局，または膵周辺にのみ限局	0点
2つの区域にかかる	1点
2つの区域全体またはそれ以上を占める場合	2点

1)と2)の合計スコア　1点以下＝Grade 1
　　　　　　　　　　2点＝Grade 2　　　Grade 2以上を重症とする。
　　　　　　　　　　3点以上＝Grade 3

　基本解剖による膵炎の波及経路を考えると，とても納得のGrade分類ですね。予後因子が3点以上または造影CT Grade 2以上を重症とし，「集中治療必要！」と判断します。

図1 急性膵炎の進展経路　矢状断像

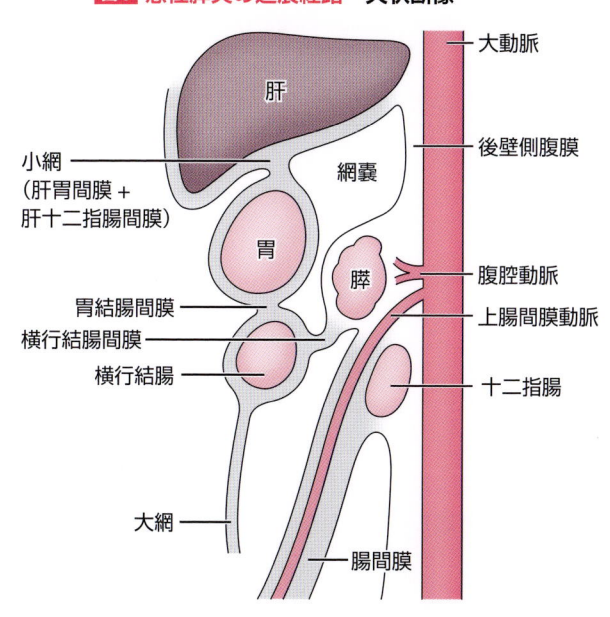

（図中ラベル：肝，小網（肝胃間膜＋肝十二指腸間膜），網嚢，胃，膵，胃結腸間膜，横行結腸間膜，横行結腸，大網，大動脈，後壁側腹膜，腹腔動脈，上腸間膜動脈，十二指腸，腸間膜）

急性浮腫性膵炎

症例1 20歳代，男性

【既往歴】過去4回，飲酒後の急性膵炎あり。
【現病歴】前日より上腹部痛・背部痛が出現した。
【血液検査】AMY 504 IU/L，CRP 0.76 mg/dL

図2 単純CT

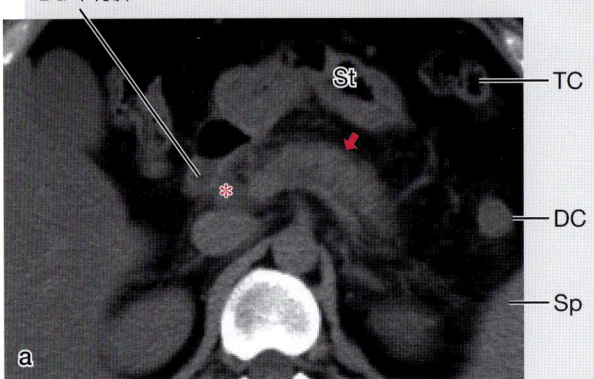

➡ 膵周囲脂肪組織のわずかな濃度上昇
　膵の腫大は認めない
＊ 前腎傍腔に少量の液貯留

AC：上行結腸
Du：十二指腸
DC：下行結腸
SMA：上腸間膜動脈
SMV：上腸間膜静脈
St：胃
Sp：脾臓
TC：横行結腸

　単純CTで，膵周囲脂肪組織の軽度濃度上昇と右前腎傍腔に少量の液貯留を認めます（図2）。患者さん本人の希望で造影しなかったため，CT Grade分類はできませんでしたが軽症の膵炎像です。

急性膵炎による滲出液貯留

症例2 60歳代，男性

【飲酒歴】毎日焼酎700mL以上の大酒家。
【現病歴】深夜突然の激しい腹痛・冷汗・嘔吐が出現した。
【血液検査】AMY 595 IU/L，CRP 0.16 mg/dL

図3 造影CT

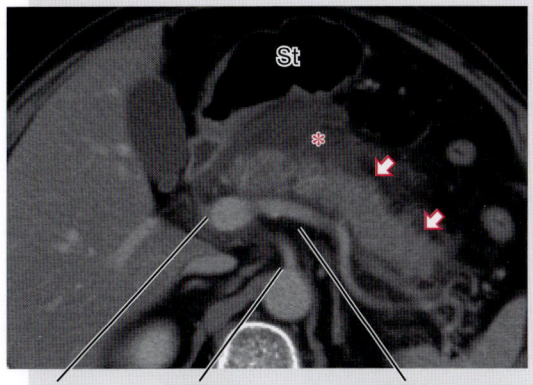

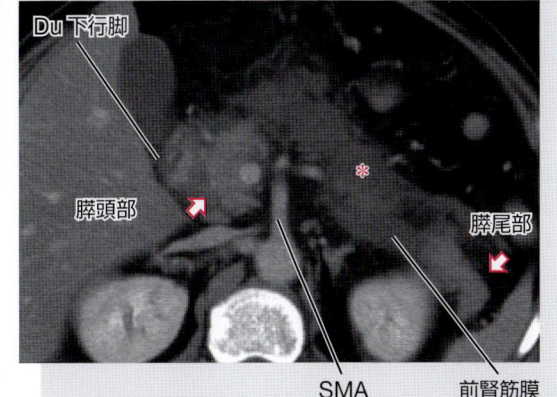

＊滲出液はほぼ前腎傍腔に限局：0点
⇨膵の腫大なし
　造影不良域は認めない：0点
合計CTスコア0でCT Grade 1の軽症

炎症の膵外進展度

膵造影不良域	前腎傍腔（0点）	結腸間膜根部（1点）	腎下極以遠（2点）
(0点)	○		
(1点)			
(2点)			

☐ CT Grade 1
☐ CT Grade 2
☐ CT Grade 3

（画像ラベル：St，門脈，腹腔動脈，脾静脈，Du下行脚，膵頭部，膵尾部，SMA，前腎筋膜）

膵は腫大しているが均一に造影される場合は，浮腫性膵炎と考えます[1]。多量の滲出液を認めますが，分布はほぼ前腎傍腔内です。当初予後因子も0でした。その後CRP 33.54 mg/dLまで上昇し予後因子1点となり，CT所見もやや増悪しましたがGrade 1に留まりました。

壊死性膵炎

症例3 40歳代，男性

【既往歴】脳動脈瘤破裂によるくも膜下出血。高血圧治療中。
【現病歴】朝から急激な心窩部痛が出現した。
【血液検査】〈入院時〉AMY570 IU/L，LDH231 IU/L，CRP1.35 mg/dL
→〈翌日〉AMY823 IU/L，LDH491 IU/L，CRP12.76 mg/dLと急上昇。

図4

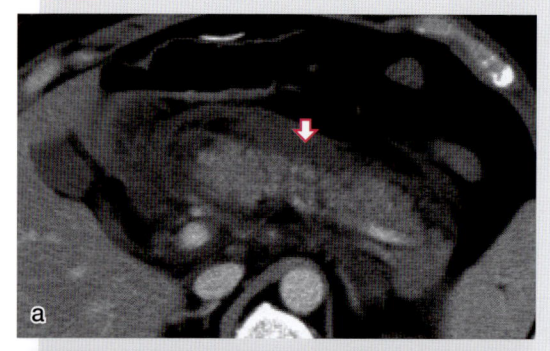

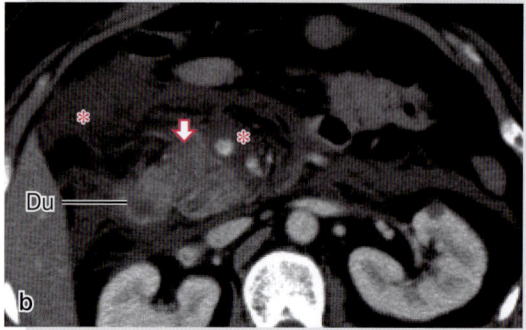

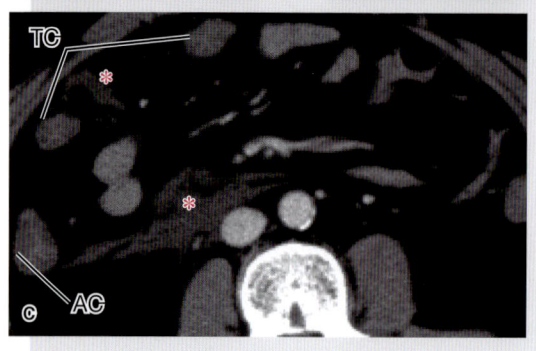

a~c. 発症当日；造影CT
＊前腎傍腔から結腸間膜，小腸間膜根部腎以遠の後腹膜に液貯留あり：2点
⇨膵に明らかな造影不良域を認めない：0点
合計スコア2でCT Grade 2の重症

炎症の膵外進展度

膵造影不良域	前腎傍腔 (0点)	結腸間膜根部 (1点)	腎下極以遠 (2点)
(0点)			○
(1点)			
(2点)			

☐ CT Grade 1
☐ CT Grade 2
☐ CT Grade 3

AC：上行結腸
Du：十二指腸
TC：横行結腸

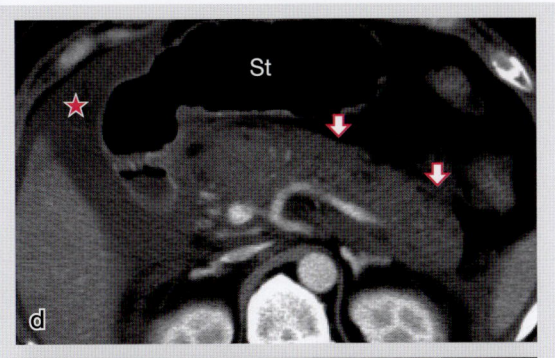

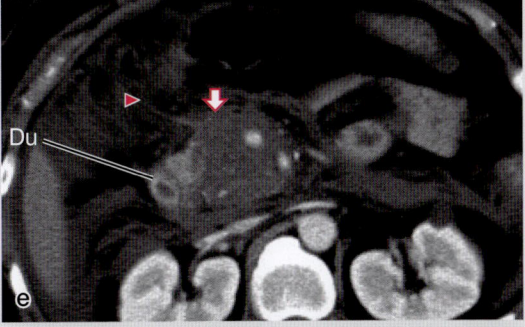

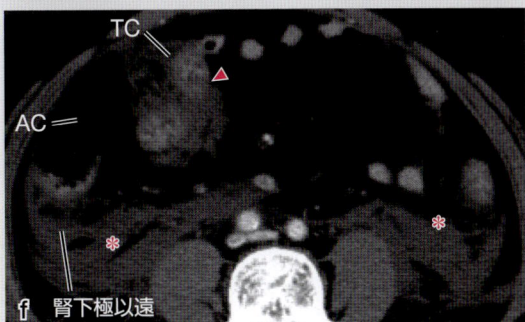

d～f. 発症翌日；造影CT
＊前腎傍腔　▶横行結腸間膜
★腎下極以遠の後腹膜まで液貯留：2点
⇨膵全体の腫大と造影不良：2点
合計スコア4点でCT Grade 3の重症
★腹水著明

炎症の膵外進展度

		前腎傍腔（0点）	結腸間膜根部（1点）	腎下極以遠（2点）
膵造影不良域	（0点）			
	（1点）			
	（2点）			○

☐ CT Grade 1
☐ CT Grade 2
☐ CT Grade 3

AC：上行結腸
Du：十二指腸
St：胃
TC：横行結腸

　急性膵炎の中には急速に悪化する重症例があり，入院後も特に48時間までは経時的な判定が大切です。この症例は，入院時からGrade 2の重症ですが膵壊死は判然とせず（図4a～c），翌日のCTで膵全体が著明に腫大し造影不良となりました（図4d～f）。壊死性膵炎のCT像です。結腸間膜・小腸間膜の濃度上昇も明瞭で，腎下極以遠への滲出液も著明に増加しています。胸水・腹水は判定項目には含まれませんが，腹腔内に腹水も出現しました。

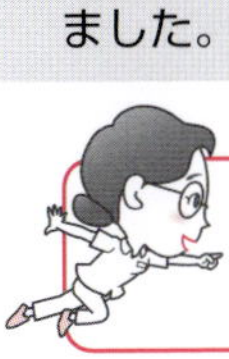

ポイント
★膵実質の広範囲な造影不良域は壊死性膵炎を疑う。
★後腹膜・小腸間膜・結腸間膜の滲出液の範囲が広くなるほど重症[2]。

第Ⅱ章　症状から（見逃せない疾患をみつけるコツ）

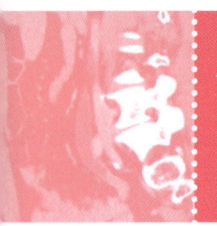

6　尿路系救急疾患

この項目のテーマ
後腹膜の解剖（前腎傍腔，腎周囲腔，後腎傍腔）
尿管結石と水腎症の経時変化
尿路感染症
　（急性腎盂腎炎，急性巣状細菌性腎炎；AFBN）
AFBNの画像的類似疾患
腎梗塞

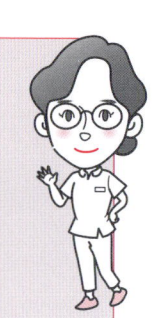

読影のエッセンス
尿路系の救急疾患では，後腹膜腔の境界や連続性，時系列を意識することが大切です．腎臓の炎症，腫瘍，梗塞の画像的な類似も知っておきましょう．

3つの腔の境界や連続性を意識しましょう[1)]

　腎臓と周囲の脂肪組織は腎筋膜（Gerota's fascia）という結合組織で包まれ，前方部分を前腎筋膜，後方を後腎筋膜とよびます．頭側では癒合し横隔膜に付着し，外側でも癒合して外側円錐筋膜になります．後腹膜腔は腎筋膜によって次の3つの腔に分けられます．尾側では2枚の腎筋膜は近寄ってきますが融合せず，骨盤内では1つの後腹膜に開放しています．腎筋膜は，病的状態で肥厚し画像で明瞭化，病変が広がる際のバリアーになります．

前腎傍腔（図1）
　後壁側腹膜から前腎筋膜までの左右一連の腔で，内部に膵臓・十二指腸・上行結腸・下行結腸を含みます．前腎筋膜は腎周囲腔との間の強固な境界で，炎症や腫瘍の浸潤をブロックします．

腎周囲腔（図1）
　副腎・腎臓・尿管・大動脈・下大静脈を含み，左右の腔はわずかに連続しています．

後腎傍腔（図1）
　臓器を含まず，外側から腹側の腹壁直下にも広がり，上方では後縦隔に下方では骨盤内に開放します．左右の腔は潜在的に交通しています．

略語
AFBN；acute focal bacterial nephritis　急性巣状細菌性腎炎
KUB；kidney ureter bladder　腎尿管膀胱単純X線

図1 後腹膜の基本解剖

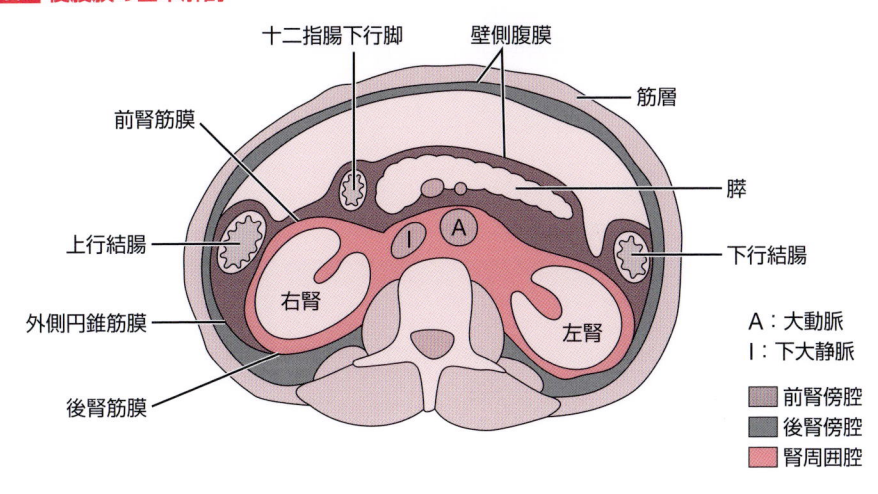

（図：後腹膜の横断面解剖図）
- 十二指腸下行脚
- 壁側腹膜
- 筋層
- 前腎筋膜
- 膵
- 上行結腸
- 下行結腸
- 右腎
- 左腎
- 外側円錐筋膜
- 後腎筋膜
- A：大動脈
- I：下大静脈
- 前腎傍腔
- 後腎傍腔
- 腎周囲腔

尿管結石と水腎症

　尿路系救急疾患では，まず**尿管結石の頻度が高く，冷や汗をかく程の激痛・放散痛・嘔気・めまいは強く**，患者さんはまさに七転八倒です。高度の**急性水腎症**や**腎盂破裂**に至ると尿管ステントを要する事態になります。尿路結石の多くは単純X線像で高吸収です。症状や経過から疑われた際には，まず腎尿管膀胱単純X線（KUB）を撮り，超音波で水腎症の有無をみます。CTでは腎盂と尿管開口部から挟み撃ちに尿管をみましょう。水腎症の原因は，**尿管結石・腫瘍・リンパ節転移・後腹膜線維症などがあり，時間経過により所見が異なる**ので違いに注意してみて下さい（**表1**）。

表1 水腎症の経時変化

	急性水腎症	慢性水腎症
腎実質	やや腫大	萎縮，菲薄化
腎の造影効果 造影剤の排泄	減弱 遅延	減弱 遅延
通過障害が強い場合 内圧亢進による尿溢流の所見	腎辺縁の毛羽立ち，腎尿管周囲の液貯留 腎尿管周囲脂肪織の濃度上昇 perinephric stranding 腎筋膜の肥厚	長期間腎機能が低下しているので左記の所見は呈さない。

尿管の走向

尿管は大腰筋の腹側に沿って尾側に走行した後,総腸骨動静脈の前を内側に向かって横切り膀胱後壁の尿管開口部に至ります。

症例1　50歳代,女性

【現病歴】夕方から左下腹部痛が出現しすぐにER受診。

図2　尿管結石嵌頓直後　単純CT　水平断像

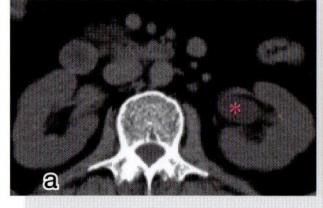

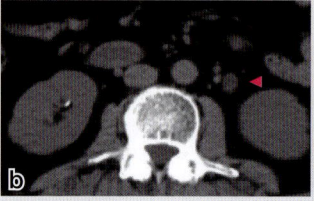

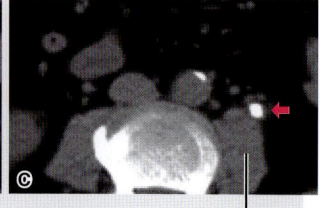

* 拡張した腎盂　▶ 大腰筋腹側の拡張した尿管　➡ 尿管結石　　大腰筋

症例2　60歳代,男性

【現病歴】前夜,突然左下腹部痛が出現し,痛みは徐々に左下肢に移動した。

図3　尿管結石自然排石後　単純CT

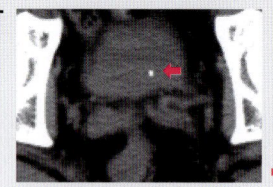

➡ 膀胱内に排石された結石

症例3　40歳代,女性

【現病歴】10日ぐらい前に風邪症状あり,40℃の発熱と悪寒が出現した。

図4　尿管結石に伴った腎盂腎炎　造影CT

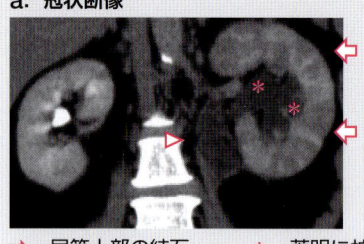

a. 冠状断像　　　　b. 左腎・尿管の水平断像

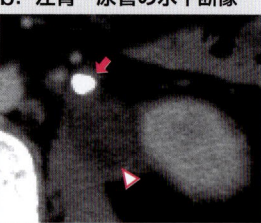

➡ 尿管上部の結石　　* 著明に拡張した腎盂,腎杯　　⇨ 腎腫大,輪郭の毛羽立ち
腎の造影効果減弱,腎盂への排泄遅延　　▷ 結石嵌頓部背側に urinoma を認める

冠状断像では,腎盂から腎杯がびまん性に拡張し,指の太い手のひらを広げたような形です。通過障害で腎盂圧が高くなると,本来サカズキ型の腎杯も拡張し丸くなります。いかにも内圧が高そうですね。腎腫大・造影効果の減弱・排泄遅延も著明です。

尿管結石による慢性水腎症もありうる

症例4 60歳代，男性

図5 尿管結石　造影CT　水平断像

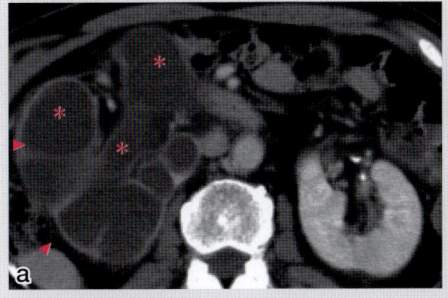

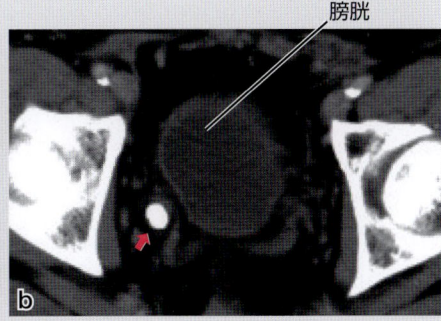

- ➡ 右尿管下端の結石
- ＊ 尿管〜腎盂腎杯の著明な拡張
- ▶ 腎実質の著明な菲薄化

　図5より下のレベルで馬蹄腎でした．右尿管下端に結石あり，上流の尿管〜腎盂腎杯は著明に拡張，右腎実質は萎縮・菲薄化，造影効果は減弱，腎盂への造影剤の排泄は認めません（表1）．通過障害が長く続くと腎機能は著明に低下します．

尿管結石と思いきや…尿管癌による水腎症

症例5 60歳代，男性

【現病歴】腹痛・嘔吐あり．翌日右側腹部痛・背部痛が出現した．

図6 尿管癌　造影CT　水平断像

a. 水平断面
b. 水平断面
c. MPR 矢状断像

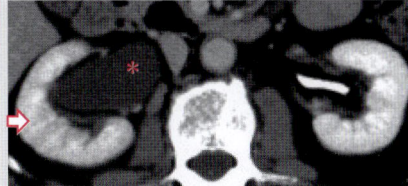

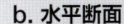

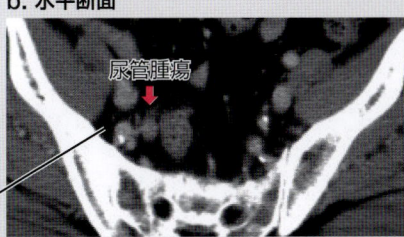

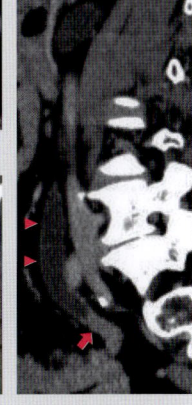

- ➡ 下部尿管に充実性腫瘤
- ▶ 尿管拡張
- ＊ 腎盂拡張
- ⇨ 右腎の造影効果やや減弱

　右内腸骨動静脈内側の尿管下部に充実性腫瘤を認め（図6a，b），MPR像で腫瘍による尿管閉塞と上流の拡張がよくわかります（図6c）．急性発症ですが原因は尿管癌でした．

炎症性疾患　膀胱炎はあなどれない

急性腎盂腎炎

　膀胱炎が進行し，上行性に感染が波及すると，急性腎盂腎炎・急性細菌性腎炎・腎膿瘍などを生じ，敗血症の原因にもなります。特に糖尿病などの基礎疾患がある人は要注意です。

症例6　30歳代，女性

【既往歴】2型糖尿病未治療。
【現病歴】2日前より発熱・頭痛・悪寒・嘔吐あり。
【血液検査】WBC $17.4 \times 10^3 / \mu L$，CRP 30.55 mg/dL
【尿検査】尿の混濁あり。蛋白，潜血，白血球反応，細菌反応陽性

図7　単純CT 水平断像

a　十二指腸
外側側腹筋膜
後腎筋膜

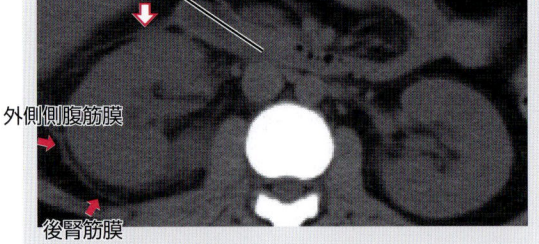

⇨ 右腎軽度腫大
➡ 前腎筋膜，後腎筋膜，外側側腹筋膜の肥厚
▶ perinephric stranding

b　上行結腸
前腎筋膜

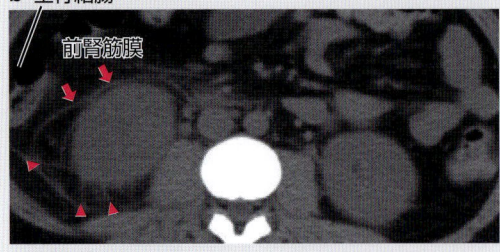

　炎症でも強い通過障害でも腎実質は腫大し類似した像になります。Perinephric stranding※は非特異的な所見ですが，この症例では明らかに炎症のある右側で明瞭です。

※**perinephric stranding**；腎周囲腔の脂肪層にある多数の隔壁が肥厚してみえること。腎盂腎炎・出血・腫瘍・梗塞，急性水腎症などでみられる非特異的な所見。異常に気付くきっかけになることはありますが，正常でも細い隔壁はありえます[2]。

急性巣状細菌性腎炎

症例7 30歳代，女性

【現病歴】1週間前から39℃程度の高熱が持続し，食欲がない。筋肉痛・関節痛・頭痛・腰痛あり。
【尿検査】尿の混濁あり。蛋白，潜血，白血球反応，細菌反応が陽性
【CT】腫大した右腎に境界不明瞭な類円形，楔状の造影不良域が多発し（図8），急性巣状細菌性腎炎（AFBN）と考えられる。

図8

a. 単純CT

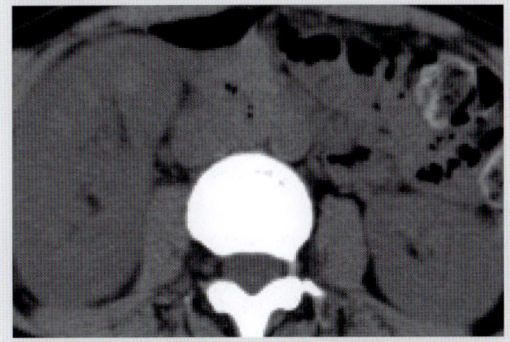

b. 造影CT　肝臓　下大静脈　大動脈

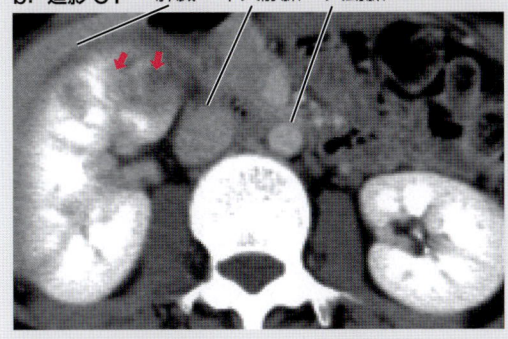

c. 造影CT　MRR矢状断像

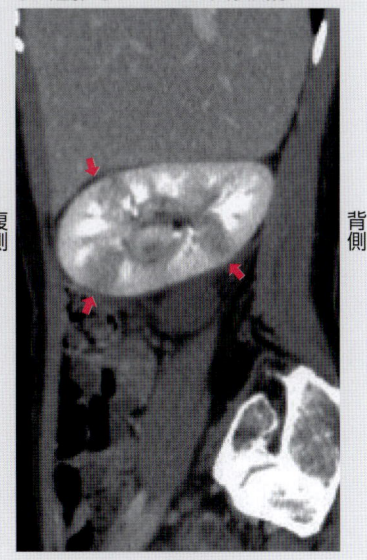

腹側　背側

右腎の長軸は前後を向いている
（ノーマルバリエーション）
➡ 境界不明瞭な楔状，類円形の造影不良域が多発

　AFBNは急性腎盂腎炎が進行し強い感染巣となったもので，腎膿瘍の一歩手前です。AFBNは単純CTでは指摘困難ですが，超音波では低エコー域，造影CTでは類円形，楔状の造影不良域を呈します[3]。AFBNが膿瘍化すると単純CTで液状の低吸収になり，内部の造影効果は消失します。敗血症のリスクが高まります。

画像上，腎炎とよく似た腫瘍がある

急性リンパ性白血病

症例8 2歳，女児

【現病歴】1週間前から微熱・膿性鼻汁あり。
【身体所見】顔色不良・顔面に出血斑あり。肝2横指触知。表在リンパ節は触知せず。
【血液検査】貧血・血小板減少・末血に白血病細胞（リンパ芽球）あり。急性リンパ性白血病と診断された。

図9 造影CT 水平断像

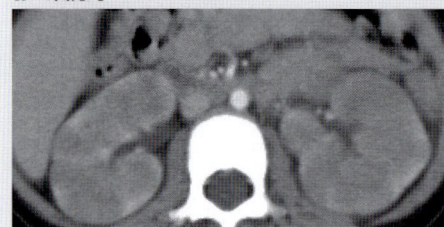

a. 来院時　　　　b. 7週間後

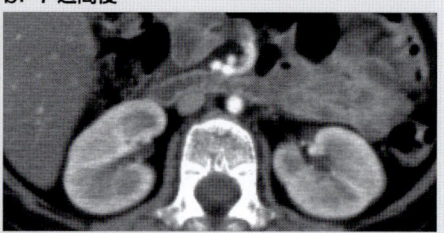

両側腎腫大あり。境界不明瞭な円形造影不良域が多発。

　来院時のCTでは，両側腎は著明に腫大し境界不明瞭な造影不良域が多発，皮髄境界が不明瞭化しています（図9a）。急性腎炎も鑑別に挙がりますが，炎症にしては「両側性である，腎の輪郭が明瞭で，腎周囲腔に変化がない」などの疑問があり，白血病や悪性リンパ腫などの腫瘍を疑いました。骨髄穿刺生検ではリンパ芽球90％前後で，急性リンパ性白血病と判明。化学療法施行後，腎は正常の形態に回復しました（図9b）。

　急性白血病は感冒様の症状で，悪性リンパ腫は不明熱として救急外来を受診することがあります。いずれも，**症例8**のような腎浸潤はまれですがERでも知っておくべき疾患です。腎腫瘍の中で最も頻度が高いのは明細胞型腎細胞癌できわめて多血性です。白血病細胞の腎浸潤，転移性腎癌，悪性リンパ腫などは，乏血性で境界不明瞭，腎外に突出することが少なく腎の輪郭が保たれるなど，明細胞型腎細胞癌とは異なる像を呈し，画像上は腎炎の方に類似します[4]。

文献

1) 永井輝夫，平敷淳子，松本満臣，編：最新CT診断学．朝倉書店．1991; p521-4.
2) Kunin M: Bridging septa of the perinephric space: anatomic, pathologic, and diagnostic considerations. Radiology. 1986; 158: 361-5.
3) Huang JJ, Sung JM, Chen KW, et al: Acute bacterial nephritis: a clinicoradiologic correlation based on computed tomography. Am J Med. 1992; 93: 289-98.
4) Bailey JE, Roubidoux MA, Dunnick NR: Secondary renal neoplasms. Abdominal Imaging, 23; 1998: 266-74.
5) 扇谷芳光，ほか：腹部 泌尿器疾患(5)腎梗塞，臨床画像．2011; 27: 196-7.

腎梗塞

症例9 40歳代，女性

【既往歴・基礎疾患】なし。
【現病歴】夕方から腹痛・嘔吐あり。

図10

a. 単純CT 水平断像　　b. 造影CT 水平断像　　左腎静脈

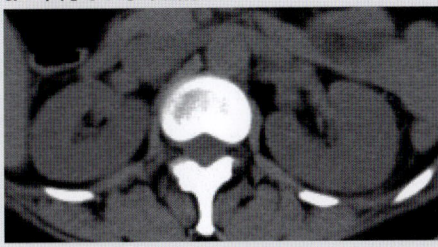

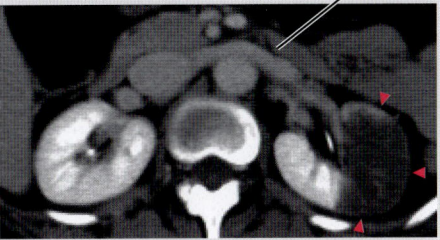

▶ 腹側枝領域の境界明瞭な造影不良域

単純CTでは病変は指摘できません（図10a）。造影後，左腎動脈腹側枝領域の髄質から皮質にかけて境界明瞭な造影不良域を認め（図10b），急性期腎梗塞です。

AFBNや腎細胞癌以外の腎腫瘍・急性期梗塞などは，単純CTでは指摘困難な場合が多く，診断には超音波，造影CT，MRI等を要します。

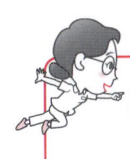

造影CTで病巣の血管支配を読むポイント

腎梗塞の参考所見としてcortical rim signがあります。これは，造影CTで梗塞部の腎皮質が被膜に沿って帯状に造影効果を保つ像で，被膜動脈，腎盂，尿管動脈からの側副路によると考えられ，炎症や腫瘍との鑑別点になります[5]。しかし，側副路からの供血による所見のため発症直後には出現せず，ERでの鑑別には使えません。それよりも，血管支配領域を意識することが大切です。腎動脈は通常腹側枝・背側枝に分岐し，腎内に入って数本の葉間動脈に分かれます。腎門部は真横向きではなくやや腹側に向いており，したがって腎の外側部は腹側枝領域になっています。これを知ったうえで，造影不良域が腹側枝・背側枝領域に一致すれば梗塞と判断できますが，分枝レベルではAFBNや前述の腫瘍との鑑別を要します。梗塞の方が境界は比較的明瞭で，髄質から皮質にかけての造影不良となります。経時的にみると，梗塞巣は濃度が低下し境界は明瞭化，さらに陳旧化すると萎縮します。

第Ⅱ章 症状から（見逃せない疾患をみつけるコツ）

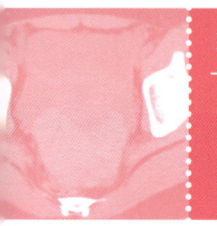

7 婦人科疾患の急性腹症

ERの Black Box

この項目のテーマ

- 黄体出血
- 子宮内膜症性嚢胞
- 卵管留膿腫
- 小児の婦人科急性腹症

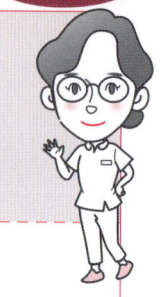

読影のエッセンス

婦人科急性腹症の中で卵巣出血（黄体または卵胞出血），子宮内膜症性嚢胞による出血の頻度は高く重要です。婦人科急性腹症の症状は消化器疾患と似ていますが，特徴的な画像所見があり鑑別に有用です。

この項では妊娠出産に関連する急性腹症は除いて，小児から閉経前の症例を呈示します。**婦人科急性腹症の下腹部痛は，嘔気や下痢・便秘を伴うことがあり**消化器疾患と紛らわしく，ERでは診断に難渋することが多い領域です。患者さん自身や家族も消化器の病気と思い，内科や小児科を受診しがちです。画像診断の第一選択は超音波です。婦人科疾患を疑う場合はCTよりもMRIが望まれますが，当直時間帯には種々の制約がありCTに頼らざるをえないのが現状です。

文献

1) 中泉明彦, 依田 広, 児玉裕三, ほか: 腹水の臨床所見と画像診断. 病理と臨床. 2010; 28: 1161-6.
2) 小林浩一: 卵巣出血. 産婦人科新画像診断 産科と婦人科増刊号. 2007; 74: 239-43.
3) 竹内麻由美, 松崎健司: 産婦人科急性腹症. 画像診断. 2010; 30: 796-805.
4) Togashi K, Nishimura K, Kimura I, et al: Endometrial cysts: diagnosis with MR imaging. Radiology. 1991; 180: 73-8.
5) Brown MF, Hebra A, Mc Geehin K, et al: Ovarian masses in children: a review of 91 cases of malignant and benign masses. J Pediatr Surg. 1993; 28: 930-2.

女性骨盤の解剖をおさらいしましょう（図1）

図2の正常女性骨盤CTをみてください。**子宮・卵巣の輪郭は，周囲脂肪組織の低吸収によって明瞭にみえます。**卵巣は通常子宮の両側ですが，卵巣固有靱帯で子宮に，卵巣提索で骨盤壁に固定され腹腔内に吊るされているため可動域が広く，**子宮とやや離れていることもあります（図1）。**

性成熟期の卵巣は最大径3〜5 cmの扁平な形で，MRIでは多発小嚢胞（卵胞）の集合にみえます（図6）。**CTでは水濃度の卵胞があるため子宮より低吸収**です。滑液としての生理的腹水は20〜100 mLですが，女性は**排卵に伴ってDouglas窩にごく少量の腹水**が出現します[1]。

図1 女性骨盤（水平断像）

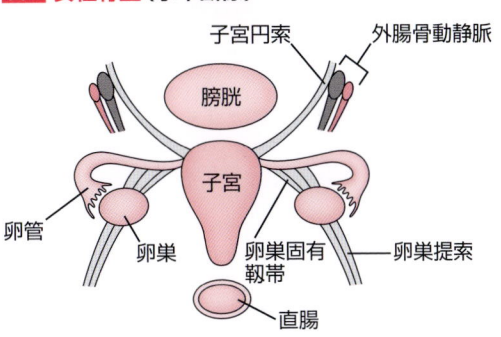

図2 正常女性骨盤 20歳代，単純CT 水平断像

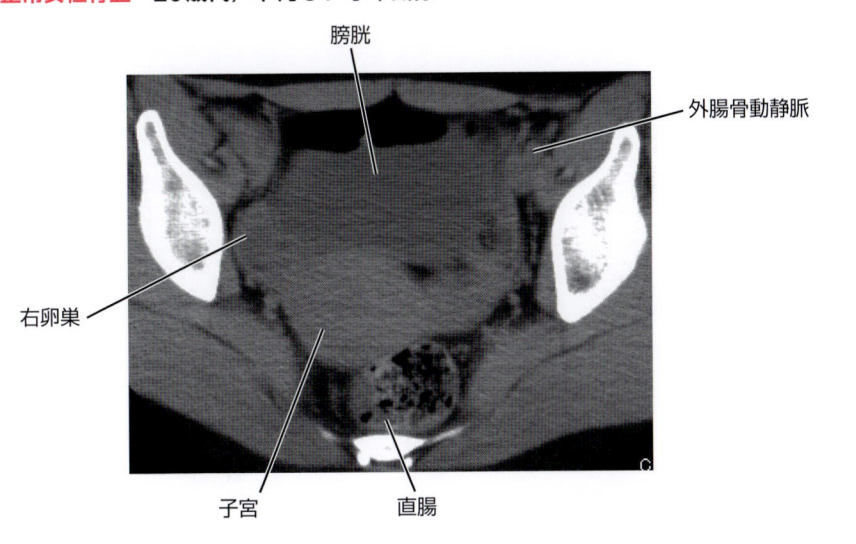

産婦人科医に聞きました

卵巣出血の多くは黄体出血で月経周期の中期から後半に多く，**子宮内膜症性出血は月経開始とともに発症することが多いので，まず問診が大切です**[2]。
出血が卵巣内に留まっていれば，**下腹部痛が強い割に腹膜刺激症状は出ません。**これを消化管疾患と思い込むと，腹膜炎のない軽症例としてしまいます。腹膜刺激症状がある卵巣出血は腹腔への破裂を示唆し，ときにショック状態にもなります。

それでは症例をみていきますが，この項は「MRIの基礎」の知識が必要ですよ。

卵巣出血

卵巣出血の原因として頻度の高い出血性黄体嚢胞と子宮内膜症性嚢胞の多くは，保存的療法で改善しますが，治療法が異なるためしっかり区別する必要があります。それぞれに特徴な画像所見を押さえましょう[3, 4]。

出血性黄体嚢胞

症例1 10歳代，女性

【主訴】腹痛・嘔吐（初経は約1年前）
【身体所見】圧痛・反跳痛・筋性防御なし。
【CT，MRI】左卵巣に3cm大の緊満感の強い嚢胞性腫瘤を認める（図3）。

図3 水平断像

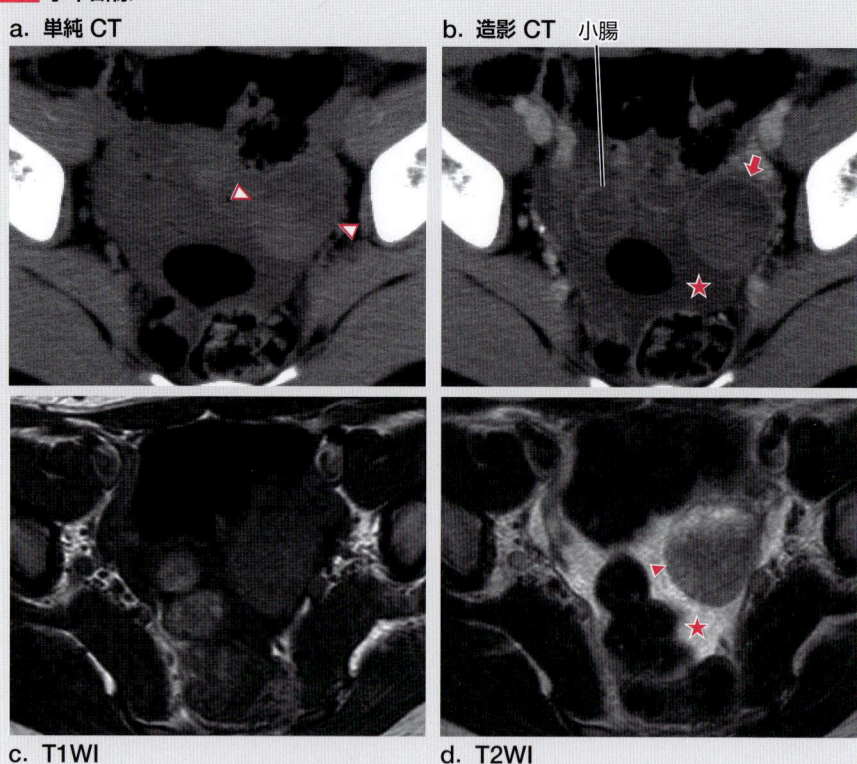

a. 単純CT　　　　　　　　　　b. 造影CT　小腸

c. T1WI　　　　　　　　　　　d. T2WI

➡ 左卵巣嚢胞性腫瘤　　　▷ ヘマトクリット効果
➡ T2WIで低信号の嚢胞内容液　★ 腹水

【経過】保存的経過にて，嚢胞や腹水は速やかに消失した。

症例1のCTで嚢胞内容液の背側は高吸収です。**出血性嚢胞は，赤血球が沈殿しCTで背側が高吸収になることがあります。これをヘマトクリット効果といいます**（図3a, 4b）。MRIでは，腹側の高信号から背側の薄墨で塗ったような低信号に移行し，微妙なグラデーションがあります（図3d, 4c）。出血性嚢胞はヘム鉄の経時変化でMRIの信号強度が変わり，急性期の出血はデオキシヘモグロビンによって液体でありながらT2WIで低信号になることを示しています[3]。骨盤底部の腹水はCT値11 HUでMRIでも漿液性を示し，腹腔内出血は認めません。

図4 嚢胞性腫瘍のCTとMRI

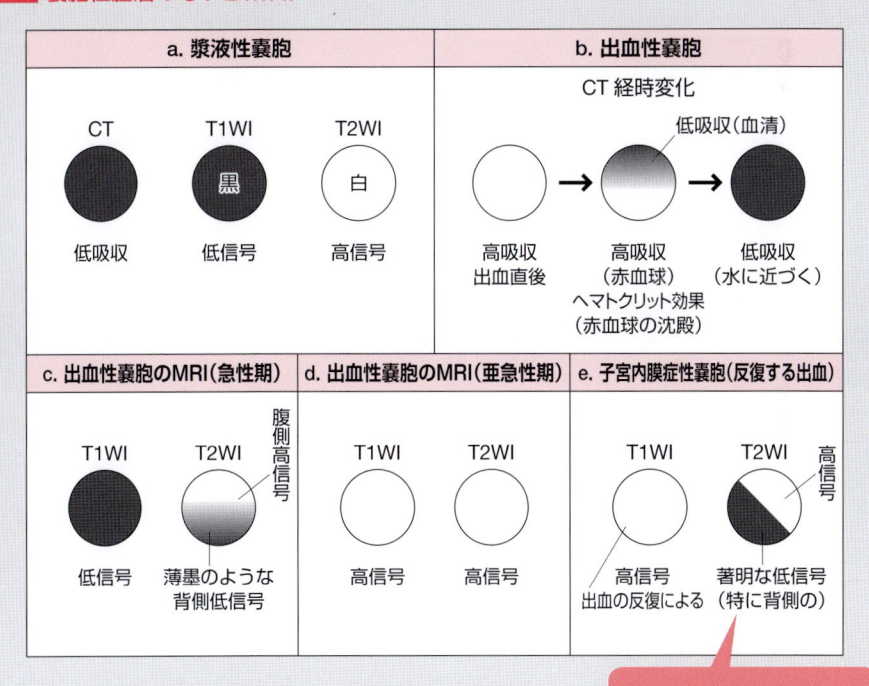

a. 漿液性嚢胞			b. 出血性嚢胞
CT	T1WI	T2WI	CT 経時変化
低吸収	低信号（黒）	高信号（白）	高吸収 出血直後 → 高吸収（赤血球）ヘマトクリット効果（赤血球の沈殿） → 低吸収（水に近づく）／低吸収（血清）

c. 出血性嚢胞のMRI（急性期）		d. 出血性嚢胞のMRI（亜急性期）		e. 子宮内膜症性嚢胞（反復する出血）	
T1WI	T2WI	T1WI	T2WI	T1WI	T2WI
低信号	腹側高信号／薄墨のような背側低信号	高信号	高信号	高信号 出血の反復による	高信号／著明な低信号（特に背側の）

shading（陰影という意）

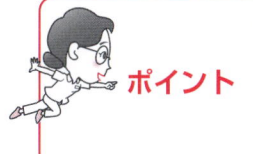

ポイント
★出血性黄体嚢胞：緊満感を欠く嚢胞で内部は出血による高吸収を示す。通常は片側性，単発性で黄体期に出現する。
★卵巣子宮内膜症性嚢胞：月経開始とともに出血を繰り返すため，新旧の出血性嚢胞が多発し癒着性である。両側性も多い。

出血性黄体嚢胞の腹腔穿破

症例2 30歳代，女性

【現病歴】下腹部痛でER受診。現在黄体期。
【身体所見】腹部は軽度膨満し，下腹部に圧痛あり。筋性防御・反跳痛なし。

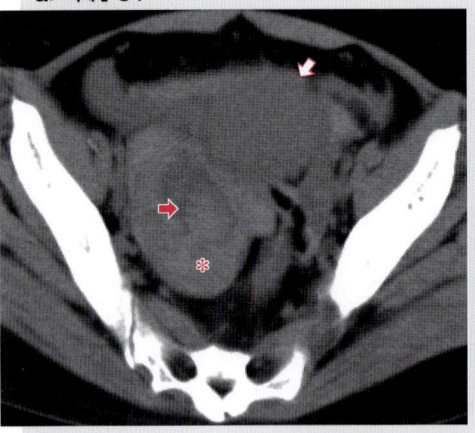

図5 水平断像
a. 単純CT   b. 造影CT

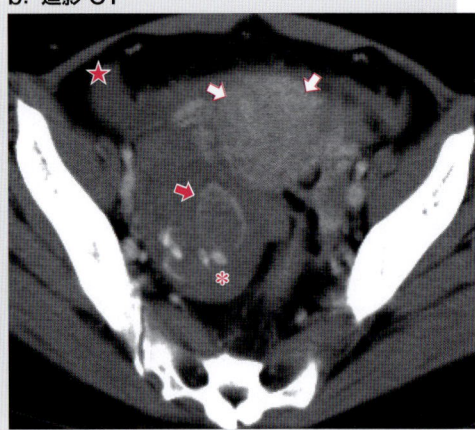

➡ 緊満感を欠く出血性嚢胞（出血性黄体嚢胞）
⇨ 子宮体部
★ 血性腹水
＊ Douglas窩血腫

　正常の単純CTで子宮の輪郭が明瞭なのは，周囲を低吸収の脂肪に囲まれているためです（図2）。**図5a では子宮の輪郭がみえにくい。みえにくくしている何かがある。X線吸収値が子宮に近い血腫がある，と読みます。**念のためCT値を測ると，Douglas窩腫瘤は66 HUで血腫に間違いありません。もちろん単純CTで気付くべき所見ですが，造影すると子宮の濃度は上昇し血腫の存在が明瞭化します（図5b）。血腫内の緊満感を欠くやや虚脱した嚢胞は排卵後の黄体で，内部は出血による高吸収（61 HU）を示しています。卵巣の輪郭は不明ですが，血腫は右卵巣に相当することがわかります。少量ですが濃度の高い腹水を伴い，卵巣出血が腹腔内に漏れたと考えられます。

骨盤内出血 読影のコツ

【経過】腹腔内に出血したため当初貧血が進行したが，入院安静にて軽快した。

症例3 20歳代，女性

【現病歴】早朝腹痛で目が覚め，下痢・嘔気も出てきて消化器内科を受診した。
【身体所見】腹部は軟らかいが臍下部に圧痛あり。腹膜刺激症状はなくグル音も正常。直腸診でDouglas窩に圧痛あり。

図6 水平断像

a. 単純CT

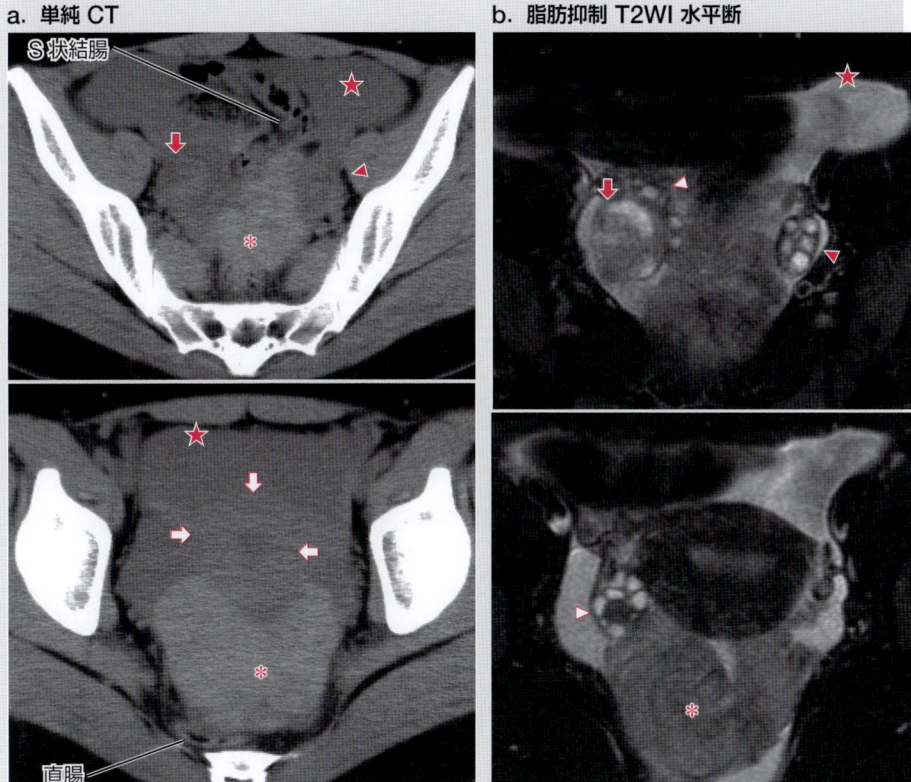

b. 脂肪抑制 T2WI 水平断

➡ 右卵巣上部出血性嚢胞　▷ 右卵巣内側下部に正常卵胞
＊ Douglas窩血腫：77 HU　★ 高吸収の腹水：36 HU
⇨ 子宮：55 HU　▶ 左正常卵巣

単純CTでDouglas窩血腫（77 HU）と，血性と考えられる高濃度（36 HU）の腹水を認めます（図6a）。子宮の輪郭は不明瞭化し，直腸は背側に圧排されています。右卵巣のT2短縮を示す（T2WIで低信号の）嚢胞は血性と考えられ，黄体出血を示しています（図6b）。**症例1～3**のように出血性黄体嚢胞は通常片側性単発性で，多くは保存的に治癒が見込まれます。

卵巣子宮内膜症性囊胞

症例4 20歳代, 女性

【現病歴】昨日から左下腹部の間欠的痛みが出現した。下痢・嘔気・冷汗あり。現在黄体期。
【血液検査】CA19-9 130.4 U/mL, CA125 331.1 U/mL
【CT, MRI】CT (図7a) で骨盤底に分葉状の腫瘤を認める (図4b)。MRI (図7b, c) では子宮内膜症性囊胞の特徴的な像を呈している (表1, 図4e)[4)]。
【腹腔鏡】両側多発性出血性卵巣囊腫を認め, 内膜症による癒着が強かった。

図7 水平断像
a. 単純 CT

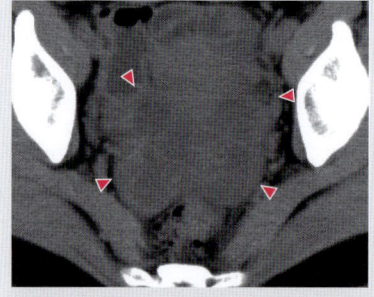

▶ 骨盤底に分葉状の腫瘤
⇨ Douglas 窩を中心に多発出血性囊胞
➡ 各囊胞は中心に向かって収束し, 癒着を思わす

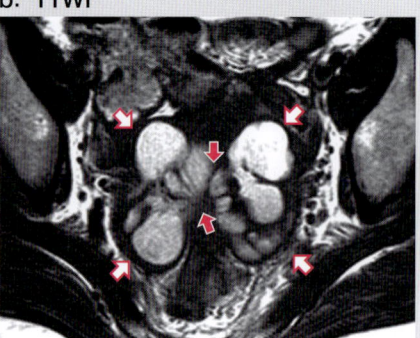

b. T1WI　　　c. T2WI　　shading

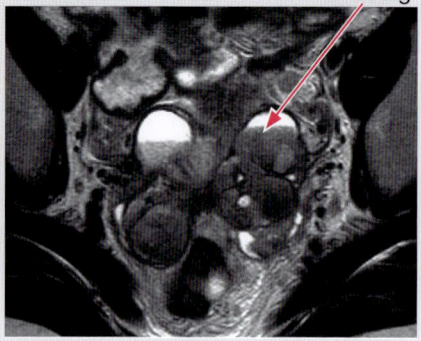

表1 卵巣子宮内膜症性囊胞のMRI

1. T1WIで囊胞の多くは著明な高信号を呈し, T2WIでは高信号域と著明な低信号域を認め, 両者の境界は明瞭。このようなT1WIで高信号を示すT2WIの著明な低信号は, shading とよばれ内膜症性囊胞で多くみられる (図4e)。低信号は背側にみられることが多く, 重力に従った血球血清の分離によるとされる。慢性期のヘモジデリンへの変化やチョコレート囊胞に相当する高粘稠度の血液 (血餅) を示している。
2. 反復性の出血であり, 典型例では新旧の囊胞が多発する (multiplicity)。
3. 繰り返す出血で周囲や囊胞間の癒着が起こり, 囊胞が引っ張られて収束してみえる。

症例5 20歳代，女性

【現病歴】月経開始後，腹痛・下痢便あり。翌日嘔気・嘔吐・冷汗あり。痛みが増強した。
【身体所見】最高血圧100 mmHg以下。腹部全体が板状硬で筋性防御あり。グル音は減弱。

図8 水平断像
a. 単純CT

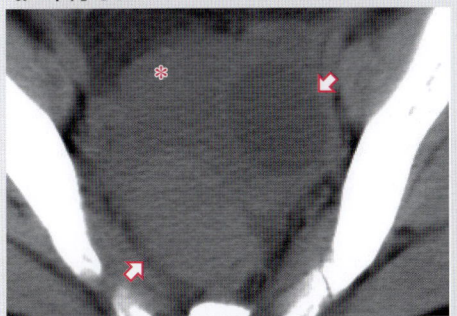

⇨ 両側卵巣に出血性嚢胞多発
➡ shading
∗ 腹腔内血腫
▷ 右卵巣
▶ 左卵巣

b. T1WI　　　c. T2WI

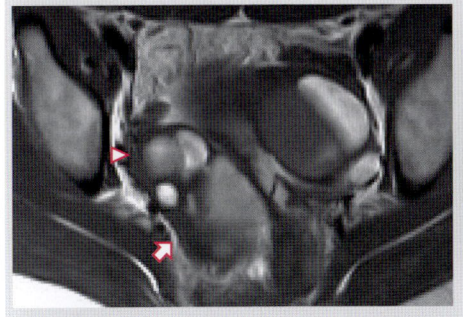

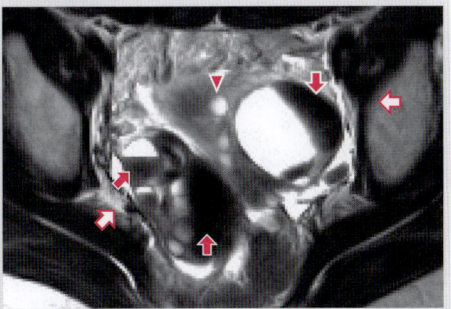

　単純CTで骨盤内に血腫あり（図8a），低および高濃度の複数の嚢胞性腫瘤は，時期の異なる出血性嚢胞を示しています。亜急性期の血腫はメトヘモグロビンによりT1WI，T2WIともに著明な高信号で（図4d），慢性期にはヘモジデリンにより低信号になります。症例のT2WIでは，嚢胞内に明瞭な境界をもつ著明な高信号と低信号を認めますが（図8c），子宮内膜症性嚢胞でよくみられるshadingです（図4e）。
【手術所見】400 mLほどの血性腹水あり。両側卵巣にチョコレート嚢胞が多発。嚢胞が破裂し血性内容液が流出していた。

PID (pelvic infectious disease)

腹腔は何も入っていない腹膜の袋のようなものですが，腹腔と体外との唯一の通路が卵管です。**腟からの上行感染は卵管炎から腹膜炎になりうる**ので注意を要します。

両側卵管炎（卵管留膿腫）による汎発性腹膜炎

症例6 30歳代，女性

【現病歴】昨日朝から風邪症状・発熱・腹痛があり，翌未明，下腹部は激痛となった。
【身体所見】体温38.7℃，血圧130/96 mmHg，脈拍130回/分，SpO_2 93％。腹部は板状硬で右下腹部に圧痛と反跳痛あり。グル音は減弱。
【血液検査】WBC $27.63 \times 10^3 / \mu L$，CRP 3.50 mg/dL
【CT】骨盤内に腹水を認める。両側卵管の著明な拡張と液貯留あり，卵管留膿腫である。卵管壁の肥厚と造影効果の増強は卵管炎を示し，卵管炎による腹膜炎を疑う。

図9 造影CT

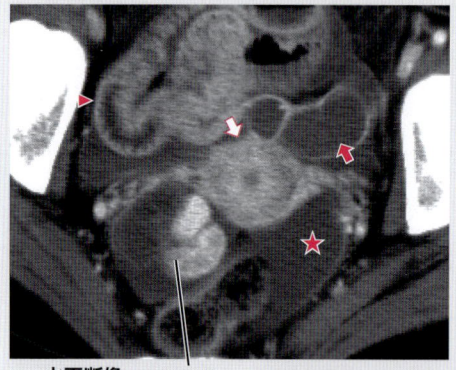

➡ 卵管留膿腫
⇨ 子宮
▶ 肥厚した小腸壁
★ Douglas窩の腹水

a. 水平断像　右卵管

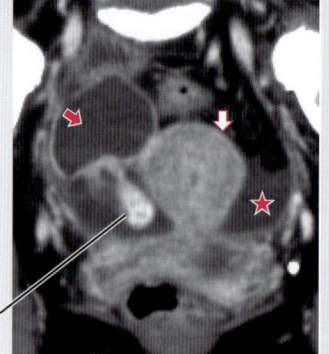

b. MPR 冠状断像　右卵管

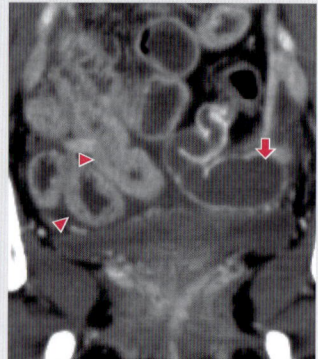

c. MPR 冠状断像

【手術所見】骨盤腔に多量の膿性腹水あり。左右卵管は著明に腫脹し，軽度の圧迫で膿汁が流出した。小腸の発赤と浮腫性変化も強く炎症が波及していた。膿性腹水の培養ではクレブシエラ・ニューモニエ/肺炎桿菌（口腔，腸管内の常在菌で腟炎の原因にもなりうる）が陽性，淋菌・クラミジアは陰性だった。

小児にもある婦人科疾患

小児の急性腹症にも婦人科系疾患がありえます[5]。

皮様嚢胞腫

症例7 就学前，女児

【現病歴】深夜に腹痛・便秘・嘔吐でER受診。
【身体所見】腹部軟らかく，筋性防御・反跳痛なし。
【CT，MRI】CT（図10a，b）で，右卵巣に脂肪（著明な低吸収域でマイナスのCT値）と石灰化（著明な高吸収域）を含む3 cm大の嚢胞性腫瘤あり（⇒p.12〜14，21）。嚢胞内の脂肪成分はT1WI（図10c）で高信号（T1短縮域）である（⇒p.29）。

図10 水平断像

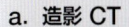

a. 造影CT　　　　　　　　　　b. 造影CT

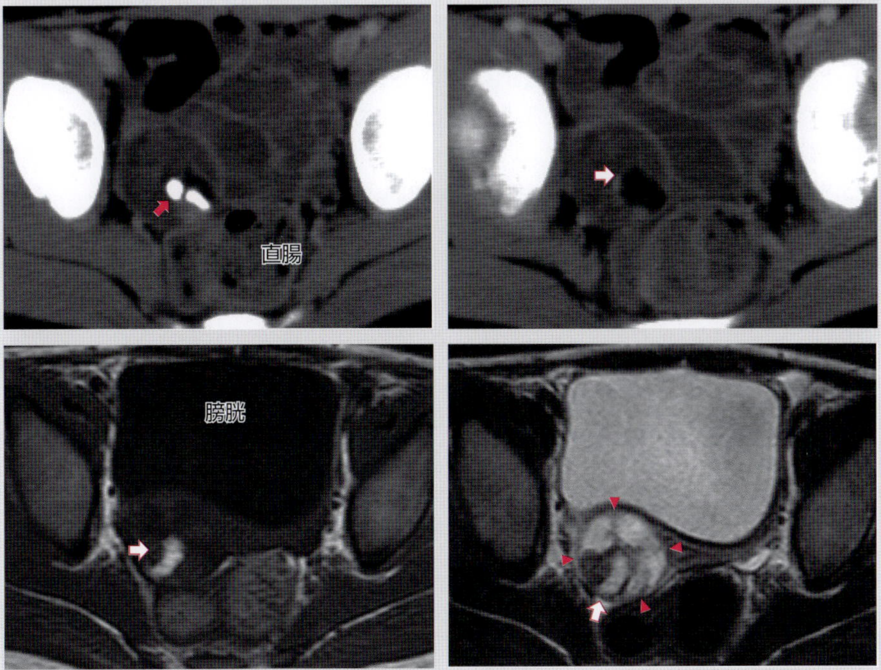

c. T1WI　　　　　　　　　　　d. T2WI

▶ 嚢胞性腫瘤　➡ 石灰化　⇨ 脂肪

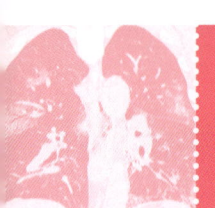

第Ⅱ章 症状から（見逃せない疾患をみつけるコツ）

8 肺疾患（1）浸潤影，すりガラス影

この項目のテーマ
- 浸潤影とすりガラス影の違い
- 区域性と非区域性分布の違い
- ERで頻度の高い感染症
- 肺炎と似ている疾患
- ERで注意すべき呼吸器疾患

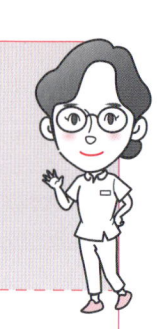

読影のエッセンス

「肺に何かある…病気がある…じゃ何なの？」というと鑑別診断が山ほど挙がってしまうのが肺の画像です。研修医はよく「肺炎があることぐらいしかわかりません」と言いますが，実は「肺炎か否か？ 肺炎だとすれば感染症か否か？」の判断も難しく，画像診断の限界を感じることもしばしばです。が，病変の濃度や形，主座，広がりから可能性の高い疾患をある程度しぼることは可能です。

浸潤影とすりガラス影から，"わかる"ことと"わからない"こと

Consolidation（コンソリデーション）は，病理学的には肺胞内の空気が別の何かで置き換わった状態です（図1）。X線像では**肺血管がみえないほど濃厚な高吸収域で，容積減少のない陰影**に用います。**浸潤影は本来infiltrationですが通常consolidationとして用いられ**，融合影・均等影と表現することもあります。一方すりガラス影は，**肺野の血管が透見される程度の軽度高吸収域**のことです[1)]。

これを肺胞と間質のシェーマでみてみると，正常肺（図1a）では，肺胞は空気で満たされ間質にも異常ありません。図1bは，ほとんどの肺胞内の空気が別の何かに置き換わった状態で，これが浸潤影です。別の何かとは「滲出液・漏出液・血液・炎症細胞・腫瘍細胞・蛋白・カルシウムなど」であり，単純X線像やCTではこれらを区別できません。

一方，すりガラス影は，"別の何か"が肺胞の空気に置き換わる程度が粗く，含気のある肺胞が残っている状態です（図1c）。
　また，間質に"別の何か（線維化を含む）"を認めるが，肺胞の含気が保たれている場合（図1e），さらに，虚脱した肺胞と含気のある肺胞が混在している場合（図1g）もすりガラス影になります。
　浸潤影・すりガラス影のみでは，診断できないことがわかりますね。

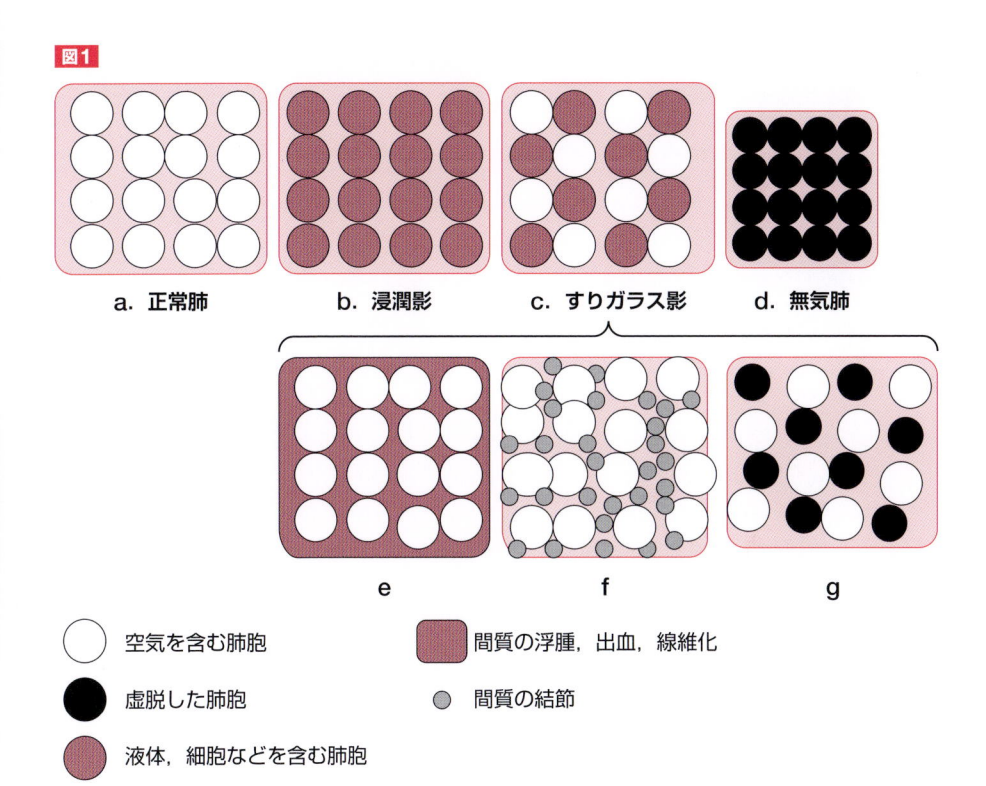

図1

a. 正常肺　　b. 浸潤影　　c. すりガラス影　　d. 無気肺

e　　　f　　　g

○ 空気を含む肺胞　　　■ 間質の浮腫，出血，線維化
● 虚脱した肺胞　　　　● 間質の結節
● 液体，細胞などを含む肺胞

　ではERで，「咳・痰・発熱・呼吸困難の患者さんを診て肺炎を疑った」ところからスタートしましょう。外来を訪れる肺炎の原因微生物で頻度の高いものとして，**肺炎球菌，インフルエンザ菌，非定型菌のマイコプラズマや肺炎クラミドフィラ**が挙げられます。頻度は低いものの，レジオネラは重症化しやすく注意を要します[2]。

感染症による浸潤影・すりガラス影

肺炎球菌・レジオネラによる大葉性肺炎

症例1 60歳代，男性，5日前から咳発熱あり。体温38.7℃，呼吸困難になった。

【血液，尿検査】WBC 13.96×10³/μL，CRP＞40.0 mg/dL，尿中肺炎球菌抗原が陽性。

図2

a. 胸部単純X線立位正面像

b. 単純CT

大葉間裂

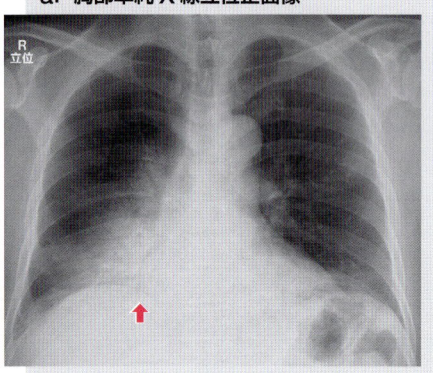

シルエットサイン陽性

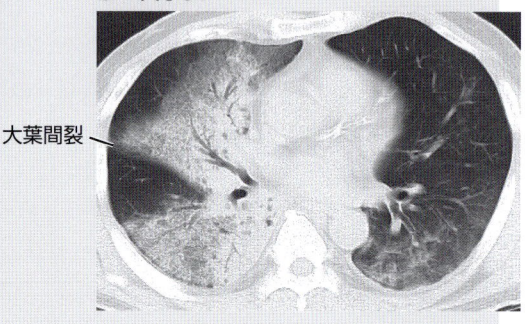

症例2 60歳代，男性，2日前より38℃台の発熱あり。

【血液，尿検査】WBC 14.23×10³/μL，CRP 32.5 mg/dL，尿中レジオネラ抗原が陽性。

図3

a. 胸部単純X線立位正面像

b. 単純CT

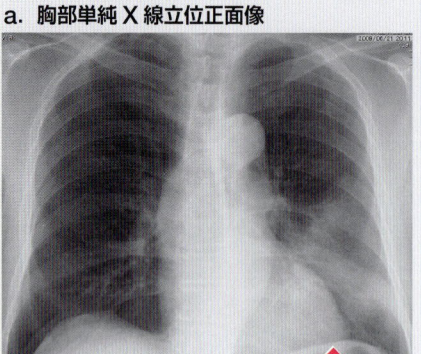

シルエットサイン陰性

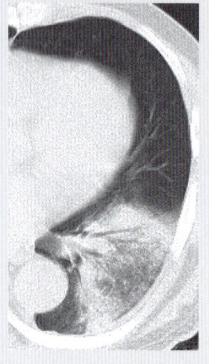

　図2は右中葉，下葉に，図3は左下葉にair bronchogramを伴う浸潤影を認めます（図1b）。胸膜に広く接し非区域性に広がっています。大葉性肺炎の分布です。浸潤影は徐々にすりガラス影に移行し，肺胞内貯留物が徐々に薄くなった状態を示します。

非区域性分布と区域性分布はどう違って，何がわかるのでしょう？[3〜5]

区域とは"葉"ではなくて，"気管支の支配領域"を指しています。肺門を頂点とする錐体形の単位で，右10個（$S^1〜S^{10}$），左8個（S^1とS^2は併せてS^{1+2}，S^7はない）に分けられます。

気管支肺炎は気管支に沿って多発斑状影や結節影が分布し（区域性），大葉性肺炎はこの区域を越えて濃い浸潤影が広がります（非区域性）（図4）。気管支肺炎の病変は，もちろん複数の区域（いわば多区域性）もありますが，大葉性肺炎のような広い融合傾向はありません（⇒p.115〜116）。

肺野病変の分布によって，大葉性肺炎，気管支肺炎になりやすいものとして，原因となる病原体の候補を挙げることができます（表1）。

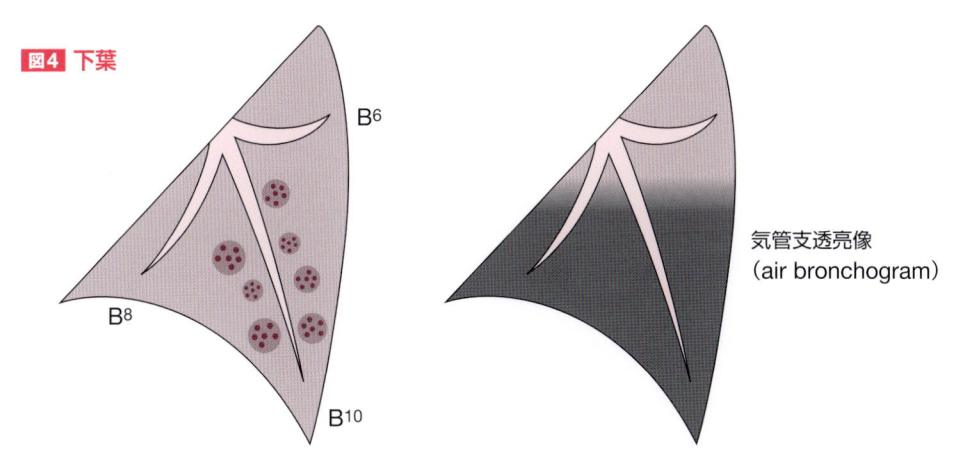

図4 下葉

a．区域性分布（気管支肺炎）のイメージ　　b．非区域性分布（大葉性肺炎）のイメージ

表1 大葉性肺炎の画像所見と起炎菌

画像所見	胸膜に広く接し非区域性の広がりを示す浸潤影。air bronchogramを伴うことが多い。容積は通常やや増加。
起炎菌	肺炎球菌，レジオネラ・肺炎桿菌が多い。ただし，これらは気管支肺炎の像もとりうる。

これらの菌による病変は胸膜直下にはじまることが多く，肺胞に濃度の薄い滲出液が短期間に大量に出て，Kohn孔やLambart管を介して隣の肺胞領域に広がります。このため，非区域性の浸潤影を示す大葉性肺炎になりやすいといわれています（図2，3）。大葉性肺炎も，感染初期には病変の範囲は狭くすりガラス影の時期があると考えられます。

基本が大切

投影像と断層像（図5）

単純X線像は投影像（projection image）で，厚みのある体を透過してきたX線を一枚の平面上に投影したものですから，胸部正面像（右肺）ではS^3とS^6，中葉と下葉というような重なりが生じます。そこで，濃度が近いものが接するとコントラストすなわち境界が消失することに着目したのが，シルエットサインです。たとえば，図2aの浸潤影は右第2弓（右房）とシルエットサイン陽性で病変が右房に接する中葉を含むことがわかり，図3aは心臓とのシルエットサイン陰性で病変と心臓との間に健常な肺野があることがわかります。

> 「シルエットサイン陽性＝境界消失サイン陽性」と覚えるのもよいかも。

図5 右肺縦隔側からみた胸部単純X線撮影

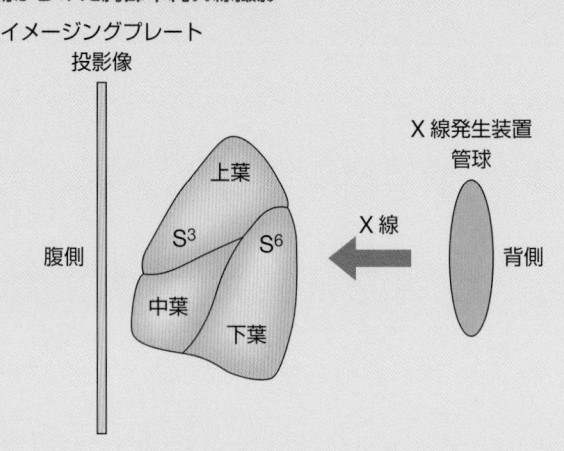

CTは断層像（tomography）ですから，投影像に比べて重なりがはるかに少なく，単純X線像ではすりガラス影にみえても，CTでは無数の結節であることがわかることもあります（⇒p.122）。重なりで苦労することのないCTに，ついつい頼りたくなりますが，胸部単純X線像はスクリーニングや経過観察に重要で，日頃から投影像をみる目を養っておくことも大切です。

略語
BAC；bronchioloalveolar carcinoma　細気管支肺胞上皮癌
GIF；gastro-intestinal fiberscopy　上部消化管内視鏡
UIP；usual interstitial pneumonia　通常型間質性肺炎
IPF；idiopathic pulmonary fibrosis　特発性肺線維症
NSIP；nonspecific interstitial pneumonia　非特異性間質性肺炎
UIP；usual interstitial pneumonia　通常型間質性肺炎

A型インフルエンザ肺炎

症例3 60歳代，男性

【既往歴】アルコール性肝硬変，糖尿病
【現病歴】高熱39.5℃，見当識障害，インフルエンザA陽性
【血液検査】WBC 9.54×10^3 /μL，CRP 26.26 mg/dL

図6 a. 単純CT 水平断像　　b. MPR冠状断像

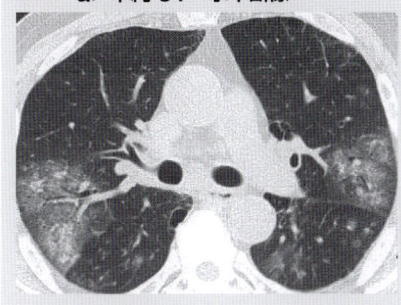

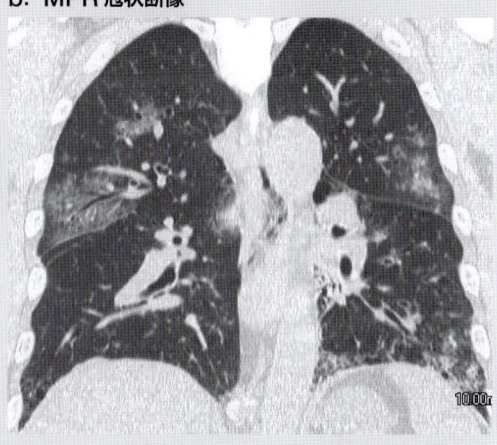

　この症例はすりガラス影が多発し気管支壁の肥厚もみられます。ウイルス肺炎も，多発粒状影，すりガラス影，浸潤影など多種多彩です。細菌感染との混合感染もあり診断の難しい場合が多くあります。

肺炎と紛らわしい画像を呈する腫瘍（図7）

肺癌のなかには肺胞を置換しながら癌細胞が増殖し，結果的に肺炎と似た像になるものがあります。以前は細気管支肺胞上皮癌（BAC）とよばれましたが，現在は新分類で「肺胞上皮置換型の腺癌」「粘液産生の腺癌」とされました。感染症と比べて症状が軽く，発見が遅れたり，肺炎と誤診されることもあります。

図7 50歳代，女性　単純CT 7 mm厚
　すりガラス影と多発結節

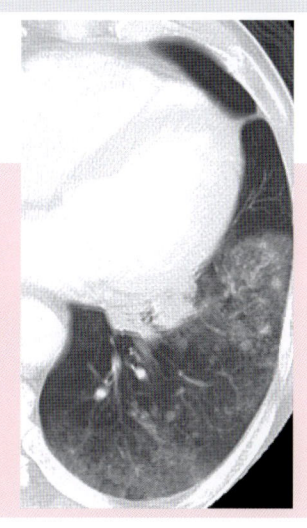

感染症以外の浸潤影・すりガラス影

気管支拡張症による肺出血

症例4 70歳代，男性

【既往歴】胃癌術後。気管支拡張症，細気管支炎で治療中。【嗜好歴】日本酒2合/日，喫煙なし。
【現病歴】夜半痰を出そうとして洗面器一杯程血を吐いた。
【身体所見】発熱なし。血圧 122/89 mmHg，脈拍80〜90回/分，眼瞼結膜やや anemic。
【血液検査】〈入院時〉→〈翌日〉WBC $6.32×10^3$ → $6.39×10^3$ /μL，RBC $335×10^4$ → $320×10^4$/μL，Hgb 11.5 → 10.6 g/dL，翌日 CRP 1.16 mg/dL
【GIF】出血源なし

単純X線像およびCTにて右中葉優位に多発浸潤影・すりガラス影を認め，境界不明瞭な淡い結節影も多発しています。右中葉・下葉気管支内にも高吸収を認め，出血が経気道性に広がったと考えられます（図8a〜c）。

図8

a. 胸部単純X線立位正面像

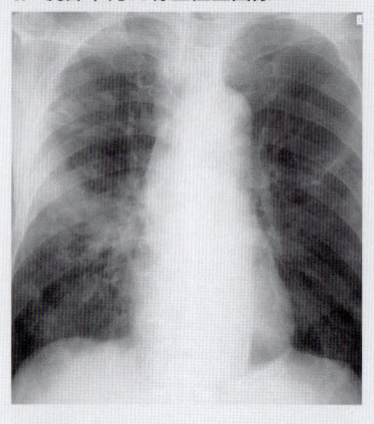

b. 入院時単純CT

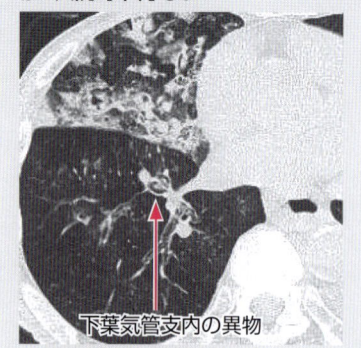

下葉気管支内の異物

c. 第6病日単純CT

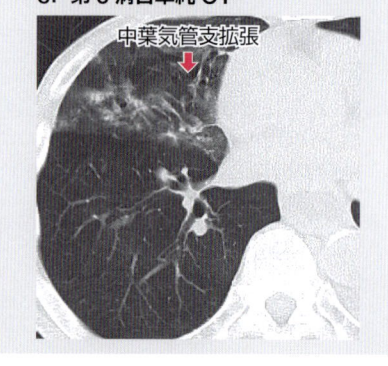

中葉気管支拡張

【経過】安静，冷却，止血薬等で改善した。第6病日CTで陰影はかなり消退し（図8c），既存の気管支拡張が明瞭化，肺出血の原因と考えられる。

▶ 浸潤影が著明な割に患者さんが元気だったら

細菌性肺炎で著明な浸潤影を認める場合は，患者さんの状態もやはり悪化しています。肺の陰影は強いのに全身状態が良い場合は，腫瘍や間質性肺炎が浮かんできます。元気な患者さんが急速な呼吸不全になりうる，怖い間質性肺炎の例をみてみましょう。

急性間質性肺炎

症例5　70歳代，女性

【既往歴】特になし，漢方を含めた薬剤の使用歴なし。
【現病歴】3日前から微熱・咳が出現し，体動時息切れが出てきた。徒歩でER受診。
【身体所見】体温37.4℃，全身状態良好。
【血液検査】WBC $6.59 \times 10^3 /\mu L$，CRP 12.64 mg/dL。

ER受診時の単純X線像で著明な浸潤影・すりガラス影を認め，歩いて受診したとは思えないほどです（図9a）。この乖離が実は要注意で，症例は入院直後に急速な呼吸不全に陥りました。発症6日後のCTでは，両肺野の濃いすりガラス影は拡大増強し胸水も出現しています（図9b）。

図9

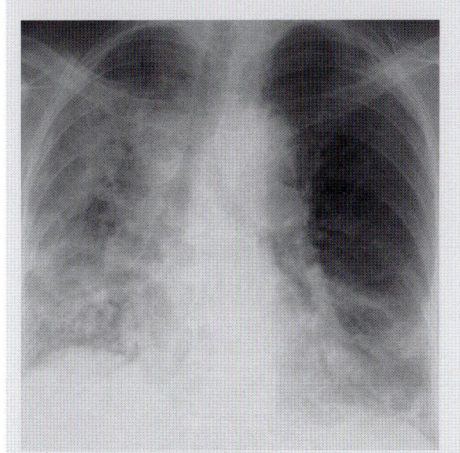

a. 胸部単純X線立位正面像
　発症3日後，徒歩でER受診時

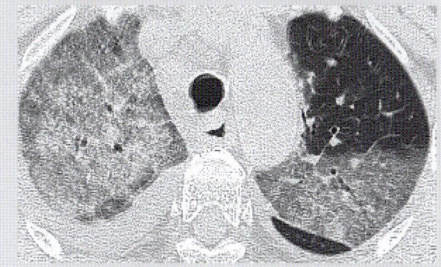

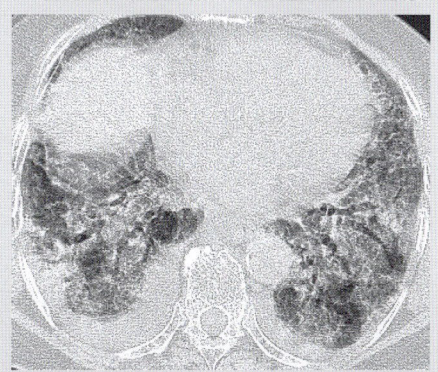

b. 単純CT　1mm厚　発症6日後

【経過】感染症や膠原病の陽性所見はなく，CTで背景肺に間質の線維化を示す網状影も認めず，心不全も否定的。抗菌薬は奏効せず。発症7日後に挿管・人工呼吸器管理となりステロイドパルス施行したところ酸素化は速やかに改善した。結局，急性呼吸不全の原因は判明せず。KL-6 4,460 U/mL，SP-D[※1] 1,660 ng/mLと高値を示しAIP[※2]と診断した。

（慢性の経過中にみられた）特発性間質性肺炎の急性増悪

症例6 80歳代，男性

【主訴】発熱，息切れ
【既往歴】Parkinson病
【現病歴】1週間前から食欲なく息切れあり。呼吸苦，動悸が出現し近医受診。発熱，洞性頻脈，肺異常陰影，SpO$_2$ 56％で紹介となった。
【血液尿検査】WBC 6.70×10^3 /μL，CRP 14.04 mg/dL。感染症を示す各種抗原・抗体陰性。KL-6 1,300 U/mL，SP-D[※1] 205 ng/mLと上昇し活動性の間質性肺炎を疑う。

図10 単純CT

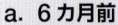

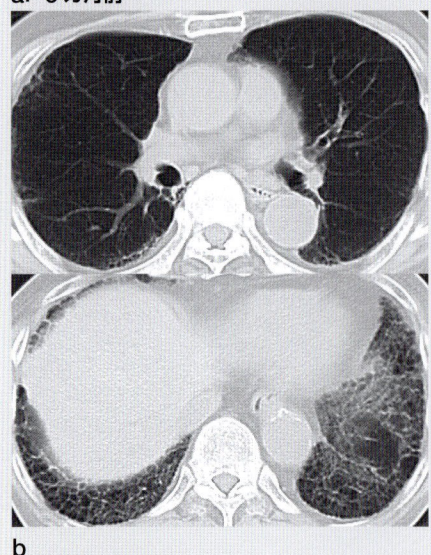

a. 6カ月前

c. 来院時

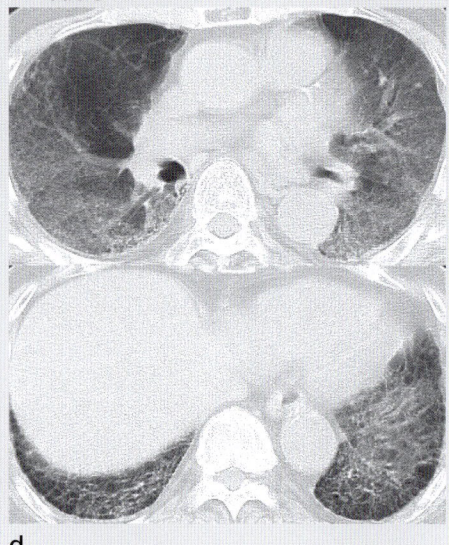

b

d

　来院時CTでは，両側中下肺野にすりガラス影がびまん性に広がっています（**図10c，d**）。臨床的には薬剤性肺障害や膠原病の疑いはない症例でしたが，画像的には除外できません。6カ月前の前医のCTで肺底部に網状影を認め（**図10a，b**），特発性間質性肺炎（NSIP様）の急性増悪を疑いました。**肺疾患は特に過去画像との比較，経時変化が大切です。**前医の画像も入手しましょう。IPF/UIPやまれにNSIPでは，慢性経過中の急性増悪が知られています[6)]。

※1 **KL-6，SP-A，SP-D**；間質性肺炎のマーカーで，間質性肺炎の活動期に上昇する。
※2 **AIP（acute interstitial pneumonia）**；急性間質性肺炎。臨床的，病理学的にはARDSと同様だが，原因が判明しないものをいう。

加重部も高吸収域になる(dependent opacity)

肺のX線透過性を低下させる原因と肺胞の含気量のバランスで,浸潤影〜すりガラス影になる

　肺野の濃度上昇の原因は,肺胞や間質に何かが溜まるだけではありません.ある領域で多くの肺胞の虚脱が起これば無気肺になり,濃度は上がって容積は減少します(**図1d**).含気のある肺胞が残っていて虚脱した肺と混じっていれば,すりガラス影になり容積はほとんど減少しません(**図1g**).

　図11は**図1g**の例です.仰臥位にて背側の胸膜直下に帯状の淡い高吸収域を認めます(**図11a**).腹臥位で撮像すると消失し(**図11b**),重力による肺胞の圧迫に伴う含気量低下がX線吸収値上昇の原因と考えられます.加重部高吸収域とよばれます.

図11 単純CT

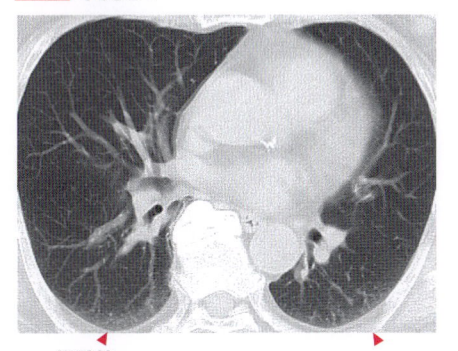

a. 仰臥位　　　　　　　　　　　　　　　b. 腹臥位
▶ 背側の胸膜直下に帯状のすりガラス影

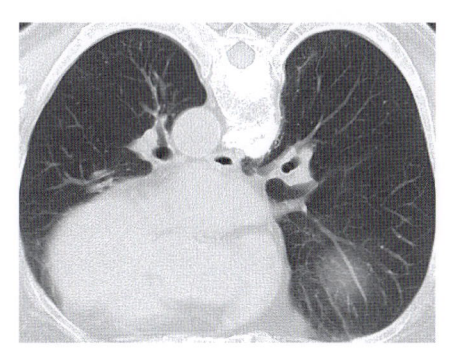

文献

1) 村田喜代史,上甲 剛,池添潤平 編:胸部のCT 第2版.メディカル・サイエンス・インターナショナル.2005; p303, 312.
2) 日本呼吸器学会 編:原因微生物と検査法,呼吸器感染症に関するガイドライン.成人市中肺炎診療ガイドライン.2007; p14-22.
3) 藤田次郎 ほか:単純写真を用いた肺炎の画像診断,肺炎の画像診断と最新の診療.藤田次郎 編.医薬ジャーナル.2008; p124-34.
4) 小野修一 ほか:親しみやすい胸部CT―診断の基本と最近の進歩―肺炎,画像診断.2013; 33: 422-33.
5) 上甲 剛:肺炎の画像診断のポイント―区域性分布と非区域性分布,肺炎の画像診断と最新の診療.藤田次郎 編.医薬ジャーナル.2008; p135-7.
6) 日本呼吸器学会びまん性肺疾患診断・治療ガイドライン作成委員会編:特発性間質性肺炎診断と治療の手引き 改訂第2版.南江堂.2011; p67-73.

第Ⅱ章 症状から（見逃せない疾患をみつけるコツ）

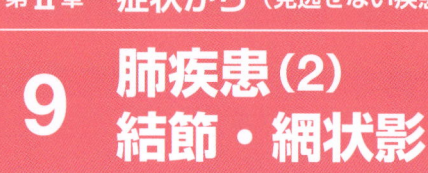

9 肺疾患(2) 結節・網状影

この項目のテーマ
気管支肺炎
部分容積効果
小葉からみた鑑別診断

読影のエッセンス

肺野のmacro的な病変分布から，前項（p.104）では非区域性の浸潤影，すりガラス影を，ここでは区域性分布を示す疾患をみます。また，HRCTを用いてmicro的な病変分布を小葉に着目して考えます。

基本が大切　断層像にも重なりはある：部分容積効果とHRCT

CTは断層像（スライスとよぶ）で，断層内のすべての吸収値が1枚の画像に反映されます。スライス厚が厚いと輪郭がぼやけたり，異なる組織が1枚の断層に入って真の濃度と違ってみえる原因にもなり，これを部分容積効果といいます。たとえば，大葉間裂は2枚の漿膜からなりますが，7 mm厚のCTでは帯状の無血管野にみえます（図1a）。1 mm厚では漿膜は明瞭な線にみえ，肺野の血管も鮮明になります（図1b）。厚みが薄く画素数が多いほど空間分解能は高く高画質になり，特に肺（肺野条件）ではこれを高分解能CT，HR（high resolution）CTとよんでいます[1]。 肺の微細構造を読むために用いられ，通常1～2 mm厚を指しています。

図1 部分容積効果（partial volume effect）

a. 右肺単純CT　7 mm厚
　⟷ 右大葉間裂

b. 右肺単純CT　1 mm厚
　→ 右大葉間裂

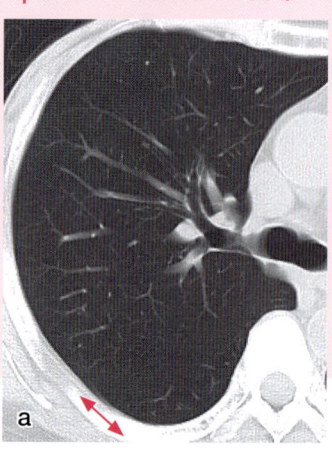

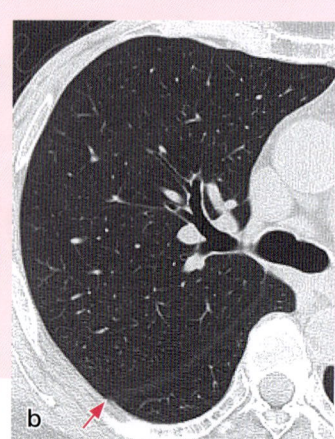

区域性分布を示す肺炎

この項では，まず区域性分布を示す気管支肺炎をみてみましょう。区域とは気管支の支配領域のことで，**気管支肺炎は気道に沿った区域性の病変分布を示します**（⇒p.107 図4）。

誤嚥性肺炎

症例1 70歳代，男性

【既往歴】Parkinson病・起立性低血圧・糖尿病
【現病歴】嚥下困難，肺炎，低酸素血症を繰り返している。
【血液検査】WBC 6.28×10^3 /μL，CRP 6.25 mg/dL
【CT】下葉気管支壁の著明な肥厚と内部の液貯留あり。多発粒状影，斑状影がS^6，S^{10}を主として区域性に分布し，左下葉の容積は減少している（図2）。

図2 左肺単純CT

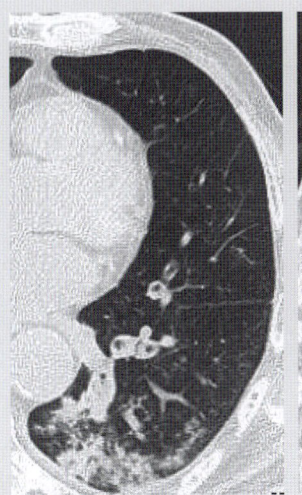

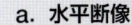

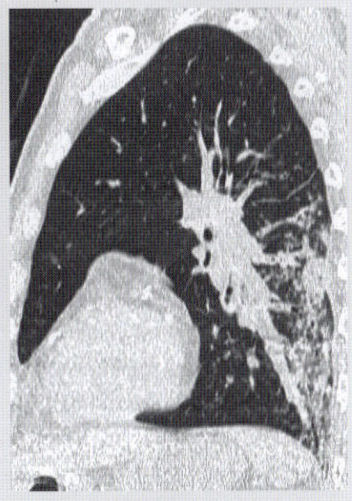

a. 水平断像　　　　b. MPR矢状断像

誤嚥性肺炎は，誤嚥による異物が重力に沿って背側に流れやすいためS^6，S^{10}は好発部位です。症例は容積の減少を伴う気管支肺炎のパターンですが，**誤嚥したものに含まれる起炎菌によって浸潤影にもなります**。

さて，市中肺炎で頻度の高い起炎菌の中には，気道と関連した画像所見をきたしやすいものがあります。非定型菌のマイコプラズマと肺炎クラミドフィラです。

マイコプラズマ

症例2 20歳代，女性

【現病歴】1週間前から咳嗽あり，38.5℃の発熱あった。解熱したが，激しい咳による両側季肋部痛が増強したためER受診となった。
【血液検査】WBC 9.98×10³/μL，CRP 3.10 mg/dL，マイコプラズマIgM陽性。
【CT】気管支血管束の肥厚と周囲に多発する結節，斑状影を認める。気管支壁の肥厚が比較的中枢側にまでみられる。病変は下葉の広い範囲に分布するが，それぞれは区域性である。

図3

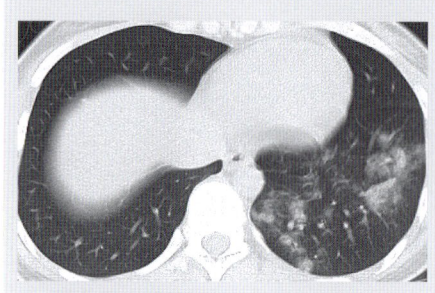

a. 単純CT　水平断像　　　　b. MPR冠状断像

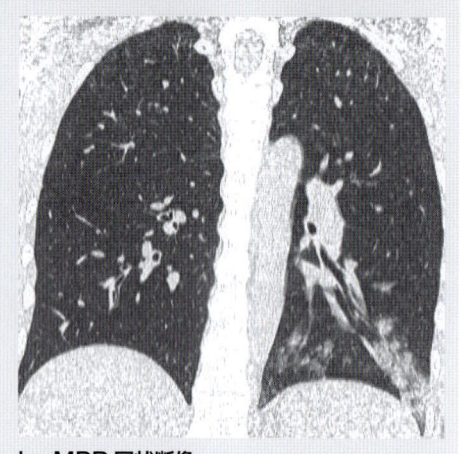

　マイコプラズマは当院ERでも**特に若い人の肺炎で目立ちます**。気管支の線毛運動を障害するため頑固な咳が特徴で，結核に比べて中枢側の気道からはじまるそうです。このCT像はマイコプラズマ感染の主座に対応しますが，年齢・個人の免疫状態なども関与し大葉性肺炎をきたすこともあります[2,3]。

> **内科医から聞きました**
>
> マイコプラズマIgM抗体は迅速診断キットで偽陽性があります。抗菌薬の選択上，定型と非定型肺炎を早く区別したいところですが，発症時と回復後のペア血清で4倍以上ないと確定診断とはいえません。

小葉を意識して肺のCTを読んでみよう

　肺の表面に亀甲状の線がありますが（図4a），これが小葉間隔壁です。甲羅の1つ1つが径1〜3 cm大のサイコロのような小葉で，肺はこの集合です[4]。MillerとReidがそれぞれに小葉を定義し（図4b），Millerは小葉間隔壁（図4c➡）で囲まれた領域を二次小葉とよびました。Reidはこのなかの気道末梢に着目してMillerよりも小さな小葉を定義し，終末〜呼吸細気管支と周囲の肺胞領域を小葉中心としました[5]。CT読影の際には（Millerの）小葉間隔壁の肥厚とか，（Reidの）小葉中心性の結節と表現し，鑑別疾患を大きく振り分けることができます（表1）。

図4

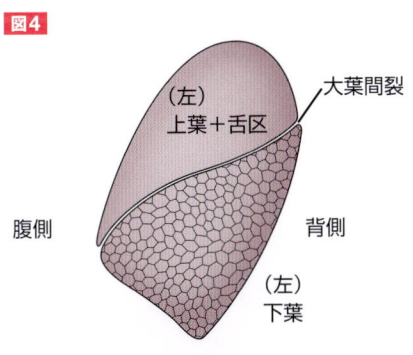

a. 左肺を外側からみた表面
小葉間隔壁によって亀甲状を呈する。
Millerの二次小葉（径1〜3 cmくらい）

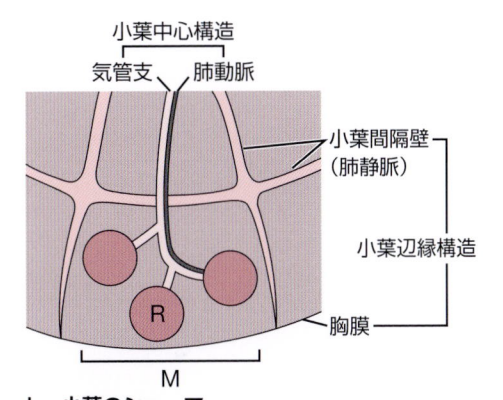

b. 小葉のシェーマ
R＝Reidの二次小葉
　●を指す
M＝Millerの二次小葉
　▨を指す

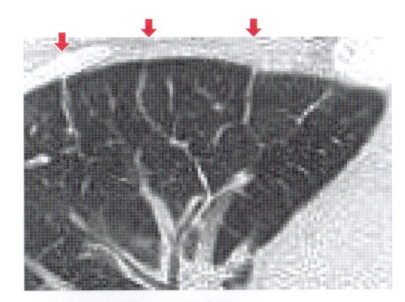

c. 二次小葉のHRCT
➡胸膜直下の小葉間隔壁

表1　小葉からみたCT上の病変分布

- 小葉中心性病変
- 小葉辺縁性病変
- 汎小葉性病変
- random distribution の結節

略語
DPB；diffuse panbronchiolitis　びまん性汎細気管支炎
DAB；diffuse aspiration bronchiolitis　びまん性誤嚥性細気管支炎
NSIP；non specific interstitial pneumonia　非特異性間質性肺炎
NTM；nontuberculous mycobacteria　非結核性抗酸菌
PCR；polymerase chain reaction　ポリメラーゼ連鎖反応
TBLB；transbronchial lung biopsy　経気管支肺生検
UIP；usual interstitial pneumonia　通常型間質性肺炎

小葉中心性の結節とは？

細気管支炎

図5は微細粒状影が区域性に多発しています。気道は一定の規則で分岐するため，1mm厚では結節の間隔が比較的一定で樹枝状配列を示す部分もあります。また，気道は肺静脈や胸膜に達しないので，わずかですが"胸膜とも距離がある"などがポイントです。

小葉中心性の結節をきたす疾患として，感染症ではウイルス・マイコプラズマ・結核・非結核性抗酸菌（NTM）が，非感染性では過敏性肺臓炎・びまん性汎細気管支炎（DPB）・びまん性誤嚥性細気管支炎（DAB）などが挙げられます。

図5 細気管支炎：小葉中心性微細粒状影　1mm厚

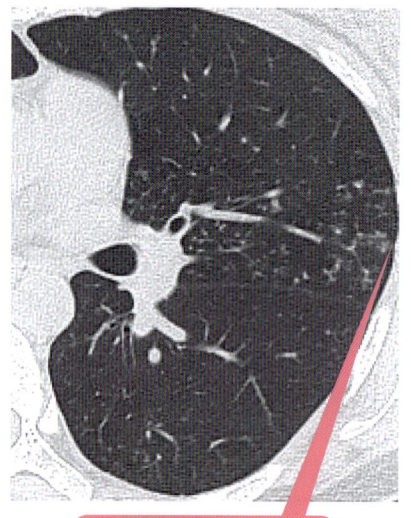

粒状影が胸膜と距離がある

図6 肺癌　肺内転移：random distributionの結節　1mm厚

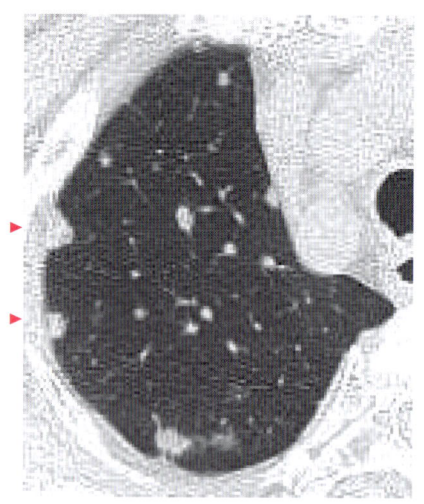

▶胸膜に接する結節

random distributionの結節とは？

肺癌の肺内転移

図6では肺結節が多発していますが，区域性はなく散在しています。明らかに胸膜に接するものも複数認められます。小葉中心性の結節（図5）とは異なるこのようなランダムな分布は，粟粒結核や肺転移などの血行性散布病変，悪性リンパ腫，膠原病，サルコイドーシスの肉芽腫などでみられます。

肺結核

肺結核はERでもしばしば遭遇する疾患です。持続する微熱や体調不良など慢性の経過にもかかわらず気付かれずに過ごし，重症化することがあります。肺結核には，小葉中心性の分布を示す「気道散布性肺結核」とrandom distributionの「粟粒結核」の2つのパターンがあり，すりガラス影や浸潤影になることもあります。

気道散布性肺結核

日常臨床で遭遇する結核の大部分は，以前に感染し潜んでいた結核菌が活発になって発症する二次結核です。肺の上部優位とされ，気道散布性に広がります。

症例3　30歳代，女性

【現病歴】1カ月くらい前から軽度の咳・その後発熱が出現した。
【血液，喀痰検査】WBC 5.09×10^3/μL，CRP 0.14 mg/dL，喀痰抗酸菌染色でガフキー2号，結核菌PCR陽性。

図7 単純CT 1 mm厚

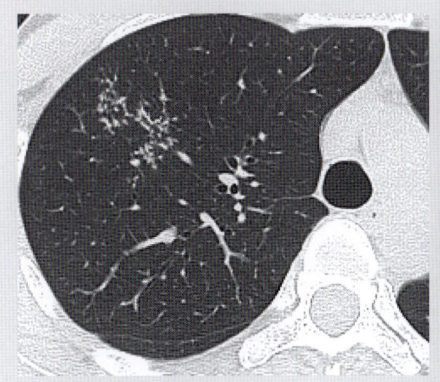

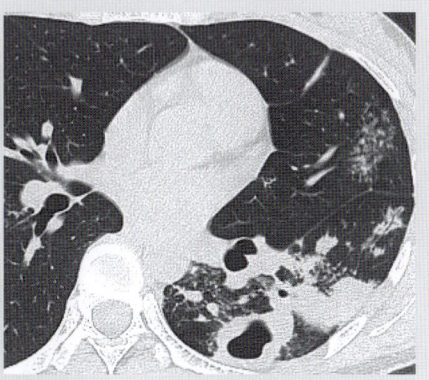

a. 右肺　　　　　　　　　　　b. 左肺

HRCTで小さいがきわめて明瞭な輪郭をもつ高コントラストの多発結節が，区域性に集簇しているのがわかります。表面の平滑な空洞を伴い，病変は複数の区域にみられます（図7a，b）。気道散布性肺結核の画像所見の特徴が現れている症例です[6,7]。小葉中心性の多発結節と空洞が主体ですが，気道を介して区域から葉に広がる浸潤影を呈することもあります（図7，8）。表2のような多彩な画像所見が"結核らしさ"ともいえます。

表2 気道散布性肺結核の画像所見の特徴

病変は気道の末梢からはじまり，乾酪壊死をきたす。
・辺縁明瞭で吸収値の高い（高コントラスト＝白さが目立つ）：多発粒状影，結節影（肉芽腫），斑状影
・壁が平滑な，ツルッとした感じの空洞性病変（乾酪壊死による）
・濃厚な浸潤影（滲出性変化，乾酪壊死を伴う）
・気管支壁肥厚，リンパ節腫大，胸水

症例4　70歳代，男性

【既往歴】2型糖尿病でインスリン治療中
【現病歴】1カ月前から呼吸苦と少量の痰があり，1週間前より食欲低下した。体温38.7℃
【血液検査】WBC 6.97×10^3/μL，CRP 10.5 mg/dL，喀痰抗酸菌染色ガフキー4号

図8

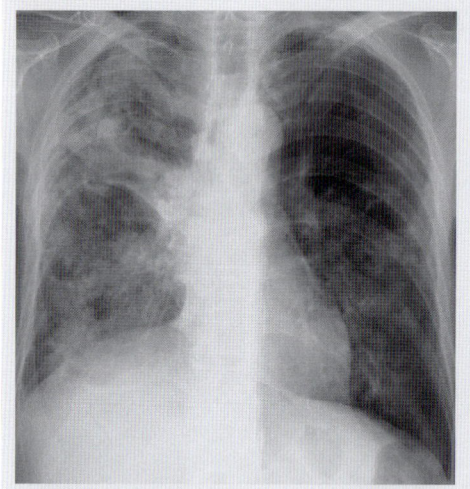

※**tree-in-bud appearance（つぼみのついた小枝）**；分枝構造の先端がややふくらみ木の芽生え様にみえる。呼吸細気管支〜肺胞管レベルの病変と考えられている。

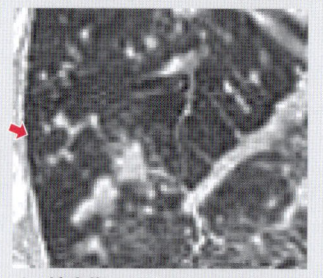

a. 胸部単純X線正面像

d. 拡大像　➡tree-in-bud

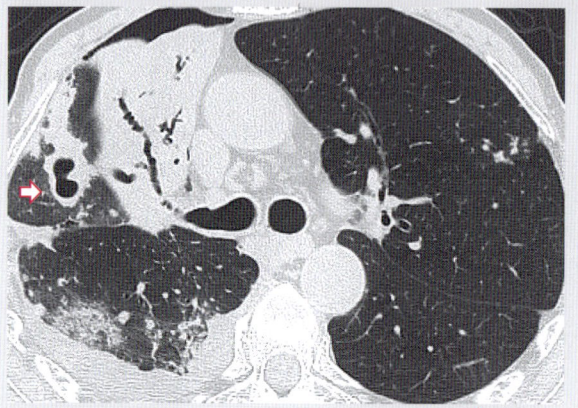

b. 単純CT　⇨空洞

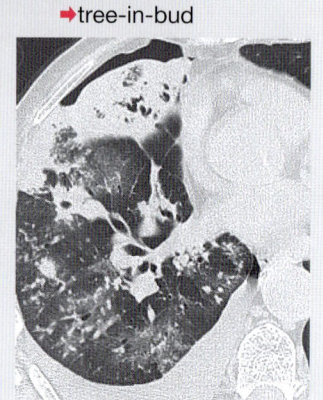

c. 単純CT

単純X線像で右肺優位に浸潤影，すりガラス影が多発しています（図8a）。CTでは，特に上葉に気管支透亮像を伴う濃い浸潤影を認めます。境界明瞭な小結節やすりガラス影が多発し，分葉上の空洞，右胸水もみられます（図8b,c）。右下葉末梢にはtree-in-bud appearance※がありました（図8d）。

粟粒結核

結核性腸炎による消化器症状で発見された粟粒結核もあります。

症例5　80歳代，男性

【現病歴】原因不明の胸水・胸膜炎で通院中。散発的な下血あり。体温38〜39℃台，黒色便・暗赤色便と心窩部痛でER受診。

【身体所見・血液検査】血圧82/39 mmHg，脈拍113回/分，RBC 207×10^4/μL，Hb 6.4 g/dL，CRP 10 mg/dL

【大腸内視鏡】盲腸〜回腸末端に暗赤色の便汁あり，小腸出血を疑った。

図9 単純CT 1 mm厚

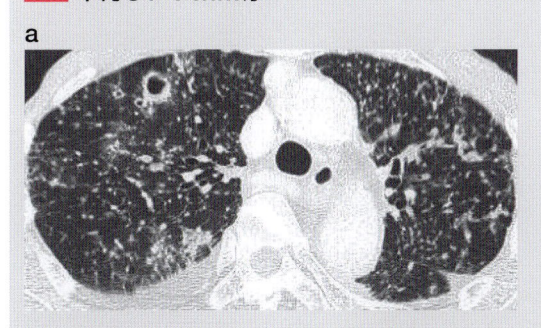

a

b

粟粒結核と肺転移は，画像上区別できません。接触者感染の点からも画像に続く適切な検査，早期確定診断が重要です（**図10**）。

図10 60歳代，女性
肺癌，肺内転移，TBLBで肺腺癌 Class Ⅴ

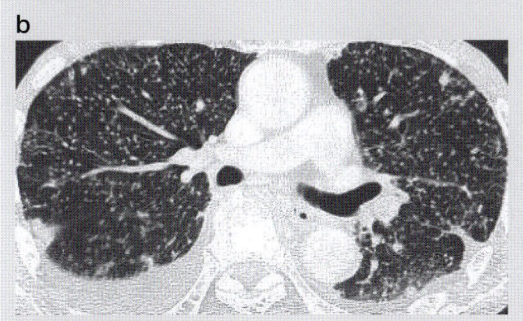

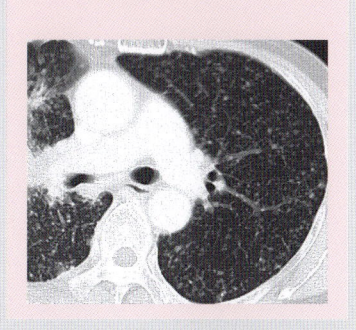

　両肺野にびまん性の微細粒状影（粟粒大の結節）を認め，一部空洞性の結節もあります（**図9a,b**）。小葉構造とは無関係な分布で胸膜にも結節があるのがポイントです。Random distributionとよばれます。**症例6**のARDSになった粟粒結核よりも，粟粒大の結節が明瞭で典型的ですね。

【経過】気管支吸引痰でガフキー2号，結核菌PCR陽性。抗結核薬で肺野病変および下血その他の症状は消失した。

粟粒結核による ARDS

> ARDS (acute respiratory distress syndrome；急性呼吸促迫症候群) は，急性発症の重症低酸素血症で，胸部単純X線上両側性びまん性すりガラス～浸潤影を認め，心原性肺水腫以外の原因がわかっているもの．

基本が大切

症例6　30歳代，女性

【現病歴】1週間前から38℃台の発熱あり，急性呼吸不全で近医からER搬送．
【身体所見】体温37.6℃，血圧104/68 mmHg，脈拍121回/分，SpO_2 86%（酸素8 L/分），WBC $3.100×10^3/\mu L$，CRP 10.33 mg/dL

図11

a. 胸部単純X線正面像

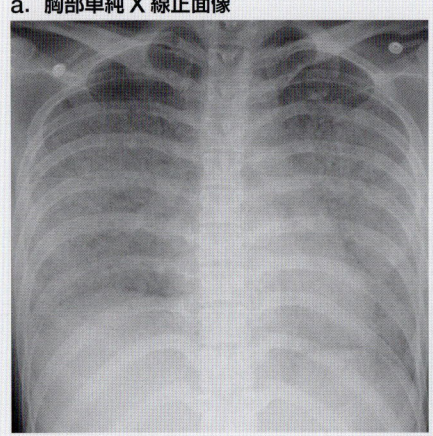

b. 単純CT　1mm厚※

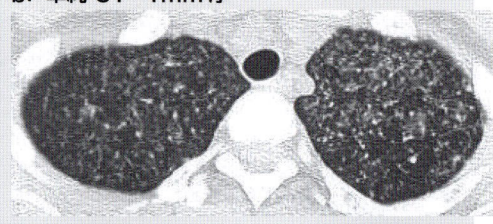

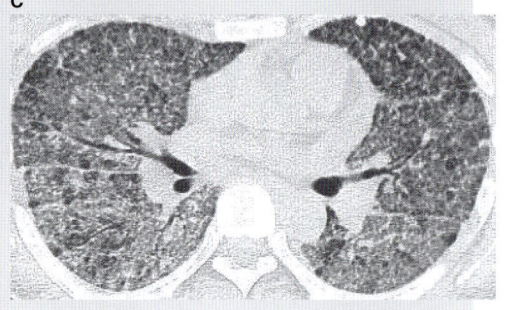

c.

単純X線像では両肺野にびまん性の濃いすりガラス影あり（図11a）．無数の粒々があるようにみえますが，重なりが多すぎて読み切れません（⇒p.105 図1f，p.108）．

CTでは中下肺野は濃いすりガラス影にみえますが，病変の軽い肺尖部には粟粒大で大きさの揃った粒状影が無数かつ高密度に認められ，よくみると胸膜に接する結節もあります（図11b,c）．気道病変のみであれば，どの結節も胸膜とわずかな距離を置くはずです．

このような気道や他の肺野微細構造と無関係の結節分布をrandom distributionといい，粟粒結核（血行性散布病変）や腫瘍・サルコイドーシスなどがあります（⇒p.118）．この症例は粟粒結核によるARDSと診断され，結核の治療で改善しました．**病変の強い部分にどうしても目がいきますが，変化の少ない所で本態に気付くこともあるのが肺野を読むポイントの1つ**です．症例は，粟粒大の結節のみならず背景肺にすりガラス影があり，より重症の像です．

網状影の原因もたくさんある

網状影は，浮腫やうっ血，線維化，炎症腫瘍細胞の浸潤などによる間質の肥厚を示します[8]。ERでも肺水腫による網状影（⇒p.126）のほか，肺炎や腫瘍などの所見の一部にもみられます。癌性リンパ管症や癌性腹膜炎は慢性の経過ですが，感染症と比べて症状が出にくいため進行してからERを受診し，肺野の網状影や腹水により画像で発見されることがあります。

癌性リンパ管症

症例7 60歳代，女性

【現病歴】4カ月前から咳があり最近微熱がある。

図12 右肺単純CT 1 mm厚

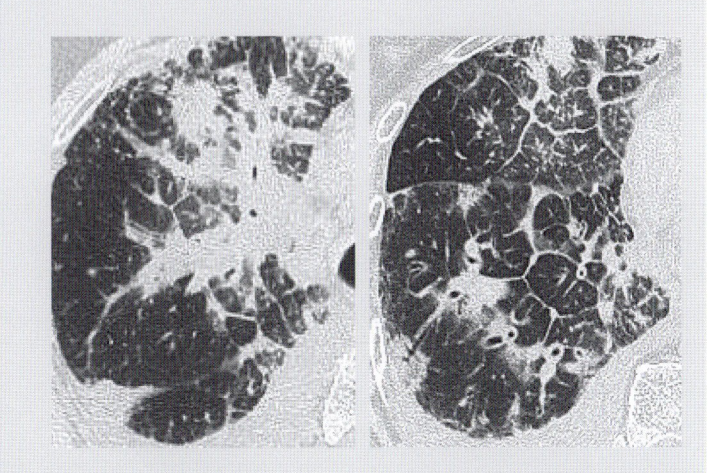

CTで，右肺に気管支血管束の著明な肥厚と亀甲状・ネットワーク状の線状影（小葉間隔壁の肥厚），小葉内の細かい線状影，これらに重なるすりガラス影を認めます。リンパ路を主とした病変を思わせます。右肺門縦隔リンパ節は腫大し，多発結節，右胸水貯留を伴います（図12）。網状影に多発結節，リンパ節腫大を伴う場合は，腫瘍の浸潤（癌性リンパ管症，悪性リンパ腫）やサルコイドーシスを考えます。肺野所見のみならず，リンパ節・胸膜・胸水などの所見の組み合わせも大切です。
【経過】気管支擦過洗浄細胞診で腺癌Class V。化学療法となった。

リンパ路は間質に存在しますが，間質は狭義間質（小葉内間質）と広義間質（気管支血管周囲間質，小葉中心部間質，胸膜下間質，小葉間隔壁）に分けられます。広義間質にはリンパ路の豊富なネットワークが含まれています[8]。特に癌性リンパ管症や悪性リンパ腫，肺水腫，サルコイドーシス，急性好酸球性肺炎などで肥厚し，CTでseptal line patternともよばれます。

もう一度macro的にみてみよう

　胸部単純X線像やCTで慢性間質性肺炎による網状影をみることがあります．急性増悪や他の肺疾患，心疾患の合併等で画像が複雑になることも多く，どこまでが元々あった病変なのかを考えなければなりません．肺の容積変化も重要なヒントになります（**表3**）．たとえば，**大葉性肺炎，肺胞上皮置換型の腺癌，粘液産生の腺癌**↑または→，**気管支肺炎**↓，**誤嚥性肺炎**↓，**無気肺**↓，**UIP，fibrotic NSIP**↓です．

表3　容積の画像的評価法

1）肺周囲構造の移動で読む；縦隔・横隔膜・葉間裂の移動
2）肺の中の所見で読む；牽引性気管支拡張．気管支や血管相互の間隔

症例8　60歳代，男性

【主訴】呼吸苦
【既往歴】糖尿病・特発性間質性肺炎・肺性心。喫煙歴なし。
【血液検査】KL-6 1,200 U/mL，SP-D 314 ng/mL

　UIPや進行したfibrotic NSIPでは線維化による病変部の収縮が特徴的です．

図13　fibrotic NSIP疑い（単純CT）

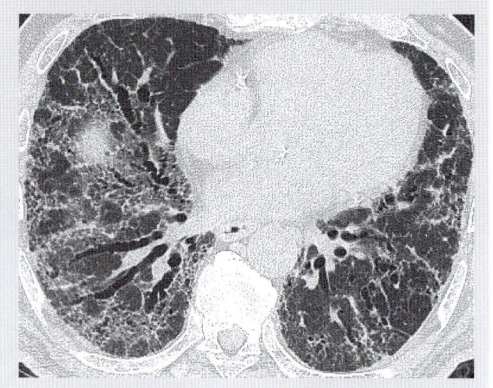

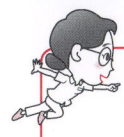

肺疾患はコラボレーションが必須

1つの疾患がいろいろなパターンの画像所見を呈しうる，逆に1つの画像所見からあがってくる鑑別診断が多いのが肺の悩ましいところです．そのため，肺の診断は，症状経過，身体所見，血液・喀痰・尿検査，仕事・生活と画像のコラボレーションが特に必須の領域です．

文献

1) 村田喜代史，上甲 剛，池添潤平 編：検査法，適応 3種々のCT検査法，胸部のCT 第2版．メディカル・サイエンス・インターナショナル．2005; p4-5.
2) 藤田次郎，ほか：非定型病原体による肺炎の病変の場，肺炎の画像診断と最新の診療．藤田次郎 編．医薬ジャーナル社．2008; p194-7.
3) 田中裕士：マイコプラズマ肺炎の画像診断，肺炎の画像診断と最新の診療．藤田次郎 編．医薬ジャーナル社．2008; p198-204.
4) 荒川浩明：びまん性肺野病変のABC間質性肺炎の画像診断，胸部画像診断 これだけ押さえれば大丈夫．高橋雅士 編．臨床画像4月増刊号．2004; 20: 128-31.
5) 加藤勝也，林 英博：びまん性肺野病変のABC 小葉中心性病変，胸部画像診断 これだけ押さえれば大丈夫．高橋雅士 編．臨床画像4月増刊号．2004; 20: p104-13.
6) 髙櫻竜太郎 ほか：抗酸菌感染症の病理と画像診断—肺結核の画像診断，肺炎の画像診断と最新の診療．藤田次郎 編．医薬ジャーナル．2008; p266-72.
7) W. Richard Webb, Nestor L.Muller, David P. Naidich：感染症 結核，肺HRCT．原著第4版．蝶名林直彦 監修．西村直樹，松迫正樹 監訳．丸善．2010; p458-68.
8) 新田哲久，ほか：びまん性肺野病変のABCリンパ路の病変，胸部画像診断 これだけ押さえれば大丈夫．高橋雅士 編．臨床画像4月増刊号．2004; 20: 114-26.
9) 西本優子，ほか：末梢肺野のCT解剖の捉え方，胸部画像診断 これだけ押さえれば大丈夫．高橋雅士 編，臨床画像4月増刊号．2004；20：72-81.

第Ⅱ章 症状から（見逃せない疾患をみつけるコツ）

10 肺水腫

循環器をよんだ方がいいかなあ…呼吸器かなあ…???

この項目のテーマ
肺水腫の単純X線像とCT
心疾患・腎不全に伴う静水圧性肺水腫
心原性肺水腫とARDSの違い

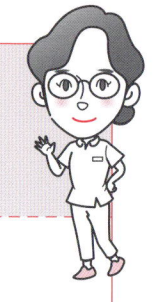

読影のエッセンス

肺水腫の画像所見を，心原性肺水腫に代表される静水圧性肺水腫から検討します。少しですがARDSとの違いにも触れてみます。

循環器は略語の嵐

医学用語は名前の長いものが多く，医療の現場ではfull termだと話しが遅々として進まないため，会話の中でもカルテでも略語が多く使われています。科が違うと内容が異なるものもあり，「ECGは？ 心電図」「ではEGGは？ 卵」は，筆者が研修時代のダジャレです。今なら「EOBは？ 肝のMRI造影剤」「ではAKBは？ 48」とでもなりますか？…受けませんね。循環器科は特に略号の多い領域で，この項目に出てくる病名，病態，解剖，検査の略号をまとめて記載しました（表1）。

表1 この項目に出てくる略語

略語	英語	日本語
AIP	acute interstitial pneumonia	急性間質性肺炎
AR	aortic regurgitation	大動脈弁閉鎖不全
ARDS	acute respiratory distress syndrome	急性呼吸促迫症候群
Az	azygos vein	奇静脈
CAG	coronary angiography	冠動脈造影
CHF	congestive heart failure	うっ血性心不全
CRF	chronic renal failure	慢性腎不全
CTR	cardiothoracic ratio	心胸郭比
EF	ejection fraction	駆出率（駆出分画）
HT	hypertention	高血圧
IVC	inferior vena cava	下大静脈
MR	mitral regurgitation	僧帽弁閉鎖不全
OMI	old myocardial infarction	陳旧性心筋梗塞
PAF	paroxysmal atrial fibrillation	発作性心房細動
PCI	percutaneous coronary intervention	経皮的冠動脈インターベンション
SVC	superior vena cava	上大静脈

急性発症の呼吸困難の原因として肺水腫があります。ERで胸部単純写真をみた当直医が，呼吸器（科）に相談しようか循環器（科）を呼ぼうかと悩む姿を見かけませんか？　…もちろん画像だけで答えはでませんが，まず，原因は何にしても共通する肺水腫の所見と，心原性肺水腫の典型的な画像所見を知っておくことが大切です。実際はclear cutにいかないことも多い領域ですが，できるだけシンプルに考えてみましょう。

　では，どのような病態で肺水腫になるのでしょうか？肺毛細血管内からの水分漏出がリンパ路などによる水分排出を上回ると，血管外に水分が蓄積し肺水腫となります（**表2**）[1〜3]。

表2 読影に必要な肺水腫の病態

水分漏出上昇の原因	1. 血管内静水圧の上昇（心不全，腎不全） 2. 血管と肺胞上皮の透過性亢進（ARDS，高地肺） 3. 膠質浸透圧の低下（肝硬変やネフローゼ症候群による低蛋白血症，腎不全）
水分排出の低下	リンパ灌流の低下（癌性リンパ管症・移植後肺）

　肺水腫の画像所見を，間質性肺水腫（血管外組織に漏出した水分が肺の間質に留まっている）と，肺胞性肺水腫（肺胞腔内にまで漏出液が及んでいる）に分けてみましょう（**表3**）。

表3 肺水腫の画像所見

間質浮腫の所見	小葉間隔壁の肥厚（Kerley's B line[※1]，septal line pattern[※2]） 血管陰影の不鮮明化[※3] peribronchial cuffing（カフスサイン）[※4] すりガラス影
肺胞内漏出液の所見	すりガラス影〜浸潤影

> [※1] **Kerley's B line**；単純X線で下肺野外側にみられる水平な短い線状影で，小葉間隔壁の肥厚を示す。Kerley's lineはA〜CあるがBが同定しやすい。
> [※2] **septal line pattern**；小葉間隔壁の肥厚を示すネットワーク状のCT所見。
> [※3] **血管陰影の不鮮明化**；血管周囲間質浮腫による濃度上昇で血管の輪郭が不明瞭になる。
> [※4] **peribronchial cuffing（カフスサイン）**；気管支壁周囲間質の肥厚により，気管支壁が肥厚してみえる。
>
> 注：上記所見は心原性や腎性肺水腫のみならず，癌性リンパ管症や急性好酸球性肺炎など間質が目立つ疾患でも認められます。これらは種々の原因による間質肥厚を示す非特異的な所見であり，プラスアルファの所見を併せて病態を考えます。

静水圧性肺水腫

心不全，腎不全による静水圧性肺水腫の単純X線像とCTを対比しましょう。

ERで比較的多い肺水腫は，心不全，腎不全による静水圧性肺水腫です。肺毛細血管から漏出した水分はまず間質に溜まり，さらに進むと肺胞に貯留してきます。静水圧性肺水腫では静脈圧の上昇によって，胸水を伴います。

僧帽弁閉鎖不全と収縮不全による肺水腫

症例1 60歳代，女性

【既往歴】乳癌化学療法中　【現病歴】1週間程前から咳嗽・胸部苦悶感が出現。
【血液検査】感染症を示す所見はなし。

肺水腫の画像所見（表3）に示した間質浮腫を表す所見を認めます。軽微ですが気付くべき肺野変化と，撮像時の体位による胸水の移動に着目し，胸部単純X線像とCTを対比してみましょう。単純X線立位正面像で著明な心拡大あり，CTRは増大しています（図1a）。左胸水によるCP angleの鈍化を認めますが，仰臥位で撮像するCTでは胸水は背側に移動しています（図1b，c）。また，CTでは右大葉間裂背側に腫瘤状の胸水貯留を認めますが，立位の単純X線像で胸水は大葉間裂の尾側に移動し，すりガラス影になっています。CTで，右上葉下葉末梢の小葉間隔壁の肥厚とすりガラス影を認め，間質浮腫の所見と考えられます。

心エコーでMRと左室機能低下あり。EFは30％。左心不全による肺水腫として治療し改善しました。

> 胸水は胸腔内を重力に従って移動しますが，胸膜の癒着があると限局します。また単純X線像で，胸水は古くからvanishing tumorとよばれました。腫瘍のようにみえても除水などの治療によって消失するので，真の腫瘍ではないことを指しています。

基本が大切　うっ血肺を生じるルートを考えましょう

血液の流れからみると，右心（右室）と左心（左房）の間にあるのが肺です。表4と図2の基本事項を押さえて画像を読みましょう。心原性肺水腫では，渋滞の原因から結果として現れる画像所見のプロセスを読み解くことが大切です。

表4 心陰影と肺血流の再分布（redistribution）

左心不全	左室左房の拡張（左第3，4弓突出，気管分岐部の開大），左房圧上昇 → 上肺静脈拡張（肺血流の再分布※）→ "肺水腫"
右心不全	左心不全に引き続く右室機能低下，右房圧上昇（右第2弓突出）→ 上大静脈，下大静脈，奇静脈の拡張 → 肝静脈拡張 → 全身の体静脈うっ血

※肺血流の再分布：正常では下肺の血流は上肺よりもかなり多く，下肺野の血管が上肺野よりも太くみえる。左房圧が上昇するとこのバランスが崩れて，上肺野の血管が下肺と同等からそれ以上に拡張する。上肺野血管陰影の増強は，左心不全を示唆する。

図1

a. 単純X線立位正面像

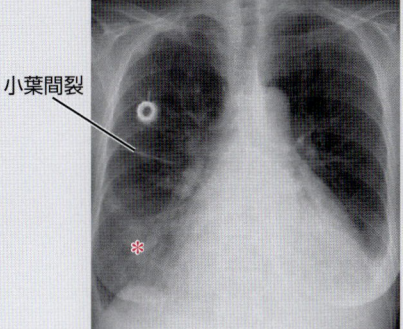

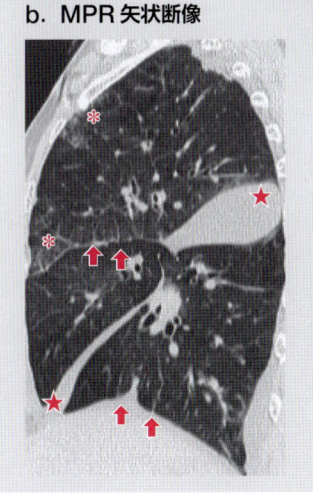

小葉間裂

内科医に聞きました

心不全には駆出率（EF）が低下する収縮不全の他に拡張不全があり，いずれも肺水腫の原因になります。EFが保たれていても注意しましょう。

b. MPR矢状断像

➡ 小葉間隔壁肥厚
★ 右大葉間裂の胸水，左胸水
＊ すりガラス影

c. 水平断像

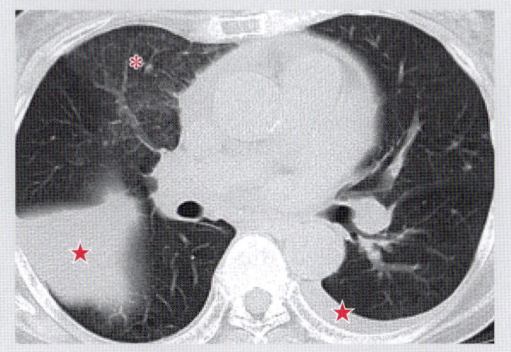

図2

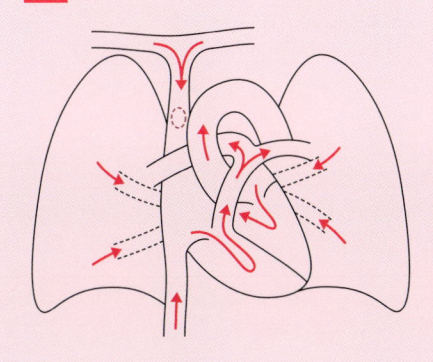

◌ 奇静脈のSVC合流部
⋯ 左右の上肺静脈，下肺静脈

虚血性心疾患と慢性腎不全に伴う肺水腫

症例2　70歳代，男性

【既往歴】高血圧・慢性腎不全あるが透析はしていない。
【現病歴】最近体動時息切れあり，前胸部痛が出現しER受診。
【血液検査】BUN 51.7 mg/dL，CRE 7.00 mg/dL

図3 ER受診時

a. 単純X線像

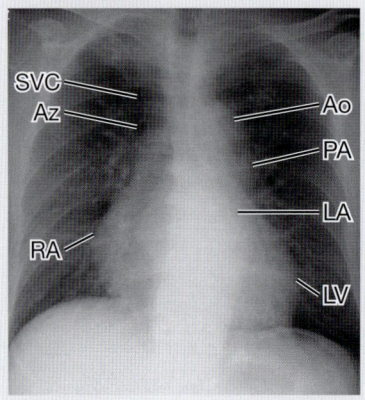

b. CT MPR 冠状断像
小葉間隔壁肥厚

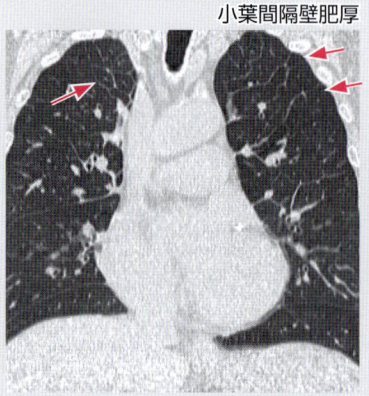

Ao：大動脈　　PA：肺動脈
Az：奇静脈　　RA：右房
LA：左房　　　SVC：上大静脈
LV：左室

c. CT MPR 冠状断像

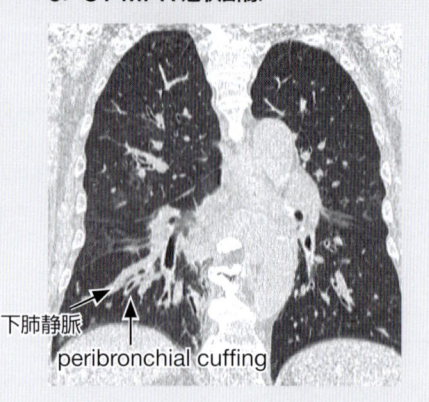

下肺静脈
peribronchial cuffing

d. CT MPR 水平断像

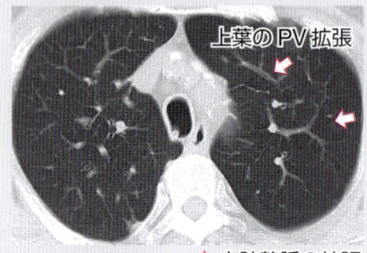

上葉のPV拡張

⇨ 上肺静脈の拡張

　単純X線像で著明な心拡大を認め，右房～奇静脈の拡張による心右縁の突出が目立ちます（図3a）。著明な心拡大の割にCTの肺野所見は軽度ですが，両側肺尖部に小葉間隔壁の肥厚と上肺静脈の拡張，下葉気管支にカフスサインを認めます（図3b～d）。
　ER受診後胸痛は改善しいったん帰宅となりましたが，5日後安静時に冷汗を伴う胸痛が出現。緊急CAGで冠動脈に多発狭窄あり。HD（血液透析）を導入し冠動脈多発狭窄に対してPCIを施行し，症状は改善しました。

僧帽弁閉鎖不全による肺水腫と体幹浮腫

症例3 30歳代，男性

【既往歴】MR，CHF，PAF
【現病歴】最近むくみとトイレ歩行時の息苦しさあり，3日前から症状が増悪した。

図4

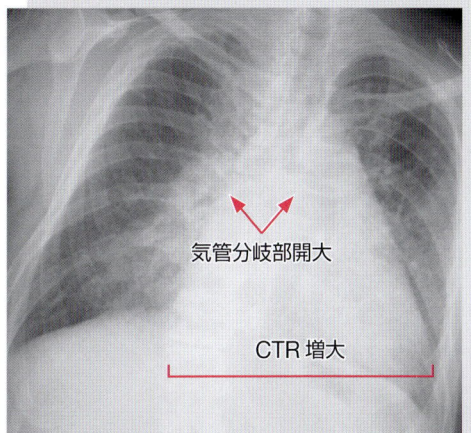

a. 単純X線像
（気管分岐部開大，CTR増大）

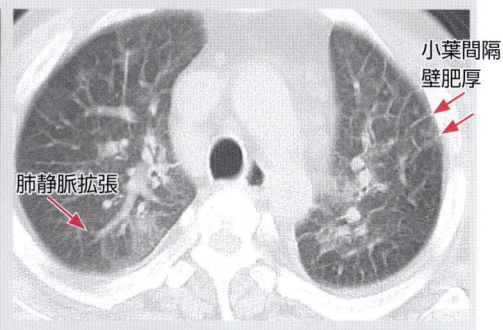

b. 単純CT肺野条件
（肺静脈拡張，小葉間隔壁肥厚）

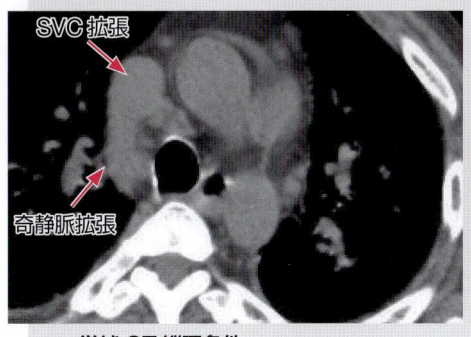

c. 単純CT縦隔条件
（SVC拡張，奇静脈拡張）

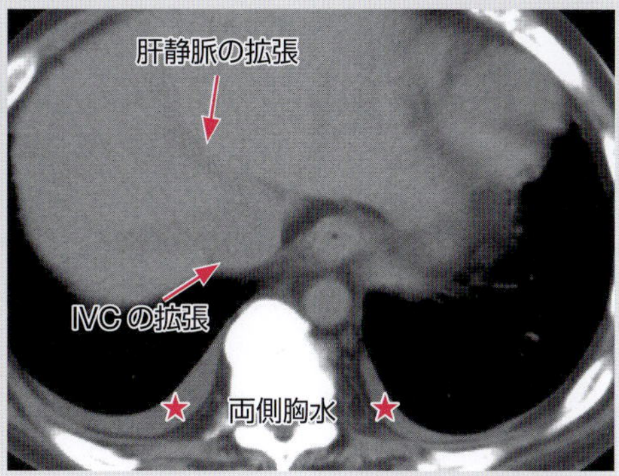

d
（肝静脈の拡張，IVCの拡張，両側胸水）

　単純X線像でCTRの著明な増大と右肺門陰影の拡大，気管分岐部の開大を認めます（図4a）。CTでは，上肺静脈の拡張や小葉間隔壁の肥厚も著明です。両肺野に著明なすりガラス影を認め，血管の輪郭は不鮮明です。右房に流入する中心静脈（SVC，IVC），奇静脈，肝静脈は拡張し，心臓に流入する側にもうっ血が及んだことを示しています。むくみが出たのもうなずけますね。

ご存じ butterfly shadow

両側肺門中心の陰影（butterfly shadow）は，心原性肺水腫に多くみられます。通常両側性ですが，片側性でone wing butterfly shadowとよばれることもあります。

症例4　80歳代，女性

【主訴】顔面浮腫・食欲不振
【既往歴】CHF，AR，MR，OMI，CRF，HT
【身体所見】心エコーでMR，AR（moderate）あり。EF 44%

図5 単純X線像

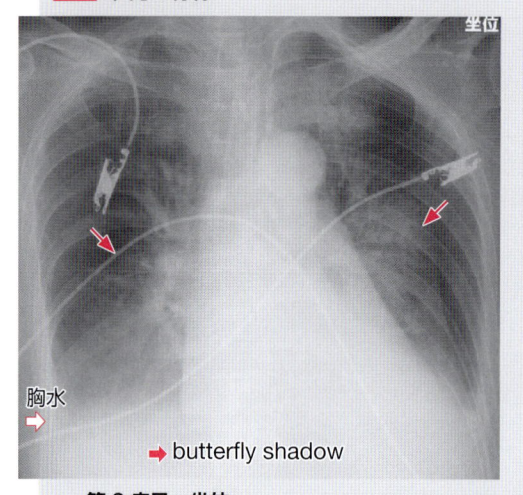

a. 第2病日　坐位
→ butterfly shadow
胸水

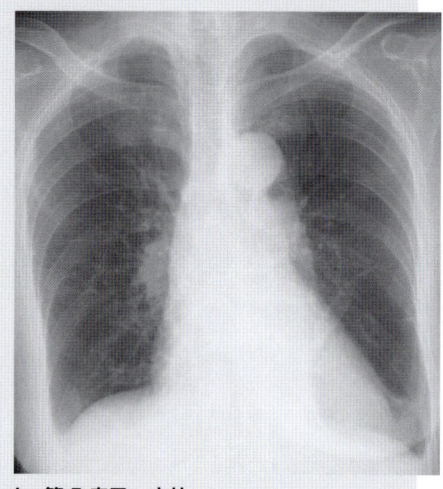

b. 第5病日　立位

　入院第2病日の胸部単純X線像では，CTRの増大と両側肺門中心の陰影（butterfly shadow），両側CP angleの鈍化とすりガラス影を認めます（図5a）。弁膜症からの肺水腫として治療し，第5病日にはこれらの所見は著明に改善しました（図5b）。

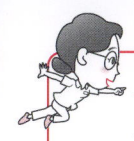

★単純X線像で簡単にわかるうっ血の所見

左房は心臓の最も背側で気管分岐部の下方にあります。左房が拡大すると両側主気管支を下から押し上げ，単純X線像で気管分岐部の開大をきたします。気管支と伴走するのが肺動脈，伴走しない方が肺静脈です。上肺野血管陰影の増強（肺血流の再分布）は左室不全を示唆します。右室に流入する側のうっ血としては，上大静脈，下大静脈，奇静脈弓の拡張と緊満感が目安になります（ 症例3 ）。

★心原性肺水腫かな？ と迷ったら，ここに着目してみましょう。

心原性肺水腫と心不全を伴わないARDS，AIP，慢性間質性肺炎の急性増悪などについて画像的な鑑別の注意点をまとめましょう（ 症例1～6 ）。

- 肺浮腫の所見（小葉間隔壁の肥厚，すりガラス影，浸潤影）のみでは区別できない。
- 肺の容積減少・肺構造のdistortionは肺の線維化で起こり，肺水腫だけでは生じない。器質化肺炎・慢性間質性肺炎がベースにある場合やARDSの線維化期では，牽引性気管支拡張などのdistortionを認めうるが（⇒p.124），心原性肺水腫やARDS早期（滲出期）には認めない。
- 肺浮腫の所見に加えて，上肺静脈の拡張（肺血流の再分布），中心静脈の拡張を認める場合は，心原性肺水腫を疑う。
- （そもそも急性心筋梗塞は，単純X線やCTで診断するわけではないが）急性心筋梗塞では心拡大がみられなかったり，初期には肺水腫を認めないことがある。

出血性ショックと輸血に引き続いて生じた ARDS

症例5 70歳代，男性

【既往歴】糖尿病，脳梗塞後左不全麻痺
【現病歴】低血糖発作で他院に入院し中心静脈栄養管理となっていた。某日大量下血による出血性ショックで救急搬送となった。
【身体所見】血圧 70/40 mmHg，脈拍 118回/分，SpO_2 86%（room air）
【経過】上部内視鏡で露出血管を伴う多発十二指腸潰瘍あり。内視鏡的に緊急止血，輸血を施行。
【血液検査】〈第1病日〉RBC $145×10^4/\mu L$，Hgb 4.8 g/dL，WBC $5.15×10^3/\mu L$，CRP 0.12 mg/dL，TP 4.6 g/dL，アルブミン 1.7 g/dL，〈第2病日〉WBC $1.90×10^3/\mu L$に低下，〈第3病日〉CRP 16.71 mg/dLに急上昇

> **基本が大切**
> ARDSは，通常の酸素投与で改善しない急性発症の低酸素血症です。原因は肺外と肺内に分けられますが，たくさんあるので成書をご覧下さい。ARDSもAIP（急性間質性肺炎）も病理はびまん性肺胞傷害ですが，原因が判明したものをARDS，原因不明なものをAIPとよびます。

図6 単純CT　第6病日

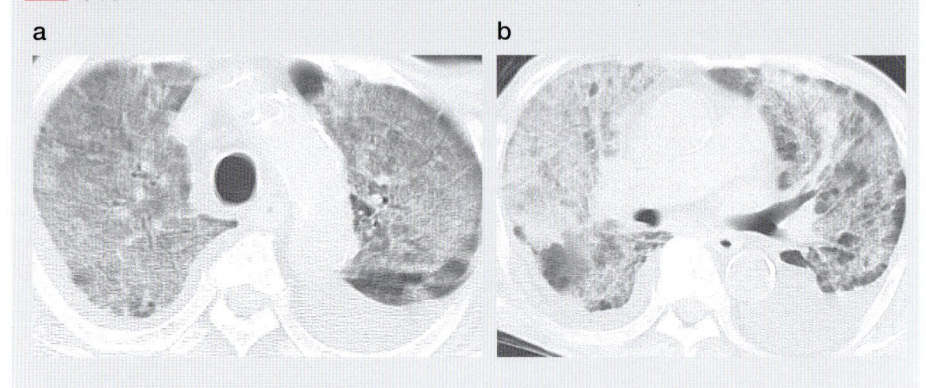

a　　　　　　　　　　b

　CTで両肺野にびまん性の濃いすりガラス影〜浸潤影を認め，両側胸水も貯留しています。
　心エコーでは軽度の大動脈弁狭窄があるものの，左室駆出力は良好でした。画像上も肺静脈の拡張や再分布はなく静水圧性肺水腫とはいえません。出血性ショックと輸血はいずれもARDSの原因になり，透過性亢進型肺水腫の可能性があります。腹水と全身の皮下浮腫も認められ，著明な低アルブミン血症も水分漏出の方向に働いたと思われます。また，誤嚥性肺炎も呼吸不全を悪化させる要因となりました。

小葉間隔壁の肥厚をきたす疾患はたくさんある

症例6 20歳代，女性

【現病歴】喫煙をはじめたばかりの5月に発症。5日前から咳嗽と鼻水が出現，関節痛，微熱，前胸部モヤモヤ感が出現，徐々に呼吸苦が出現した。
【身体所見】Wheezingはないが呼気が困難で起座呼吸。発熱38℃台，脈拍109回/分
【血液検査】WBC 12.75×10³/μL，CRP 2.42 mg/dL

図7 単純CT

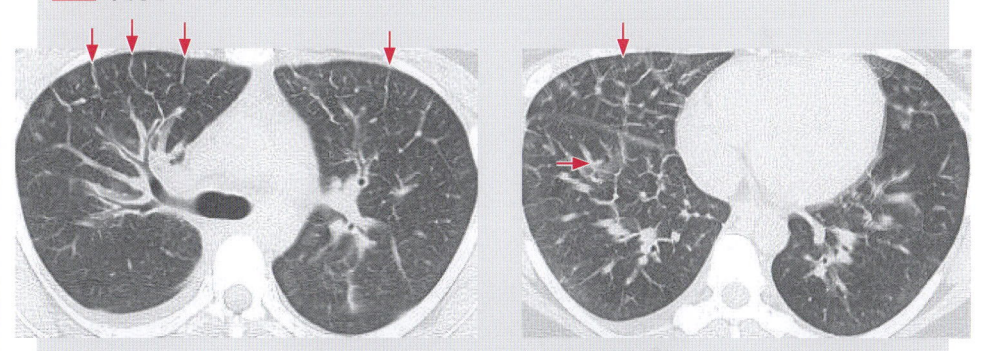

→ ネットワーク状の小葉間隔壁の肥厚

　マイコプラズマIgM陽性で入院後もひどい咳が続きましたが，CT所見はマイコプラズマ肺炎の典型例（⇒p.116）とは異なります。両肺野末梢の小葉間隔壁の肥厚から間質の浮腫を疑いますが，もちろん心機能は正常でした。小葉間隔壁肥厚の原因は特定できませんが，ゴキブリ，ユスリカ，ガ，ダニなどの特異的IgE抗体が高値でした。虫刺されでも強いアレルギー症状が出る体質であり，アレルギーの関与も考えられます。その後，症状は徐々に軽快しました。

文献
1) 酒井文和，鎌田憲子，牛見尚史：急性呼吸不全の画像診断　肺水腫，画像診断. 2004; 24：p17-26.
2) 岡本 洋 監修：心不全，病気がみえる vol.2 循環器 第3版. メディックメディア，2010; p56-63.
3) 巽 浩一郎 監修：肺水腫，急性呼吸窮迫症候群（ARDS），病気がみえる vol.4 呼吸器 初版. メディックメディア. 2009; p218-25.

第Ⅱ章 症状から（見逃せない疾患をみつけるコツ）

11 気胸，縦隔気腫，肺血栓塞栓症

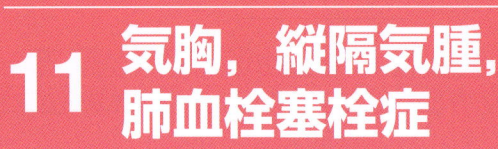

この項目のテーマ
自然気胸
縦隔気腫
肺血栓塞栓症
深部静脈血栓症
層流（laminar flow）

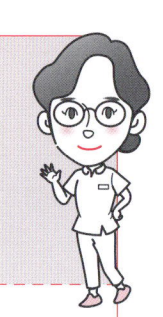

読影のエッセンス

急な胸痛と呼吸困難をきたす疾患に自然気胸があります。気胸や縦隔気腫は画像が診断の決め手になります。急性肺血栓塞栓症（PTE）は，急性発症の呼吸困難と低酸素血症で突然死に至ることもあります。ERではCTが大いに役立ちます。PTEは深部静脈血栓症（DVT）と切り離せませんが，層流による偽病変に注意です。

自然気胸

臓側胸膜は肺門部で折り返し壁側胸膜となりますが，この切れ目ない膜の間を胸腔といいます。左右の胸腔の交通はなく，胸腔と縦隔の交通もないので，壁側胸膜に孔がなければ，胸水・気胸・血胸などで胸腔から縦隔に漏れることはありません。若いやせ型の男性や慢性閉塞性肺疾患（COPD）の患者に外傷なく気胸を生じることがあり，自然気胸といいます。原因はブラ（bulla）の破裂です。

略語
COPD；chronic obstructive pulmonary disease　慢性閉塞性肺疾患
DVT；deep venous thrombosis　深部静脈血栓症
IPF；idiopathic pulmonary fibrosis　特発性肺線維症
MSCT；multi-slice CT　マルチスライスCT
NSIP；non specific interstitial pneumonia　非特異性間質性肺炎
PTE；pulmonary thromboembolism　肺血栓塞栓症
SVC；superior vena cava　上大静脈
UIP；usual interstitial pneumonia　通常型間質性肺炎

> **症例1**　10歳代，男性

【主訴】胸痛
【現病歴】数週間前，部活中に右前胸部痛を自覚したが，安静にして症状は軽快。今回も体育の後同じ部位に痛みが出現し，安静でも気分不快で痛みが強くなった。

図1

a. 胸部単純X線立位正面像

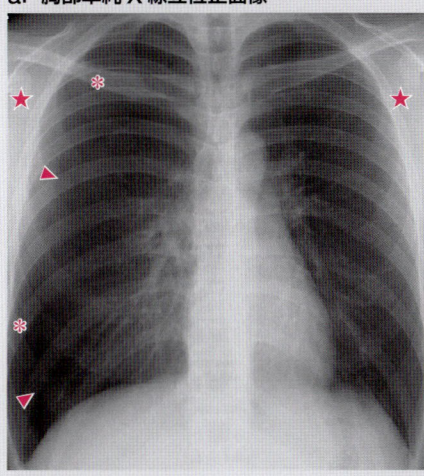

➡ 右肺尖部胸膜直下に数個の small bulla
▶ 右肺の表面
＊ 肺と胸壁の間の透亮像（気胸）
★ 肩甲骨

b. 単純CT水平断像

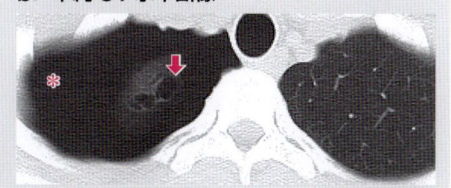

　単純X線像（図1a）で右胸壁直下に，左側の同一部位よりも明らかに透過性の高い無血管野が幅広く認められ，これは胸腔内の空気を示します。右肺はやや収縮しています。胸腔が空気で陽圧になると，肺はさまざまな程度で虚脱します。気胸を疑う場合は，単純X線像で左右の透過性を比較し肺の末梢血管までよくみることが大切です。胸腔内への空気の漏れが少なく単純X線像で判断が難しい場合は，CTが有用です。COPDのない若い人の自然気胸は，大部分が肺尖部ブラの破裂によります。肺尖部ブラの描出にはMPR冠状断像も有用です。

　症例1はCTで右肺尖部胸膜直下にブラを数個認め（図1b），ブラの破裂による自然気胸と診断されました。

縦隔気腫

　単純X線像は投影像であるため，縦隔は脊椎や心臓，大血管などX線が通りにくい構造が重なり，病変みつけるのが難しい部位です。縦隔に重なる肺にできた腫瘍も見落としやすいですね。漫然とながめているだけでは，縦隔は読めるようになりません。まず，正常例で縦隔に同定しうるラインを捜してみましょう（図2）。線の消失，明瞭化，偏位，変形などが異常に気付くきっかけになります。心臓や大血管の輪郭はもちろんですが，奇静脈食道線など聞き慣れない線も追ってみましょう。**奇静脈は食道の右側を上行し，前方に曲がって右主気管支分岐部を乗り越えてSVCに入ります。この部分を奇静脈弓とよびます。奇静脈食道線（CTで裂ともいう）は肺の過膨張や後縦隔拡大などの目安になります。**また，大血管や心臓の輪郭が消失していれば，これに近い吸収値のものが縦隔内にあると疑われ，逆に縦隔内にX線透過性の高い空気があれば，心臓，大血管等の輪郭は明瞭化します（図3）。

図2 縦隔のライン[1]

1. 右気管傍線
2. 上大静脈右縁
3. 右肺動脈
4. 奇静脈食道線
5. 心臓右縁
6. 右脊柱傍線
7. 大動脈弓
8. 左肺動脈
9. 胸部下行大動脈左縁
10. 心臓左縁
11. 左傍脊柱線

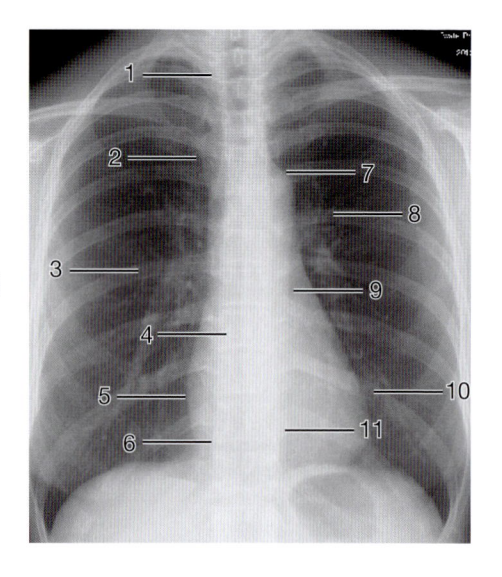

　縦隔気腫の原因として，外傷による気道損傷・食道損傷や激しい咳の後，IPF/UIPやfibrotic NSIPなど線維化の強い特発性間質性肺炎（⇒p.124），進行した膠原病肺などがあり原因不明の特発性縦隔気腫もあります。縦隔気腫は胸痛や胸部頸部の違和感を訴えますが，大部分は呼吸困難にはなりません。通常は安静で改善しますが，外傷は外科治療の対象になりえます。なお，応援団の練習や部活の団体戦での声の出しすぎで発症した例もあります。応援は熱くなりすぎないように注意しましょうね。

特発性間質性肺炎の経過中に生じた縦隔気腫

症例2 50歳代，男性

【主訴】息切れ

　単純X線像で気管周囲の上縦隔に透過性の亢進あり。気管分岐部レベルで心陰影（左第2弓，3弓）に沿って空気による透亮像を認める（図3a）。

　CTでは著明な縦隔気腫を認め，空気は胸郭入口部から鎖骨上窩・頸部・肩の皮下に広がっている。両肺野末梢に網状の間質肥厚を認める（図3b〜d）。

図3

a. 胸部単純X線立位正面像

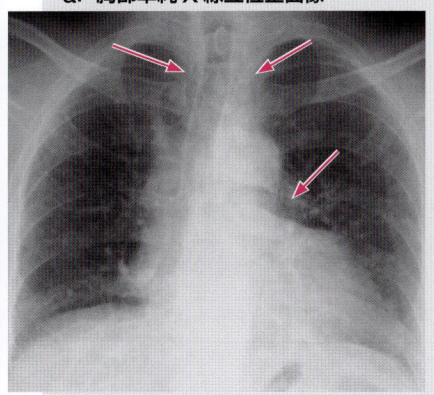

→ 縦隔内の空気による透亮像

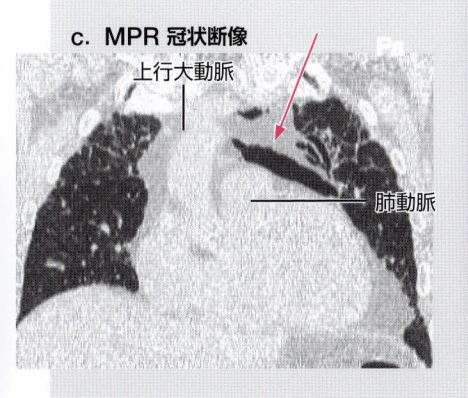

b. 単純CT 水平断像 胸郭入口部
皮下気腫　気管

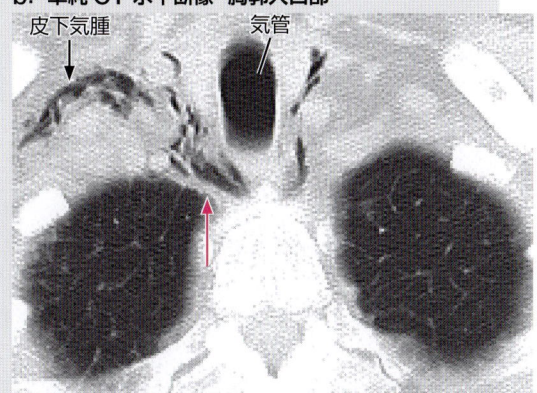

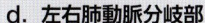

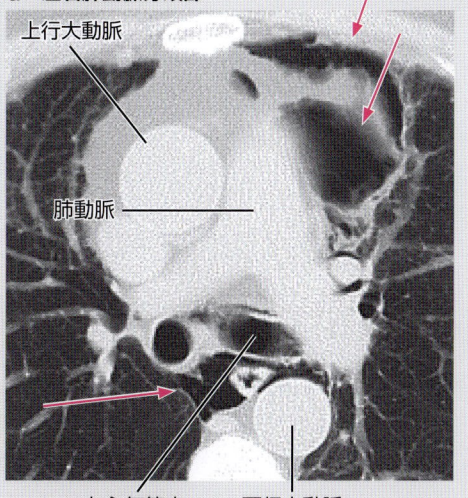

c. MPR 冠状断像
上行大動脈
肺動脈

d. 左右肺動脈分岐部
上行大動脈
肺動脈
左主気管支　下行大動脈

肺血栓塞栓症（PTE） 〉肺野の透過性が高い方が異常

呼吸困難をきたす疾患として肺塞栓症は，はずせません。欧米で頻度が高く日本でも増加傾向にあります。急性肺血栓塞栓症は，突然の呼吸困難，胸痛，頻脈などを呈しますが特異的な症状はないため，診断が遅れることがあります。早期診断治療が死亡率を改善するために重要で，画像診断の果たす役割が大きい疾患の1つです[2〜4]。

深部静脈血栓症による急性肺血栓塞栓症

症例3 40歳代，男性

【主訴】呼吸困難・意識消失
【既往歴】上矢状洞血栓症・心房細動
【現病歴】事務職で日中長時間座っていた。20時頃突然呼吸が浅く息苦しくなった。30分後歩行中に突然失神し，1分後に意識は回復した。
【身体所見】血圧124/89 mmHg，脈拍130回/分不整，呼吸数37回/分，SpO_2 88%（room air）
【血液検査】WBC 12.7×10^3/μL，CRP 6.64 mg/dL，Dダイマー 39.9 μg/mL

図4

a. 胸部単純X線立位正面像　　b. 造影CT水平断像

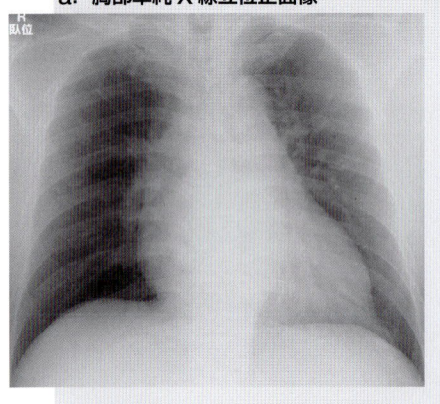

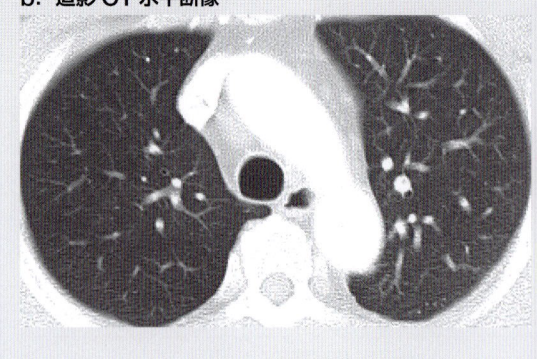

単純X線像（図4a）では左右の肺の"透過性"に注目しましょう。一見して，右肺は左肺より黒いですね。右肺動静脈が細くなって透過性が亢進し（これほど明瞭な例は珍しく），重症だとわかります。
造影CTで両側肺動脈近位に血栓を認め（図4c, d），特に右上・下肺動脈の血栓は大きく，肺野条件で右肺の血管は細く肺野の透過性が亢進し，肺血流の低下を示しています。

c. 造影CT 水平断像

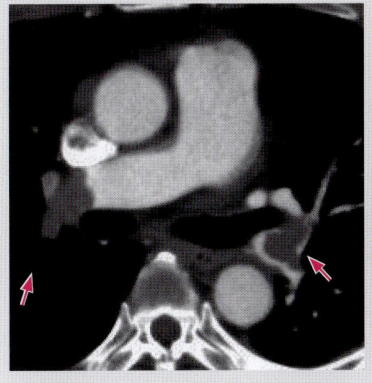

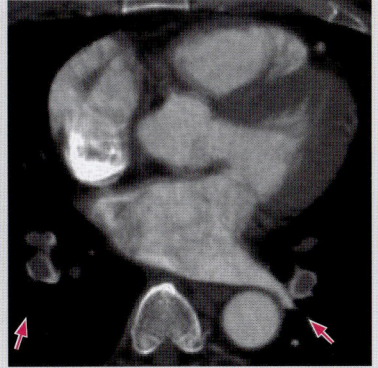

d. 造影CT 冠状断像

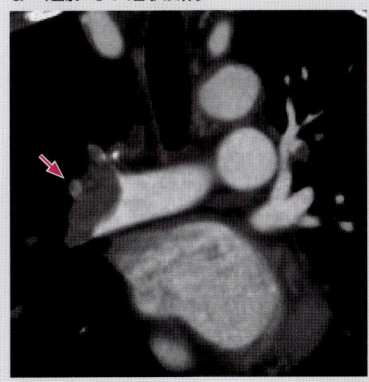

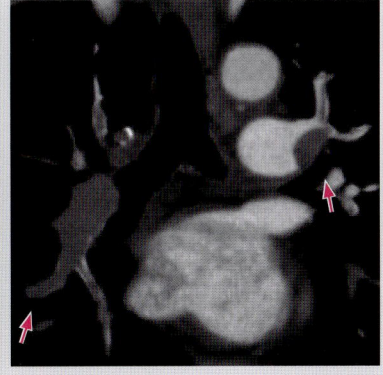

同時にみておこう
深部静脈血栓症

PTEの原因の大部分は下肢の深部静脈血栓です。PTEを認めるまたは疑う場合は後期相も確認しましょう。左大腿〜膝窩静脈に血栓による造影剤の filling defect を認め，血栓を示します。

外科医に聞きました

下肢深部静脈血栓とPTEを有しながら無症状に経過する慢性例もありますが，塞栓を繰り返しているうちに呼吸困難になることがあります。

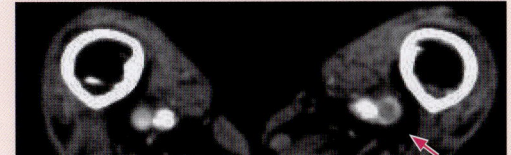

図5 80歳代，女性　造影CT 両下肢水平断像

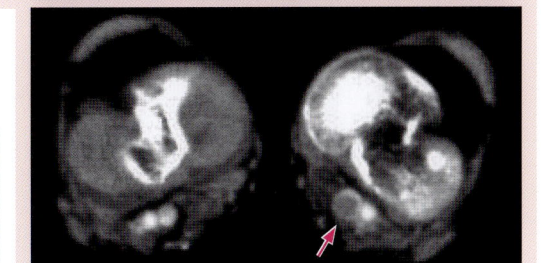

急性肺血栓塞栓症

> 単純CTでは血栓の有無はわからない

症例4 60歳代，男性

【主訴】呼吸困難
【既往歴】陳旧性心筋梗塞，脂質異常症
【現病歴】1カ月前から息切れあり。夜寝ようとして横になったところ突然呼吸困難となった。
【身体所見】JCS 0，体温35.8℃，血圧116/78 mmHg，脈拍89回/分，SpO_2 97%（6Lリザーバー）
【血液検査】Dダイマー 11.0 μg/mL

造影CTで両側肺動脈に明瞭な血栓を認めるが（図6b），単純CTでは指摘できない（図6a）。

図6

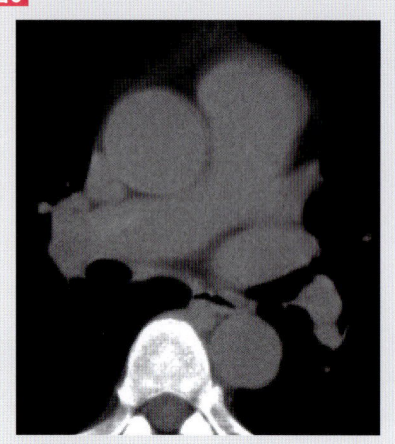

a. 単純CT

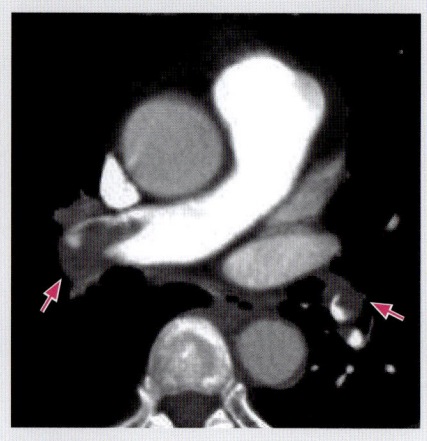

b. 造影CT

文献
1) 大場 覚：X線コントラスト 理論的読影法，胸部X線写真のABC．日本医師会生涯教育シリーズ22．片山 仁 編集．医学書院，1997; p21．
2) 循環器病の診断と治療に関するガイドライン 2008年度合同研究班報告：肺血栓塞栓症および深部静脈血栓症の診断，治療，予防に関するガイドライン 2009年改訂版; p3-5．
3) 小野文明，中西宣文：肺血栓塞栓症および深部静脈血栓症の概論．臨床画像．2006; 22: 718-23．
4) 松岡 伸，栗原泰之，八木橋国博，ほか：肺血栓塞栓症におけるMSCT診断．臨床画像．2006; 22: 724-34．

図7の造影CTをみてください。早期相（a〜c）では，腎静脈が合流したIVC内に低吸収域を認めますが，血栓でしょうか？

> 静脈内血栓は"お手つき"に注意

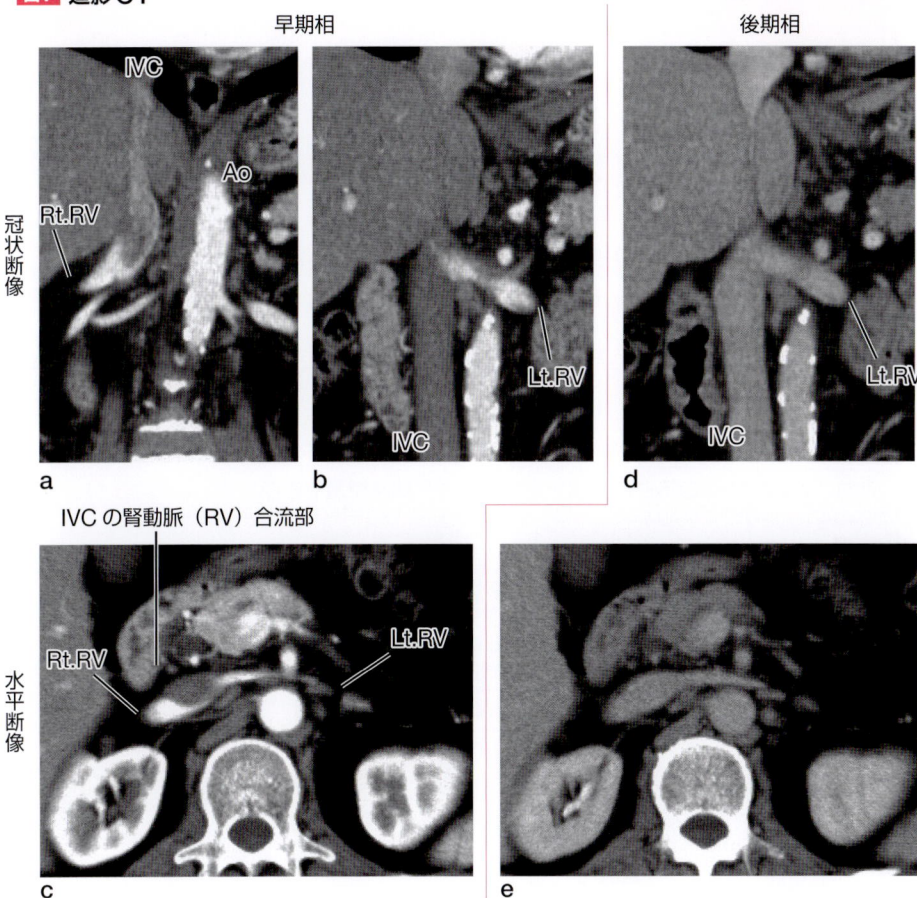

図7 造影CT

早期相 / 後期相

冠状断像：a, b, d
水平断像：c, e

a：IVC, Ao, Rt.RV
b：Lt.RV, IVC
c：IVCの腎動脈（RV）合流部, Rt.RV, Lt.RV
d：Lt.RV, IVC
e

いえいえ，これは違います。早期相の低吸収域は後期相（d〜e）で消失し，IVC内は均一に造影されています。真の血栓ではないということですね。これは層流（laminar flow）によって生じる偽病変で，DVTの診断では気を付けなければいけない現象です。

> **基本が大切**
>
> たとえば，IVCには頭側から肝静脈，腎静脈，下肢の静脈の順に血液が流入します。腎静脈の還流は速く造影剤を含んだ静脈血が早期に戻って来ますが，下肢に行った造影剤がIVCに戻ってくるには時間がかかります。早いタイミングで撮像すると，腎静脈からの造影剤を含む血液と下肢からの造影剤を含まない血液が出会った所に，あたかも血栓や解離のような像が生じてしまいます。
> 合流した血液は瞬時に混じり合うわけではなく，それぞれの流れ"層流"が生じるためです。

第Ⅱ章　症状から（見逃せない疾患をみつけるコツ）

12 脳梗塞

この項目のテーマ
梗塞の発生機序
血管支配と梗塞巣
時間経過と画像（early CT sign，DWI，MRA）
症状と梗塞巣（巣症状）

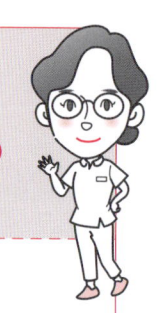

読影のエッセンス

　頭部単純CTはERで最多の画像検査です．頭部はMRIが威力を発揮する部位でもあり，CTとMRIの特性と役割を生かして急性期脳梗塞を診断しましょう（**表1**）．

表1　脳卒中を疑う時

脳梗塞を疑う症状	意識障害，手足の脱力，失語，ろれつが回らない，めまい，感覚障害
脳出血に多い症状	頭痛，けいれん，嘔吐，意識障害
くも膜下出血を疑う症状	突然の激しい頭痛
身体所見	片麻痺，同名半盲，共同偏視など

研修医：「めまいのみ」どうしよう…CT，MRI要るかなあ…

指導医：発症は突然か？　段階的か？　リスクファクターの確認，心電図もね。

まず，末梢性中枢性めまいの鑑別をしましょう。

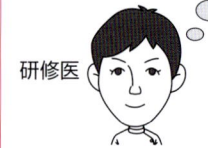

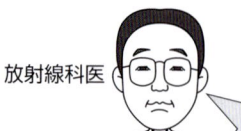

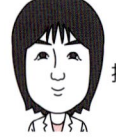

放射線科医：臨床情報と画像所見の一致や矛盾を考えることが大切だね。

脳卒中かな？と思ったら

まず頭部単純CTで出血の有無をみます。脳内出血は明瞭な高吸収を呈し，高血圧性脳出血は被殻や視床に多く生じます（⇒p.17）。くも膜下出血も大部分は単純CTで診断できます（⇒p.163）。梗塞巣は低吸収になり，梗塞巣の新旧は単純CTで区別できます（表2）。

表2 単純CTで梗塞巣の新旧を区別するポイント

濃度低下の程度	新しい梗塞	境界不明瞭な軽度の低吸収域，early CT sign（表3）
	古い梗塞	境界明瞭な液状の低吸収域
腫脹や萎縮	新しい梗塞	不変から徐々に腫脹 （病変部の脳溝の狭小化，脳室の圧排狭小化，脳ヘルニア）
	古い梗塞	萎縮（病変部の脳溝拡張，近傍の脳室拡張）

early CT sign を知っていますか？

CTで超急性期脳梗塞に気付くためには，early CT signを知らなければいけません[1〜4]。**正常では皮質とレンズ核等の灰白質は常に白質よりやや高濃度です。虚血になると灰白質の吸収値は軽度低下し白質に近づくため輪郭が認識しにくくなります。これをearly CT signといいます**（表3）。

表3 超急性期 脳梗塞のCT診断

early CT sign	1. レンズ核の不明瞭化（レンズ核の軽度濃度低下） 2. loss of insular ribbon（島皮質と弁蓋部皮質の軽度濃度低下） 3. 皮髄境界（皮質白質境界）/cortical ribbonの消失 4. 脳溝の狭小化，不明瞭化（虚血部の浮腫性腫脹）
hyperdense MCA sign	MCA（M1）の血栓塞栓（塞栓子）を示す。

梗塞巣のX線吸収値の低下は，血流低下に基づく細胞内浮腫によるといわれています。これにやや遅れて虚血部の腫脹による脳溝の不明瞭化が生じます。Early CT signは通常発症後3〜6時間程度でみられますが，経験により気付き方に差が出ます。MRIと合わせてretrospectiveに（振り返って）みて，慣れておくことが大切です。

略語
Af；atrial fibrillation　心房細動
BAD；branch atheromatous disease
BPAS；basi-parallel anatomical scanning　椎骨脳底動脈外観撮影
　　（頭蓋内椎骨脳底動脈の外観を描出する方法）
NSR；normal sinus rhythm　正常洞調律
SAH；subarachnoid hemorrhage　くも膜下出血

血管支配領域を重ねてみる

吸収値の低下や腫脹だけでは，梗塞・炎症・腫瘍・変性などを区別できません。皮質枝や穿通枝の小梗塞は除いて，鑑別ポイントの1つは血管支配領域と一致するかどうかです。検診のMRA（図1）で主な血管を確認しておきましょう[5]。この項目の症例は血管支配がわかりやすいものを選んだので，結果として主幹動脈の閉塞が中心になりました。ジグソーパズルのような図と併せて，血管の支配領域をピースの形で覚えるのもよいですね[6]。

図1 主な脳動脈　MRA

a. 短軸像

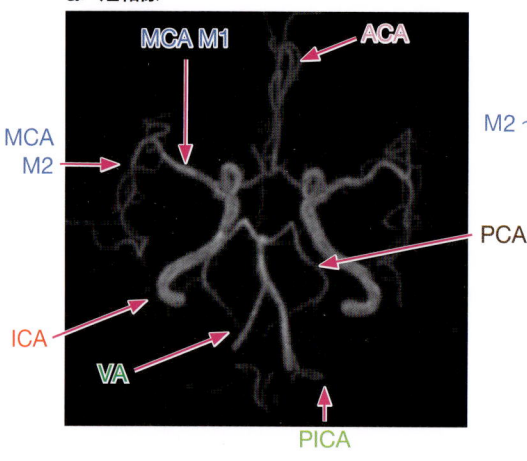

b. 正面像

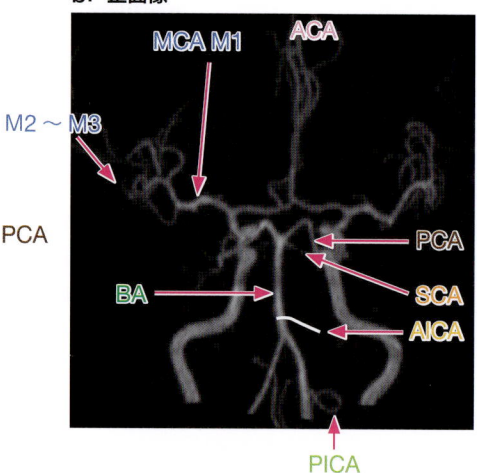

c. 内頸動脈系左前斜位像

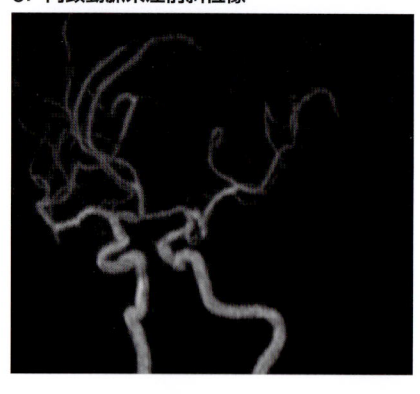

d. 椎骨脳底動脈系正面像

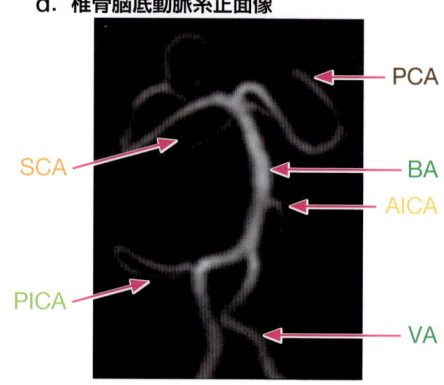

ACA	：前大脳動脈	MSA	：内側線条体動脈
MCA	：中大脳動脈	LSA	：外側線条体動脈（M1から分岐）
PCA	：後大脳動脈	Th	：視床動脈群（後交通動脈，後大脳動脈から分岐）
AChA	：前脈絡動脈（ICA遠位端から分岐，内包後脚に分布）		
VA	：椎骨動脈	BA	：脳底動脈
SCA	：上小脳動脈	PICA	：後下小脳動脈（7割はVAから分岐）
AICA	：前下小脳動脈（BAから分岐）		

脳梗塞は機序および臨床病型で治療法が異なり，機序によって
①血栓性，②塞栓性，③血行力学性に分けられます[7]。
　臨床病型は，
1．**アテローム血栓性梗塞**：ICA，VAおよび脳内主幹動脈のアテローム硬化による狭窄，血栓形成，血栓の遊離による末梢の閉塞で，側副路の形成があり発症は段階的です．灌流圧の低下による分水嶺梗塞も含まれます．
2．**心原性脳塞栓症**：心房細動（Af）などの心疾患があることが多く，心腔でできた血栓が脳血管を塞栓するもので，突然発症で発症時にすべての巣症状が出揃います．側副路の発達がないため画像上の梗塞巣が閉塞血管の灌流域と一致するのが特徴．皮質を含む梗塞で塞栓が取れると出血しやすい．
3．**ラクナ梗塞**：細動脈硬化に起因する基底核・視床・内包・放線冠・脳幹等の穿通枝領域の15 mm以下の小梗塞．意識障害や失語等の皮質症状は伴わない．
4．**その他**：動脈解離による梗塞やBAD（branch atheromatous disease）など．

急性期脳梗塞の経時的変化

中大脳動脈（MCA）領域の急性期梗塞

症例1　80歳代，男性

【現病歴】自宅で体の右側を下にして倒れていた．
【身体所見】JCS 3，右片麻痺あり．心電図で心房細動（Af）あり．

図2　単純CT

a．来院直後（発症数時間後）　　b．来院から15時間後　　c．来院から40時間後

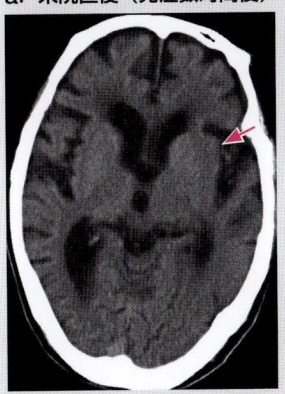

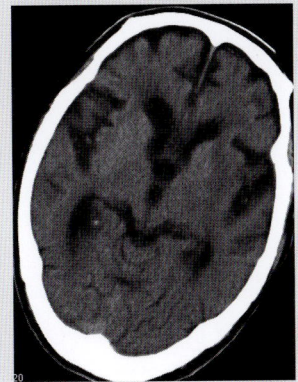

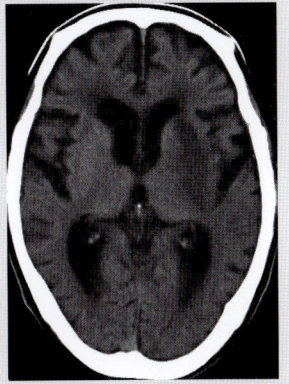

　来院時CTのearly CT signは微妙ですが，15時間から40時間後まで3枚並べると左レンズ核の濃度は低下し，梗塞による経時的な濃度低下がわかります（**図2a〜c**）．MRAでは左中大脳動脈起始部からの閉塞でした．レンズ核以外のMCA灌流域は梗塞になっていませんが，以前からアテローム硬化性の狭窄があって側副路が発達し，そこにAfによる塞栓が飛んで完全閉塞になったのかもしれません．レンズ核はACA・PCAからの側副路から遠く虚血になりやすいといわれます．また，塞栓が一時的にM1にwedgeし，その後再開通した場合もこのような梗塞になりうるといわれています．

中大脳動脈（MCA）領域の急性期梗塞

症例2 80歳代，男性

【現病歴】温泉旅行中，起床時に意識障害，右半身麻痺，失語出現。発症4時間後に救急搬送となる。心疾患既往なし。

図3

a. 単純CT　発症後4時間　⇨ Lt.M1 の hyperdense MCA sign

b. DWI

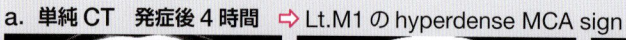

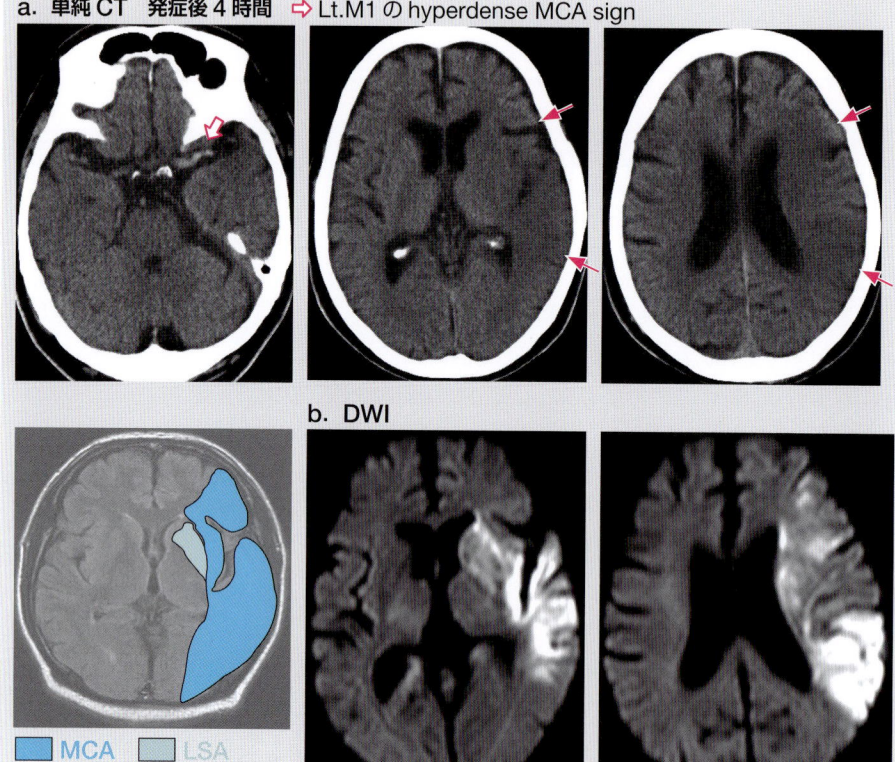

■ MCA　■ LSA
（MCAの穿通枝）

　MCAは最も大きな灌流域をもっています。単純CTで左大脳半球の左MCA領域に一致して，灰白質から白質の濃度低下を認め early CT sign です。腫脹はまだ軽く脳溝の狭小化のみです。左MCA近位は右側の同一部位より高吸収で，hyperdense MCA sign です（図3a）。梗塞巣は拡散強調像（DWI）で明瞭な高信号を呈しています（図3b）。Early CT signでわかるとはいっても不明瞭で，DWIの方がはるかにコントラストが高く見落としようがありませんね。MRAではMCAの閉塞を認め広範囲な梗塞の像と一致しました。画像上の梗塞巣が閉塞血管の灌流域と一致することから塞栓症を疑います。温泉，飲酒，脱水などが凝固を促進したのかもしれませんね。

＊薄く印刷し色をのせて血管分布を表している写真は呈示症例とは別の正常写真です（p.149〜152も同様）。

DWIの信号はどう推移するのでしょう

拡散強調像（DWI；diffusion weighted image）とは

拡散とは，水分子のランダムな動き（ブラウン運動）による衝突で生じる，微視的な動きのことです。拡散の変化を信号化したものが拡散強調像で，拡散が低下すると高信号になります。脳梗塞の急性期は，細胞性浮腫が起こり，拡散が低下します（なお，粘度の上昇によっても拡散は低下します）。

前脈絡動脈（AchA）領域の急性期梗塞

症例3 70歳代，女性

【主訴】突然の構音障害
【身体所見】右片麻痺，BP 206/88 mmHg，HR 86回/分，心電図正常

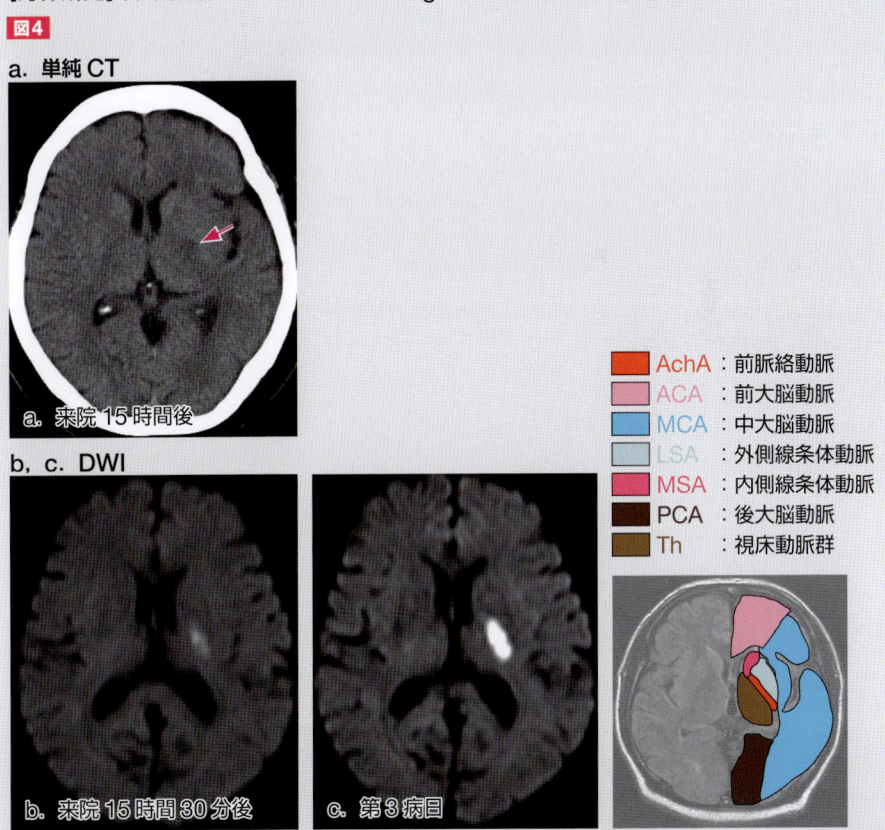

図4

a. 単純CT
a. 来院15時間後

b, c. DWI
b. 来院15時間30分後
c. 第3病日

AchA：前脈絡動脈
ACA：前大脳動脈
MCA：中大脳動脈
LSA：外側線条体動脈
MSA：内側線条体動脈
PCA：後大脳動脈
Th：視床動脈群

　内包後脚は前脈絡動脈（通称アンコロ）の支配領域です。内頚動脈遠位端から出る細い動脈ですが，内包後脚の梗塞による片麻痺はしばしば経験されます。来院から15時間後のCTで吸収値はやや低下しています（**図4a**）。DWIで明らかな高信号ですが（**図4b**），3日後信号はさらに上昇しています（**図4c**）。DWIの信号強度は発症後100分前後から上昇し始め，2〜3日まで徐々に強くなって高信号がしばらく持続するといわれています。

前大脳動脈（ACA）領域の急性期梗塞

症例4

図5 DWI

a. 来院直後　　b. 来院21時間後

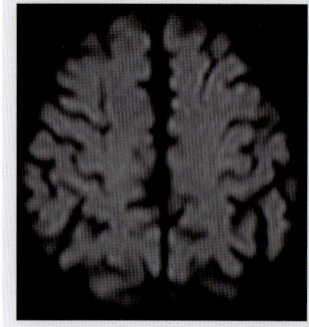

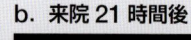

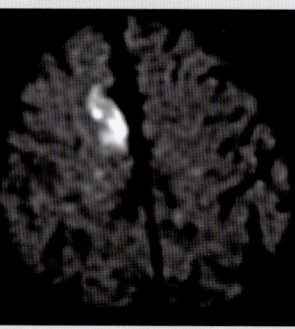

ACA：前大脳動脈
MCA：中大脳動脈
PCA：後大脳動脈

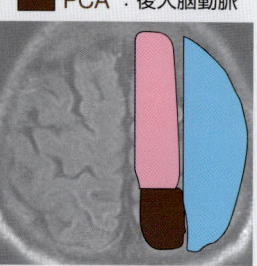

　DWIといえども，発症後きわめて早期には高信号にならないので注意を要します。来院直後のDWIで梗塞巣は描出されていません（**図5a**）。21時間後のDWIでは右ACA領域に明瞭な高信号を認めます（**図5b**）。

後大脳動脈（PCA）領域の急性期梗塞

症例5　90歳代，男性

【既往歴】糖尿病，高血圧，慢性腎不全
【身体所見】右片麻痺，右同名半盲

図6 DWI　来院2日後

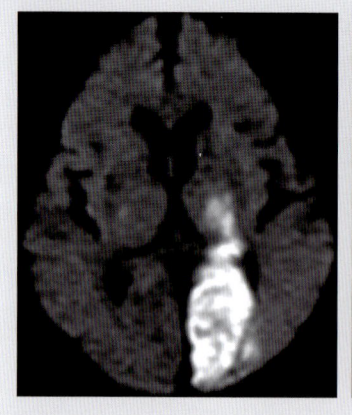

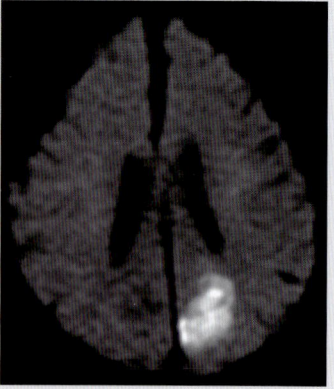

　発症から2日後でDWIの高信号が完成した白さといえると思います。後頭葉内側は視野障害が特徴的ですね（⇒**図9**）。

後下小脳動脈（PICA）領域の急性期梗塞

症例6 50歳代，男性

【現病歴】3日前に発症の回転性めまい
【身体所見】左手巧緻障害，心電図正常

> 通常
> PICAはパイカ
> AICAはアイカ
> とよびます。

図7

a. 来院時DWI　延髄後外側

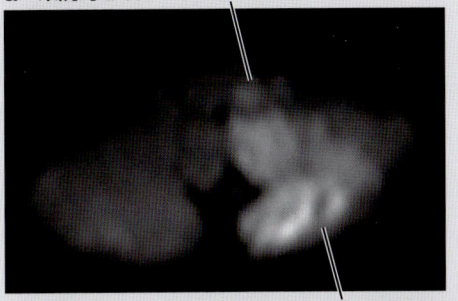

左小脳半球下部（PICA領域）

PICA：後下小脳動脈
BA　：脳底動脈

Wallenberg症候群

b. MRA

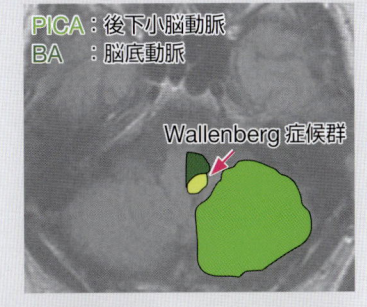

Rt.PICA

c. BPAS

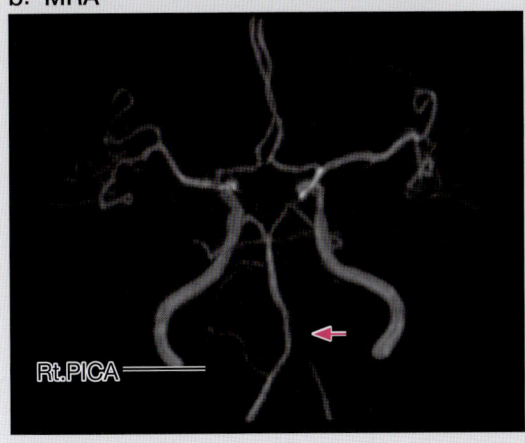

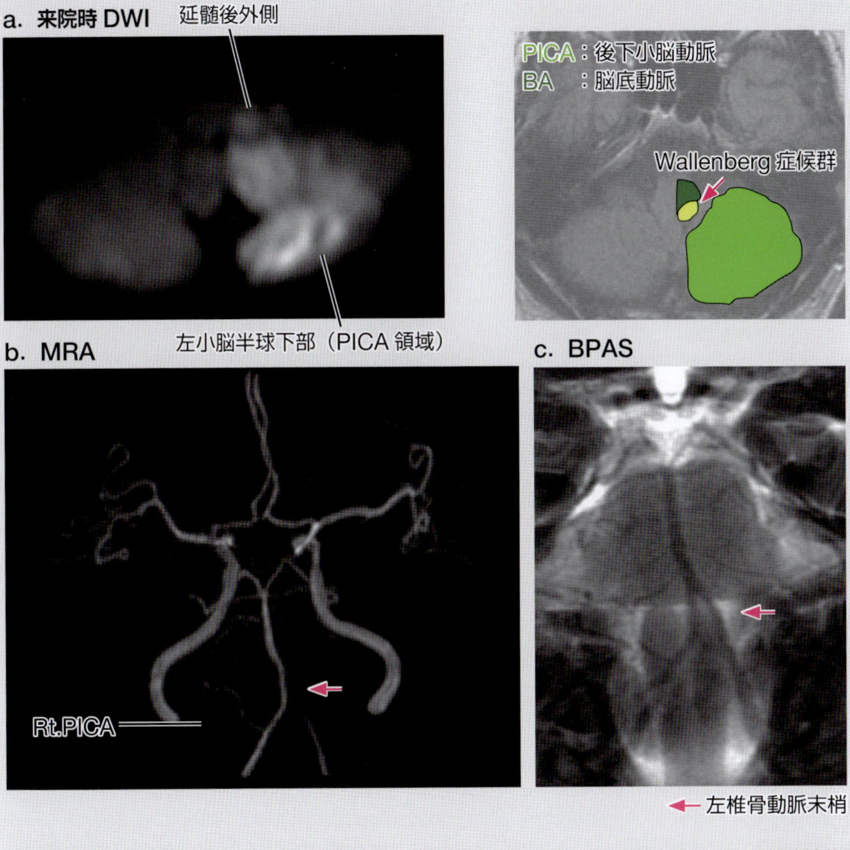

← 左椎骨動脈末梢

　左小脳半球下部（PICA領域）の梗塞で，同時にWallenberg症候群を生じる延髄後外側部にも梗塞があります。PICAの約7割は椎骨動脈末梢から分岐し，ヘアピン状のカーブが特徴ですが，延髄外側の栄養血管の大部分も椎骨動脈末梢から起始します[5,6]。

　梗塞巣の分布からPICAを含む左椎骨動脈末梢の閉塞が疑われます（図7a）。MRAは血流を高信号に描出しますが（⇒p.28），左椎骨動脈末梢は徐々に狭小化し脳底動脈との連続性を認めず，左PICAは描出されません（図7b）。血管の外側の輪郭を示すBPASでは左椎骨動脈の外観は右側と同等です（図7c）。MRAとBPASの所見から椎骨動脈の閉塞（おそらく解離）が疑われました。

橋動脈（pontine artery）領域の急性期梗塞

症例7 80歳代，女性

【現病歴】路上に倒れていたところを発見された。次第に意識清明となる。
【身体所見】左共同偏視，構音障害，左片麻痺。高血圧あり。

図8

a. 単純CT　来院時　　b. DWI　来院時

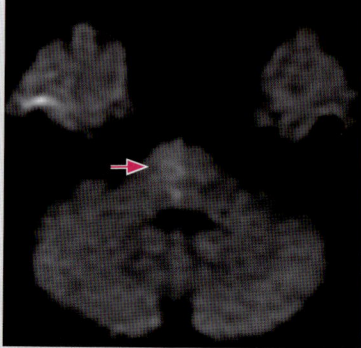

- ACA：前大脳動脈
- MCA：中大脳動脈
- PCA：後大脳動脈
- BA：脳底動脈
- PICA：後下小脳動脈
- AICA：前下小脳動脈

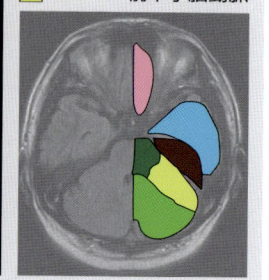

　来院時CTでは明らかな異常を指摘できませんが（図8a），DWIでは橋左半分の信号強度がわずかに上昇しています（図8b）。橋動脈は脳底動脈から左右に出る細い穿通枝ですが，通常の磁場強度では描出できません。内側，外側線条体動脈も同様です。磁場の強度が高いほどS/N（signalとnoiseの比）が高く高画質ですが，高磁場MRI装置を次々と購入できるはずもありません。当院も夜間と休日は1.0テスラの古い装置を使用し画質は良いといえませんが，現状の中で最善をつくすことも大切です。

文献

1) 戸村則昭：単純CT，脳血管障害の画像診断，臨床画像増刊号．メジカルビュー社．2006; 22: p10-7.
2) Tomura N, Uemura K, Inugami A, et al: Early CT finding in cerebral infarction: obscuration of the lentiform nucleus. Radiology. 1988; 168: 463-7.
3) Truwit CL, Barkovich AJ, Gean-Marton A, et al: Loss of the insular ribbon: another early CT sign of acute middle cerebral artery infarction. Radiology. 1990; 176: 801-6.
4) Tomsick TA, Brott TG, Chambers AA, et al: Hyperdense middle cerebral artery sign on CT: efficacy in detecting middle cerebral artery thrombosis. AJNR. 1990; 11: 473-7.
5) 宮坂和男：脳・脊髄血管造影マニュアル　第3刷．南江堂　1999; p78, 81, 90, 126.
6) 高橋昭喜：脳MRI 1 正常解剖．秀潤社．2001; p210, 223.
7) American Heart Association, American Stroke Association: Special report from the National Institute of Neurological Disorders and Stroke. Classification of cerebrovascular diseases Ⅲ. Brain infarction Stroke. 1990; 21: 657-8.
8) 木津 修：脳梗塞における拡散強調画像，diffusion・perfusion MRI―望千里．西村恒彦，山田 恵，伊藤博敏 編．メジカルビュー社．2006; p82-85.
9) 松末英司，小川敏英：Conventional MRI, 画像診断．2009; 29: 1133-9.

脳梗塞の経時的画像変化のまとめ（表4）

DWIの高信号は梗塞発症後30〜60分で出現し，24時間まではADC（見かけの拡散係数；apparent diffusion coefficient）の低下に伴って信号が上昇します．その後の梗塞巣はT2緩和時間の延長が強くなり，T2WIで高信号が持続します[8,9]．Early CT signは3〜6時間に認められ，その後徐々に濃度が低下し明瞭化します[1〜3]．

表4 脳梗塞の経時的画像変化

時間	DWI	T2WI	CT
急性期			
30分以内	所見なし	所見なし	所見なし
30〜60分	淡い高信号	所見なし	所見なし
3〜6時間	高信号	淡い高信号	early CT sign
6時間〜7日	高信号	高信号	低吸収明瞭化
亜急性期（7日〜1カ月）	高信号	高信号	低吸収
慢性期（1カ月以降）	等信号	高信号	低吸収

症状と梗塞巣を照らし合わせてみましょう

脳血管支配と機能解剖（図9）

筆者は放射線科医なので詳しくは神経内科医師におまかせしますが，画像の梗塞巣で症状を説明できるかどうかも検討しましょう．

図9 脳血管支配と機能解剖

錐体路：運動野→放線冠→内包後脚→中脳（大脳脚）→橋→延髄

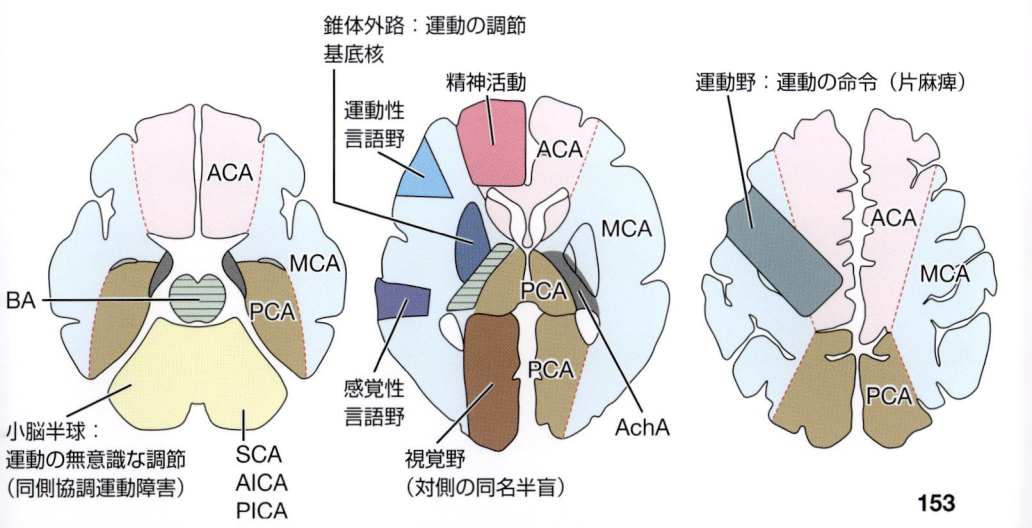

錐体外路：運動の調節
基底核

精神活動

運動性言語野

感覚性言語野

視覚野（対側の同名半盲）

運動野：運動の命令（片麻痺）

小脳半球：運動の無意識な調節（同側協調運動障害）

ACA / MCA / PCA / BA / SCA / AICA / PICA / AchA

第Ⅱ章 症状から（見逃せない疾患をみつけるコツ）

13 脳梗塞類似疾患

この項目のテーマ（アルファベット順）

脳膿瘍（brain abscess）
静脈洞血栓症（dural sinus thrombosis）
大脳膠腫症（gliomatosis cerebri）
血管内リンパ腫症（intravascular lymphomatosis）
転移性脳腫瘍（metastatic brain tumor）
多発性硬化症（multiple sclerosis；MS）
PRES（posterior reversible encephalopathy syndrome）
分水嶺梗塞（watershed infarction）

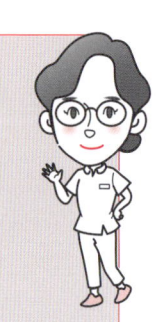

読影のエッセンス

単純CTでは一見梗塞にみえて違う病気がたくさんあり，MRIでも鑑別に苦慮することがあります。ここでは血管支配領域に一致しない梗塞と，梗塞と紛らわしい種々の疾患を呈示します。「画像所見は似ているけれどどこか違う気がする」あるいは「起こったことは梗塞や出血だけど，原因が普通と違うのでは？」という感覚を養いましょう。

この項目で呈示する中から3症例の単純CTを並べてみました（図1）。みな梗塞にみえてしまいませんか？ でも，この項目を読み終わる頃には違いがわかってくるはずです。

図1 思い当たる疾患がありますか？（単純CT）

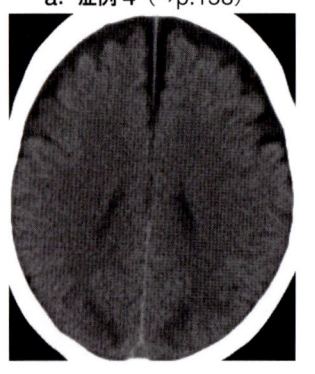

a. 症例4（⇒p.158）　　b. 症例6（⇒p.160）　　c. 症例8（⇒p.162）

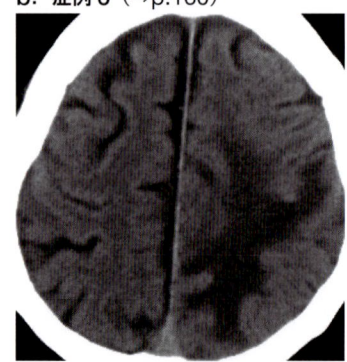

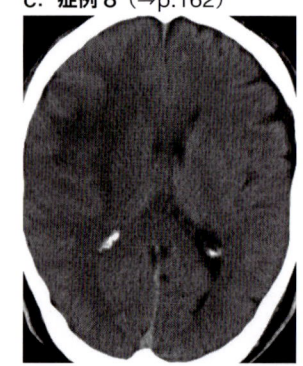

こんな梗塞もある

症例1 70歳代，男性

【主訴】失語・歩行困難　　【既往歴】心疾患なし
【現病歴】朝から言葉が出ない。昼頃から右半身脱力出現，歩行困難となる。4日前にジワーッとした背部痛あり。3日前には顔の腫脹感があった。
【身体所見】来院時JCS3，失語，理解力低下あり。心電図異常なし

図2 DWI

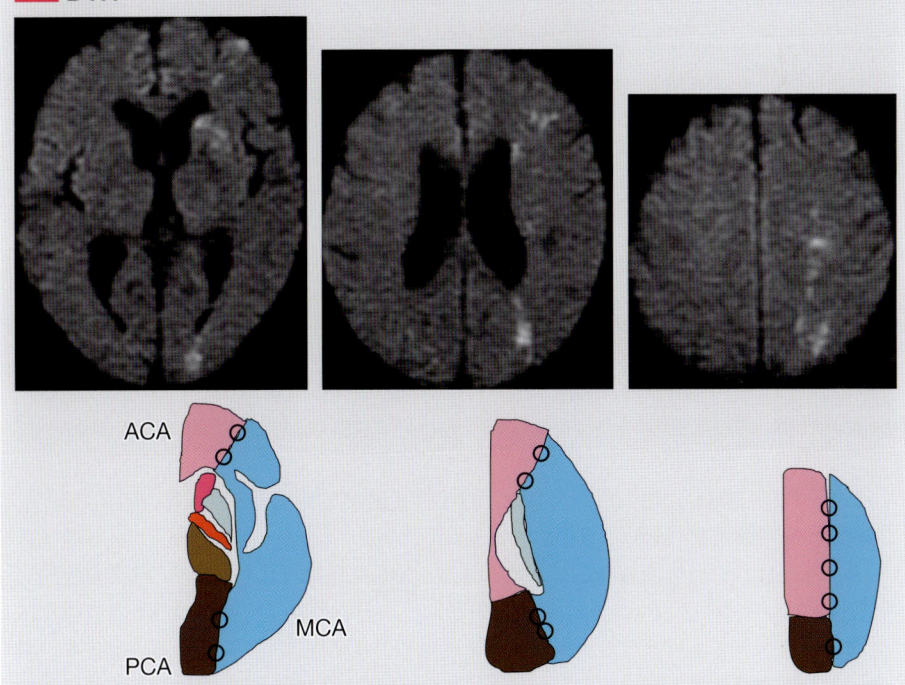

　DWIで左大脳半球に小高信号域が多発しています（図2）。DWIと動脈の灌流域を示したシェーマを見比べると病変分布に規則性があり，ACA，MCA，PCA支配領域の境界（○）に生じているのがわかります。

【診断】**分水嶺（境界域）梗塞（急性期）**：ACA/MCA境界 MCA/PCA境界など主たる**血管支配の境界域に生じる梗塞**です。皮質領域の境界に加えて大脳深部白質にも深部動脈と表在動脈の境界(internal border-zone)があります。アテローム硬化で内頸動脈などの主幹動脈に狭窄がありなんとか血流を保っていたところに，血圧低下などの灌流低下で境界域に梗塞が生じます。MRIで側脳室に平行に並ぶ多発性梗塞はrosary-like pattern※ともいわれます[1]。

※rosary-like pattern：(rosaryはカトリック教で祈りに用いる数珠，ロザリオ) 数珠状につながったの意。

変性疾患

症例2　20歳代，女性

【主訴, 現病歴】7年程前, 右顔面・手足のしびれが一過性に出現することがあった。3年前, 右顔面・右半身のしびれ・右視野がぼやける等で精査加療, 現在に至る。

図3　FLAIR像

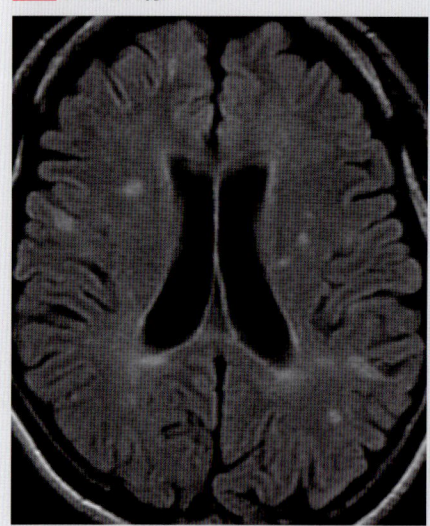

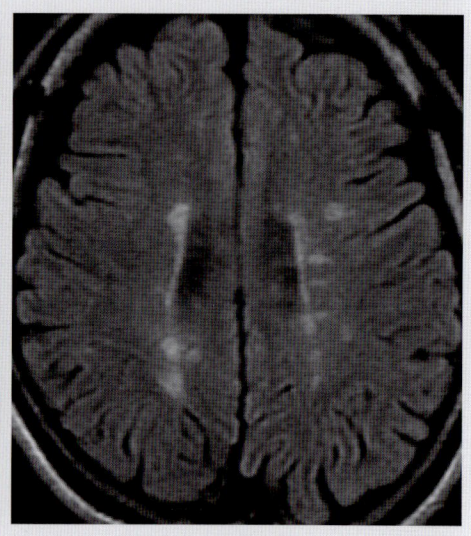

FLAIR像で, 側脳室周囲を中心とする白質に類円形高信号域が多発しています(図3)。

【診断】**多発性硬化症(MS)**：症例は, 髄液MBP陽性・oligoclonal IgG band陽性でMSと診断され, 以後治療を継続しています。MSは軸索を包むミエリン鞘の脱髄で, 脱髄巣(プラーク)はT2WIおよびFLAIR像にて境界明瞭な**楕円形・卵形の高信号**を示します。高齢者であればラクナ梗塞や血管周囲腔の拡張などが鑑別に挙げられます。脱髄巣は側脳室周囲の白質に好発し, **病巣の長軸が側脳室に垂直**なのが典型像です。活動期にはBBBの破綻による浮腫性変化をきたすこともあります。また, MRIでリング状の造影効果(open ring)を認めるサブタイプもあります。再燃を繰り返すため経時変化も重要です[2]。

略語
- BBB；blood-brain barrier　脳血液関門
- DIC；disseminated intravascular coagulation　播種性血管内凝固症候群
- FLAIR；fluid-attenuated inversion recovery　← フレアーとよんでいます
- MBP；myelin basic protein　ミエリンベーシック蛋白
- MS；multiple sclerosis　多発性硬化症
- NSR；normal sinus rhythm　正常洞調律
- PRES；posterior reversible encephalopathy syndrome　可逆性白質脳症

炎症

症例3 50歳代，男性

【主訴】意識障害　【既往歴】2型糖尿病だが，2年前から通院せず自己判断で治療を中止。
【現病歴】自宅で倒れていたところを発見された。
【身体所見】JCS30，体温34.6℃，血圧90/56 mmHg，脈拍107回/分，SpO₂ 95%，WBC 33.26×10³/μL，CRP 26.70 mg/dL，随時血糖837 mg/dL，HbA1c 15.8%

図4

a. 造影CT（下大静脈，大動脈，造影不良域，腎）

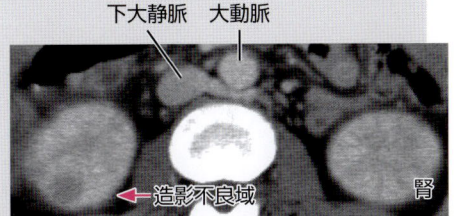

b. DWI

c. 造影 T1WI

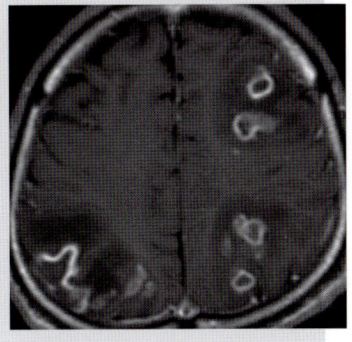

　DWIで著明な小高信号が多発し，分水嶺梗塞に酷似した分布を示しています（図4b）。しかし造影MRIで多発病巣はリング状の造影効果を示し，周囲に著明な浮腫が出現しています（図4c）。炎症反応も高値で，造影CTでは右腎に境界不明瞭な類円形〜楔状の造影不良域が多発し（図4a），急性巣状細菌性腎炎（⇒p.91）と診断されました。血液培養ではS. aureus（黄色ブドウ球菌）が検出されました。

【診断】**多発脳膿瘍**：脳膿瘍は高蛋白で粘稠な内容液によってDWIで高信号を示します。被膜がリング状の造影効果を示し，周囲には炎症による浮腫が出現します。**症例3**は単純MRIでは分水嶺梗塞に類似していましたが，炎症反応高値などの情報によって造影MRIを追加し診断に至りました。

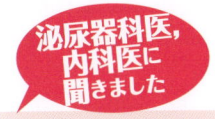

> **泌尿器科医，内科医に聞きました**

尿路感染の原因の多くは大腸菌で，血液中に黄色ブドウ球菌が侵入した経路は特定できませんでした。**症例3**は基礎疾患に糖尿病があり，易感染性で重症化しやすい例です。

血管性浮腫

症例4 50歳代，女性

【主訴】けいれん
【既往歴】慢性腎不全で血液透析を継続している。ブドウ膜炎・回盲部炎あり。
【現病歴】下血で入院し，回腸末端の潰瘍穿孔で手術を施行後，第4病日の朝からけいれん発作2回あり。術後，最高血圧160 mmHg以上の急激な血圧上昇があった。

図5

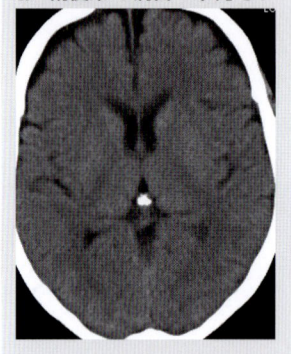

a. 術後第4病日　単純CT　　b. 術後第4病日　FLAIR像

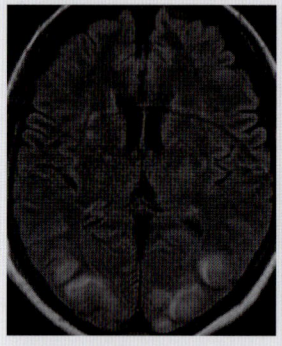

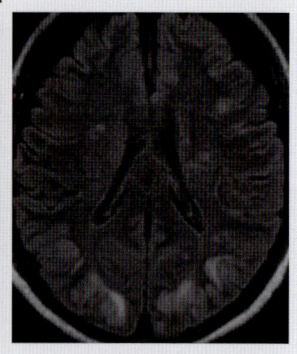

　単純CTで両側後頭葉に低吸収域あり（図5a，図1a〈p.154〉）。T2WI，FLAIRで，両側後頭葉優位の皮質下白質を主として高信号域が多発しています（図5b）。
【診断】**PRES**：急激な血圧上昇が自己調節能を超えると，血管拡張・血管性浮腫をきたし，頭痛・けいれん・精神症状・視力障害などが出現します[3]。高血圧脳症・妊娠高血圧症候群（子癇）等が代表で，高血圧・アルコール依存症・腎機能障害・免疫抑制薬・シスプラチン等がリスクファクターとされます。
　病変は主に椎骨脳底動脈領域に分布しますが，椎骨脳底動脈系の交感神経の分布がICA領域より少ないため，自己調節能の破綻をきたしやすいと考えられています。PRESはFLAIRやT2WIで高信号を示しますが，梗塞のような細胞性浮腫ではなく血管性浮腫のためDWIで高信号を呈さないのが鑑別点といわれます。ただし，T2延長が著明な場合は，T2 shine-through※によってDWIでもやや高信号に出ることがあります[4]。多くは高血圧・高灌流状態の改善によって治癒し，本症例も除水し血圧を下げたところ，症状は改善し低吸収域も消失しました。

※T2 shine-through：DWIでは拡散係数が低い（拡散しにくくなる）と高信号になりますが，T2延長の影響も受けてしまいます。これを除外するにはADC（見かけの拡散係数）mapが必要です[4]。

> 症例5　60歳代，女性

【主訴】頭痛　　【現病歴】以前から軽い頭痛はあったが，今までにない強い頭痛を自覚。嘔気も出現。3日後歩行障害・意識障害が出現した。
【血液検査】WBC $9.42×10^3/\mu L$，RBC $481×10^4/\mu L$，Hgb 16.3 g/dL，Hct 48.0%，PLT $22.1×10^4/\mu L$，Dダイマー 9.1 μg/mL

図6

a. 第1病日　単純CT

b. FLAIR像

c. DWI

d. 第1病日　MR venography
　静脈とともに動脈も描出されている。

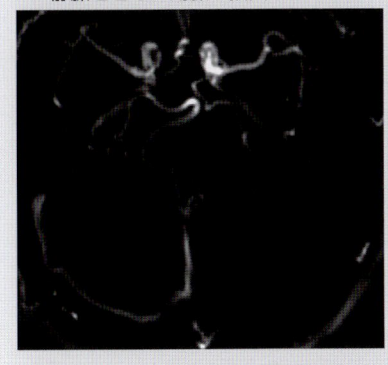

e. 第3病日　単純CT

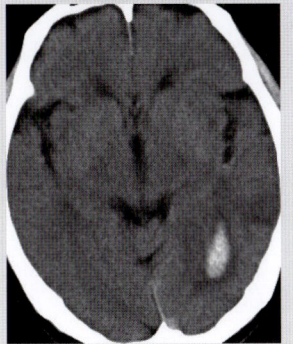

　単純CTで左横静脈洞は著明な高吸収を示し，明らかな左右差があります（図6a）。MR venographyで左横静脈洞は描出されません（図6d）。
　CTで左側頭葉にわずかな腫脹を伴う低吸収域を認め，FLAIR像で高信号ですが（図6b），DWIでは高信号を示しません（図6c）。急性期の梗塞や脳炎・腫瘍ではなく，静脈洞の血栓閉塞に伴う血管性（細胞外）浮腫を考えます。
【診断】**静脈洞血栓症**：静脈洞血栓症は，静脈還流の障害により動脈支配と無関係な浮腫性腫脹を示します。脳表に側副路として拡張した静脈や，静脈性梗塞，うっ血による脳出血，くも膜下出血を伴うこともあり，症例5 は第3病日に左後頭葉に出血しました（図6e）。静脈洞血栓症に硬膜動静脈瘻を合併することもあります。

腫瘍

症例6 60歳代，男性

【主訴】嘔吐
【既往歴】右上葉肺癌（腺扁平上皮癌）術後，化学療法後。
図7

a. T2WI

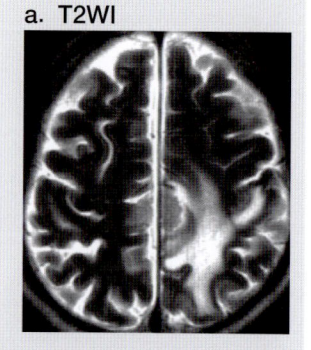

b. T2WI

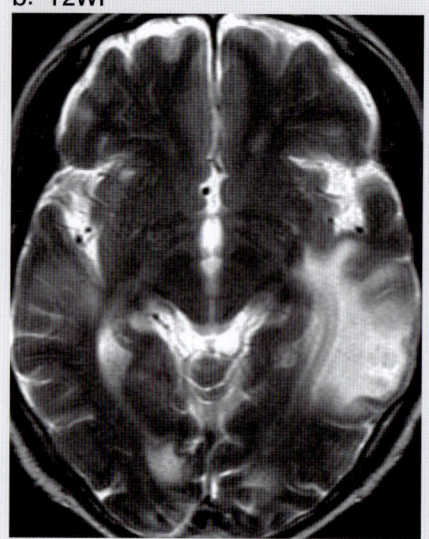

c. 造影 T1WI

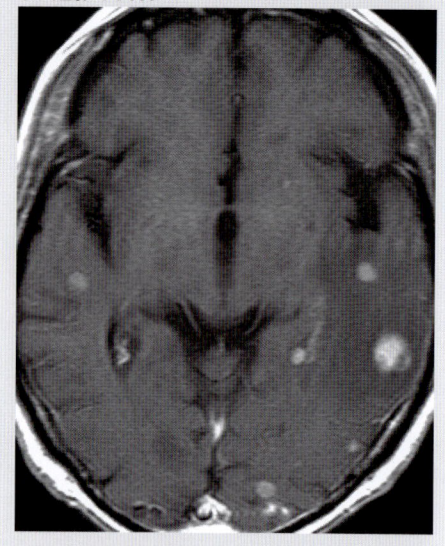

　図1b（p.154）に呈示した単純CTでは，左大脳半球に白質を主体とした浮腫が著明です。低吸収域のこのような分布は梗塞とは異なると読めたでしょうか？ MRIで病変部は著明なT2延長を示し（図7a，b），強い造影効果を示す腫瘍が多発しています（図7c）。
【診断】転移性脳腫瘍：単純CTにおける脳浮腫の鑑別点としては，**脳梗塞は皮質（灰白質）～白質に連続する浮腫**ですが，転移などの腫瘍に伴う浮腫は**白質に沿った放射状（またはモミジやカエデの葉）の広がり**を示します。また，造影すると腫瘍は明瞭化し 症例6 ではほとんどが中心まで造影されましたが，転移性腫瘍のリング状造影効果は有名です。Ring enhancementの脳病変といえば，神経膠芽腫，転移性脳腫瘍，脳膿瘍に加えて，まれですが多発性硬化症のopen ring が挙げられます。プロ（放射線診断医）でも画像だけでは鑑別が難しいものもあります。

> 症例7　40歳代，女性

【主訴】頭痛が治まらない。
【既往歴】20代から片頭痛あり，月1回は頭痛発作があった。2年前大腸癌で手術。
【現病歴】頑固な頭痛あり，次第に数字が読めなくなり近医から紹介となった。血中LDH 900（max1,388）IU/L，sIL-2R 1,610（max7,040）U/mL，髄液蛋白125 mg/dL。腫瘍マーカー正常。表在リンパ節腫大なし。

図8

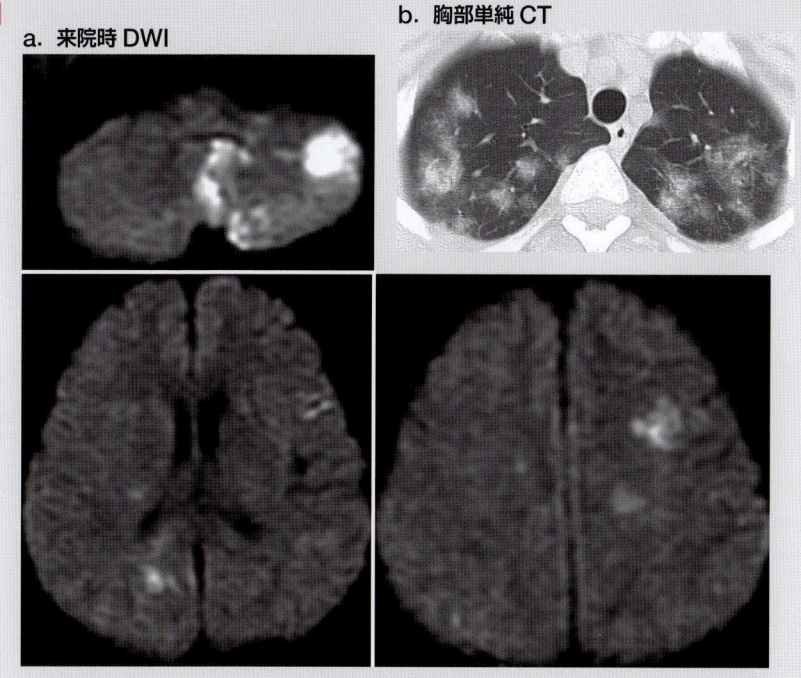

a. 来院時DWI

b. 胸部単純CT

　DWIで脳全体に類円形や短い線状の高信号域が多発（図8a）。T2WI，FLAIRでも同様でした。血管支配領域と無関係で短期間に増加増大し，一部に造影効果も認めました。
　胸部CTでは，両肺野に境界不明瞭な斑状影が多発しています（図8b）。
【経過】入院後，意識障害・右片麻痺・低酸素血症が出現。急速に全身状態が悪化しDICになり死亡。肺生検の病理診断はmalignant lymphoma（non-Hodgkin）でした。
【診断】**血管内リンパ腫症疑い**：脳原発悪性リンパ腫の特殊型で中高年に多いが，まれです。腫瘍細胞が血管内で増殖し血管が詰まって多発脳梗塞を生じます。亜急性・進行性の認知症・意識障害・傾眠・けいれん・頭痛・片麻痺などを呈し，MRIでは小梗塞巣が動脈支配領域と無関係に多発し，**梗塞のリスクがないにもかかわらず梗塞がどんどん増えていきます**[5,6]。本症例を含めて，確定診断がつかず治療に難渋した報告が多いため，知っておくべき疾患として挙げました。

症例8 50歳代，男性

【主訴】けいれん，左片麻痺
【現病歴】野球観戦中に全身性のけいれんが出現した。JCS20・左片麻痺・右口角下垂あり。

図9 T2WI

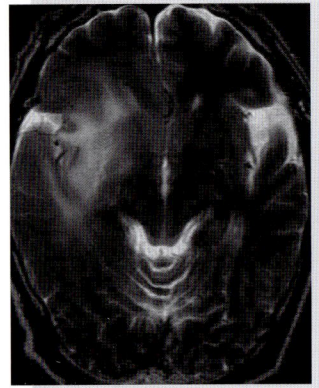

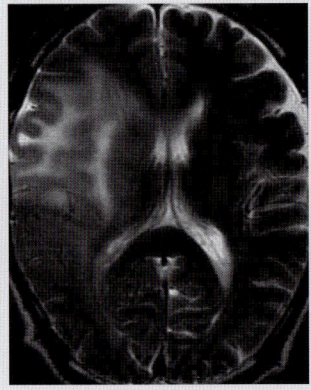

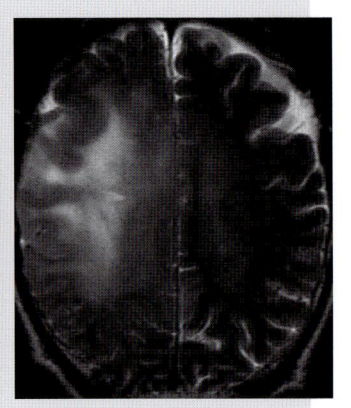

T2WIで右前頭～頭頂～側頭葉～島にかけて，びまん性の高信号域を認めます（図9）。白質を主として広がっていますが境界は不明瞭で，右側脳室の軽度の圧排像は病変部の腫大を示しています。梗塞にしては，病巣の広がりが血管支配領域と一致せず白質に沿っているのがわかります。大きさに比して周囲構造の圧排が弱い点も特徴です。腫瘤を形成しない腫瘍・炎症・変性が鑑別に挙げられます。

【診断】**大脳膠腫症**（開頭生検による病理組織診断）：中高年の大脳にまれにみられる腫瘍で，**明瞭な腫瘤を形成せず，腫瘍細胞が複数の脳葉に渡って広範囲でびまん性に浸潤します**。浸潤は白質線維に沿って広がる傾向があり，既存の組織構築の破壊は乏しく，症例の画像所見はこの腫瘍の組織学的特徴と一致します。通常は造影効果を示しませんが，造影される場合は悪性転化を示唆します[5,6]。

文献

1) Yong SW, Bang OY, Lee PH, Li WY: Internal and cortical border-zone infarction: clinical and diffusion-weighted imaging features. Stroke 2006; 37: 841-6.
2) 青木茂樹，相田典子，井田正博，大場 洋 編著: 新版よくわかる脳MRI, 画像診断別冊 KEY BOOKシリーズ 第2版. 秀潤社. 2004; p356-61.
3) 伊藤泰広，ほか: Reversible posterior leuko-encephalopathy syndromeの疾患概念，神経内科. 2005; 63: 307-22.
4) 阿部 修: 拡散強調像とADC, diffusion perfusion MRI 一望千里. 西村恒彦，山田 恵，伊藤博敏 編. メジカルビュー社. 2006; p29-34.
5) 前原忠行，土屋一洋 編著: 完全攻略 ちょっとハイレベルな頭部疾患のMRI診断. 秀潤社. 2008; p96-7, 108-9.
6) 脳腫瘍全国統計委員会・日本病理学会 編: 臨床・病理 脳腫瘍取り扱い規約 第2版. 金原出版. 2002; p116-7, 149-52.

第Ⅱ章　症状から（見逃せない疾患をみつけるコツ）

14 くも膜下出血，頭部外傷

この項目のテーマ
脳動脈瘤
くも膜下出血（SAH）
頭部外傷（外傷性SAH，脳挫傷，急性硬膜下血腫，急性硬膜外血腫）

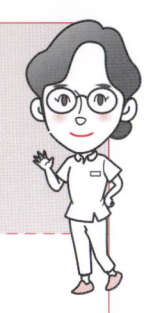

読影のエッセンス

「脳梗塞」（p.144）「脳梗塞類似疾患」（p.154）では単純CTで主に低吸収の病変をみてきました。ここではくも膜近傍の高吸収の診断です。明瞭な高吸収を示す症例から見落としそうなくも膜下出血（SAH）の症例を通して，くも膜周辺の異常に気付くポイントをつかみます。また，頭部外傷を読む際の留意点も挙げます。

「CTの基礎」（p.12）で"頭蓋内出血は腹部骨盤出血に比べて明瞭"と述べましたが，場合によっては初療で気付かない恐れがあります[1]。怖がらせるわけではありませんが，頭痛のため撮ったCTで異常なく，その後会計窓口で倒れ，再検したCTでSAHだった例があります。脳動脈瘤（AN）破裂の典型的な症状は"今まで経験したことのない突然の激しい頭痛"ですが，いつもと違う頭痛・悪心・嘔吐・動眼神経圧迫症状（眼瞼下垂や複視）などの，破裂の警告症状を呈することがあります。また，少量の出血（miner leak）や出血直後は，まれにCTで高吸収にみえないこともあります（⇒p.179）。特に高吸収の骨に囲まれる後頭蓋窩・頭蓋底は弱い所で，CTを過信してはいけません。

略語

AN；aneurysm　動脈瘤
AVF；arteriovenous fistula　動静脈瘻
AVM；arteriovenous malformation　動静脈奇形
BA；basilar artery　脳底動脈
DIC；disseminated intravascular coagulation　播種性血管内凝固症候群
FLAIR；fluid-attenuated inversion recovery
ICA；internal carotid artery　内頸動脈
IC-PC；internal carotid-posterior communicating artery
　　　内頸動脈後交通動脈分岐部
MCA；middle cerebral artery　中大脳動脈
MIP；maximum intensity projection
SAH；subarachnoid hemorrhage　くも膜下出血
VA；vertebral artery　椎骨動脈
VR；volume rendering

未破裂動脈瘤

内頸動脈（ICA）遠位端 未破裂動脈瘤

症例1 60歳代，女性

【主訴】左口角のけいれん

図1

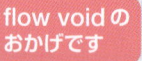

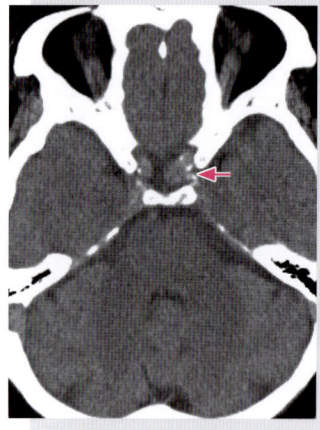

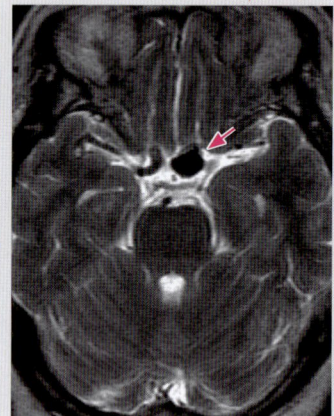

a. 単純CT
b. T2WI（flow voidのおかげです）
c. MRA

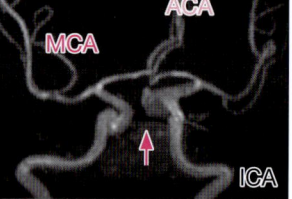

単純CTで鞍上槽正中から左側に石灰化を伴う腫瘤を認めます（図1a）。動脈瘤と鞍上部腫瘍が候補に挙がりますが，ともすると見落としかねない像です。T1WIは呈示しませんが，腫瘤はT1，T2WIともに無信号を示し，速い血流によるflow voidであることがわかります（図1b）。MRAで，左ICA遠位端に脳動脈瘤を認めます（図1c）。

動脈瘤や動静脈瘻（AVF）/動静脈奇形（AVM）は，MRIでflow voidを示すことから診断が容易になりました（⇒p.36）。MRAはTOF（time of flight）という撮像法ですが，水素原子がどんどん流れている所，すなわち速い血流が高信号になり通常は動脈の描出に用いられます。

脳溝・脳槽を意識していますか？

脳実質のなかは注意していても，脳の輪郭，すなわちくも膜下腔がどうなっているかはおろそかにしがちです。

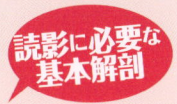

脳槽の部位と名称

脳槽はくも膜下腔の広い所で頭部深部にあります。トルコ鞍の上は鞍上槽，脳幹部周囲は橋前槽・脚間槽・迂回槽・四丘体槽など，みたとおりの名前が付いています。

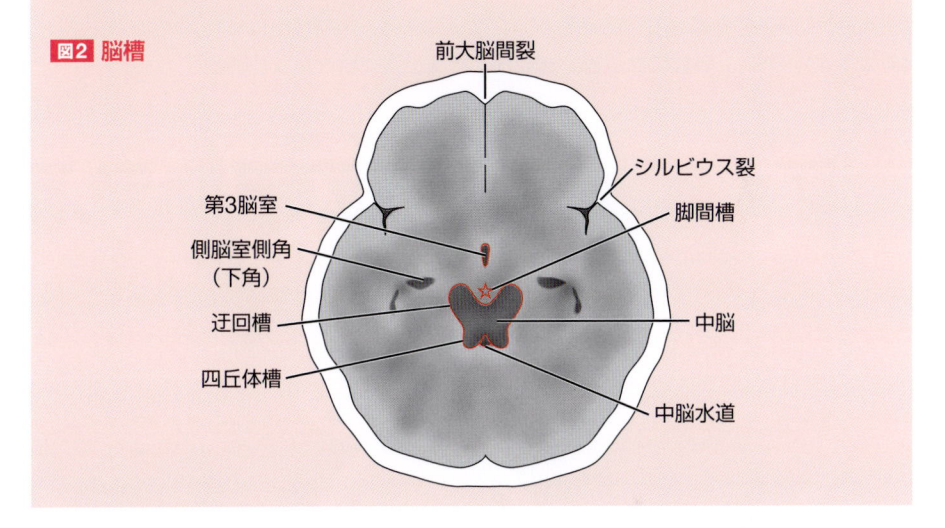

図2 脳槽

（読影に必要な基本解剖）

図のラベル：前大脳間裂／シルビウス裂／第3脳室／脚間槽／側脳室側角（下角）／迂回槽／中脳／四丘体槽／中脳水道

Willis動脈輪を巡る

SAHの原因は種々ありますが（**表1**），成人例の多くは脳動脈瘤の破裂です。**瘤はWillis動脈輪とこの近傍に好発する**ことから，**鞍上槽への出血は高率**です（**図3, 4**）。また，小さくても高圧の動脈瘤から狭いくも膜下腔に出血するので，他の原因によるSAHと比べて早期に広がります。出血は出血源の近くに多いはずですが，脳動脈瘤破裂のSAHでは偏りがない例も多く，頭位による分布の変化もありえます。

表1 SAHをきたしうる疾患

脳動脈瘤
脳動静脈奇形／動静脈瘻
動脈解離
静脈洞血栓症
腫瘍
脳炎
DIC

一応の目安としては，鞍上槽に加えて，前交通動脈瘤（A-com A AN）は前大脳間裂，中大脳動脈瘤（MCA AN）は患側のシルビウス裂，椎骨動脈（VA）末梢から脳底動脈（BA）の動脈瘤や解離は脳幹部周囲などに出血します。

脳動脈瘤破裂によるくも膜下出血（SAH）

内頸動脈後交通動脈分岐部動脈瘤（IC-PC AN）の破裂

症例2 50歳代，女性

【現病歴】入浴中髪を染めていたところ，突然後頸部痛，頭痛が出現した。
【身体所見】JCS1。質問には返答できるが，頭痛が強く動き回っている。

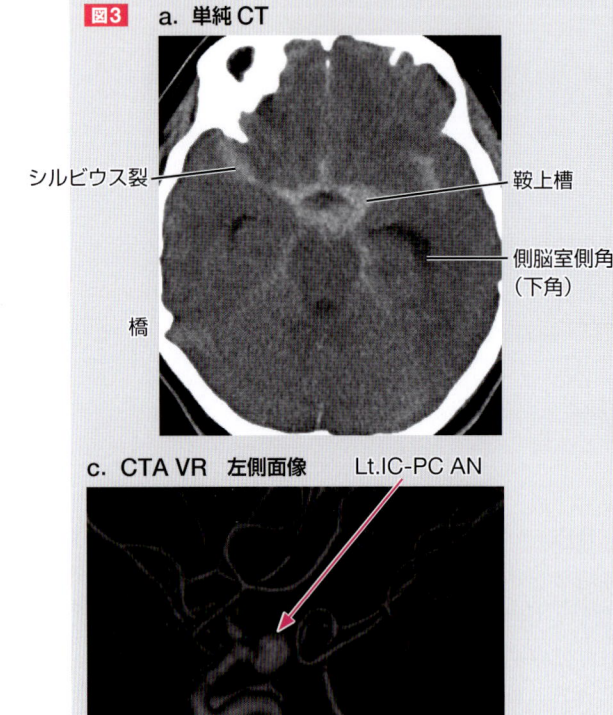

図3　a. 単純CT　　b. 造影CT

シルビウス裂
鞍上槽
側脳室側角（下角）
橋
IC-PC AN
Willis動脈輪

c. CTA VR　左側面像　　Lt.IC-PC AN

　単純CTで鞍上槽から両側シルビウス裂・迂回槽・四丘体槽などに出血による高吸収を認めます（図3a）。単純CTで動脈瘤自体は多くの場合描出できず，造影CTが必要になります。造影後Willis動脈輪左側に動脈瘤を認め（図3b），CTA（CT angiography）でLt. IC-PC ANでした。CTAでは，MIP，VRという画像処理を用いますが（⇒p.47），この項ではVRを呈示しています（図3c）。

中大脳動脈 M2 分岐部動脈瘤（MCA M2 bifurcation AN）の破裂

症例3 50歳代，女性

【既往歴】高血圧未治療
【現病歴】午後7時半頃，突然の頭痛が出現した。
【身体所見】JCS1

図4
a. 単純 CT
b. 単純 CT
c. CTA VR 右前斜位像

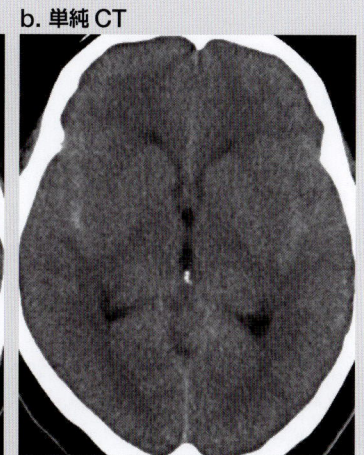

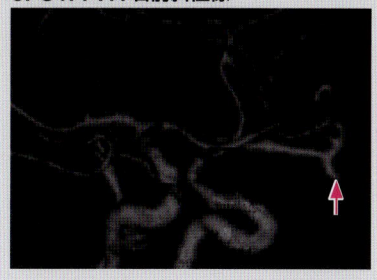

　両側シルビウス裂や脳幹周囲に高吸収を認めますが（図4a，b），**症例2** と比べて出血の量が少なく，目が慣れていないと即座にSAHといえないかもしれません。しかも，出血の分布がびまん性で左右対称なため意外と気付きにくいのです。普段から脳槽や脳溝を意識してみておくことが大切です。**症例3** は脳槽にあるべき水濃度が消失し中脳の輪郭が不明瞭ですね。CTAでは，Lt. MCA M2分岐部に動脈瘤を認めます。M2分岐部はIC-PCやA-comAと並んで動脈瘤の好発部位です。

SAH 後に生じる水頭症

椎骨動脈瘤（VA-AN）の破裂

症例4 90歳代，女性

【現病歴】午後2時半頃，突然の激しい頭痛と嘔吐が出現した。
【身体所見】JCS300

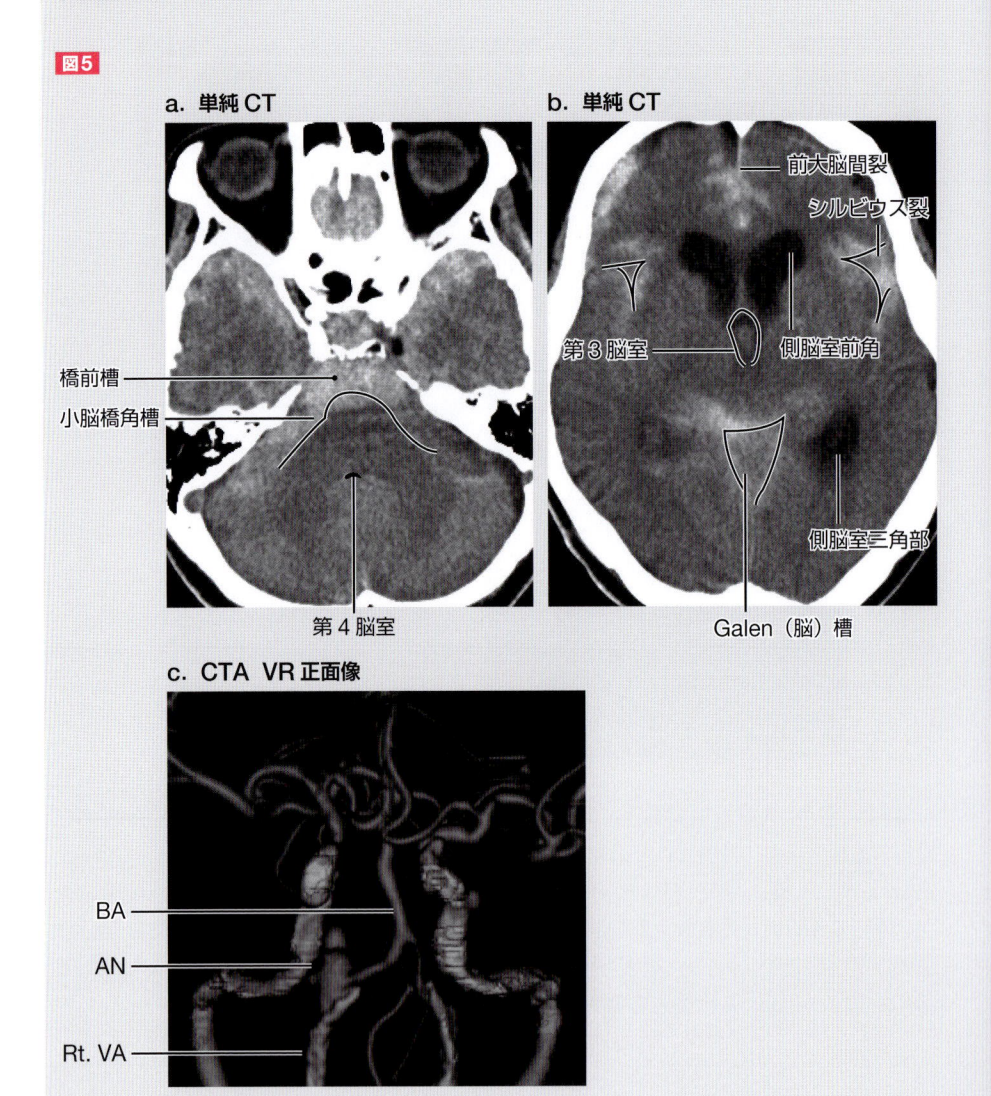

図5

a. 単純CT

橋前槽
小脳橋角槽
第4脳室

b. 単純CT

前大脳間裂
シルビウス裂
第3脳室
側脳室前角
側脳室三角部
Galen（脳）槽

c. CTA VR 正面像

BA
AN
Rt. VA

CTでSAHを認め，特に右小脳橋角槽や橋前槽の高吸収が目立ちます（図5a, b）。CTAで右椎骨動脈3rd segmentに動脈瘤を認め（図5c），出血の分布もこの瘤の破裂で説明できます。両側側脳室下角（側角）・前角は軽度拡張し角が取れて丸みを帯びていますが，SAHの後にこのような水頭症をきたすことがあり"niko-niko sign"とよばれます（⇒p.228）。どことなくユーモラスな形ですね[2]。脳脊髄液の通路が血腫で詰まる，ヘモジデリンが沈着する，くも膜顆粒における髄液の吸収が阻害されるなどの原因が考えられます。

水頭症と脳萎縮の違い

どちらも脳室の拡張をきたしますが，次のような違いがあります。脳室と脳溝の両方が拡張し脳室が元の形を保ったまま拡張していたら脳萎縮，脳溝が開かず拡張した脳室がやや丸みを帯びていたら水頭症を考えます。水平断像では，前角はブーメランあるいは"くの字"のような形であり，目安になります。

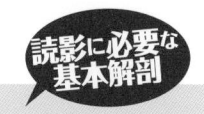

髄液の流れ（main root）（図6）

髄液は脳室内の脈絡叢で産生され，第4脳室のLuschka孔（左右外側部）・Magendie孔（正中）を通ってくも膜下腔に流れ，くも膜顆粒で吸収されて上矢状静脈洞に入ります。脳室間の狭い通路として，側脳室〜第3脳室間にMonro孔，第3〜4脳室間に中脳水道があります。

図6 脳室

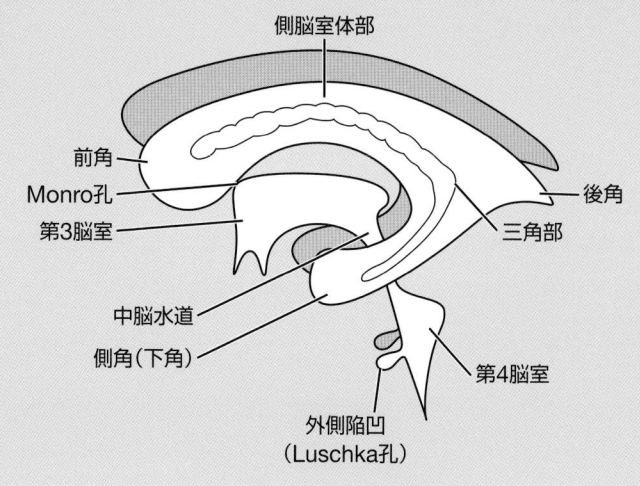

くも膜周辺の異常を見落とさず，over diagnosis もしないために

脳動脈瘤の破裂によるSAHの大部分は高吸収域として指摘できますが，CTで指摘しにくい場合もあります（表2）。

表2 CTで出血の診断が難しい場合もある

少量の出血
頭蓋底の出血，頭蓋底近傍の脳挫傷
時間経過で吸収値が低下し，脳実質と等吸収になった血腫
両側性で左右差がない出血
動脈瘤や動静脈奇形の切迫破裂状態
出血直後で凝縮する前

それでは，少量の出血（miner leak）や頭蓋底の出血などを見落とさないためには，どうすれば良いでしょう？　まず，くも膜下腔の白いところがSAHと思っているだけでは不十分で，"脳槽や脳溝がみえにくい所"を探す意識が大切です。これは，SAH以外にもさまざまな疾患・病態に気付くきっかけになります（表3）。

表3 脳槽や脳溝がみえにくい原因

くも膜とくも膜下腔の問題	くも膜下腔の髄液のX線吸収値がやや上昇，またはくも膜が肥厚（出血・腫瘍の播種・膿瘍）
脳実質の問題	脳実質が腫大し吸収値がやや低下（早期梗塞・脳挫傷・脳炎・出血や腫瘍に伴う浮腫や壊死）

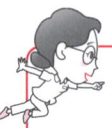

くも膜と周辺の異常を診断するポイント
"くも膜下腔の著明な高吸収"に気付くのはやさしいが，

"脳槽にあるべき水濃度がみえない""脳幹の輪郭が不明瞭"を見落とさない。CTで「オヤッ？」と思ったら，MRIで確認しましょう。CTはきっかけ，MRIが切り札です。

左右は同じレベルで比較する　基本が大切

当たり前の話しですが，脳溝の左右差云々を言うためにはポジショニングが大切です。特に外傷や頭痛による不穏な状態で頭部が左右に傾いてしまったときは，対側の上または下のスライスと比較しなければいけません。

SAHからたどり着く内科疾患もある

症例5 80歳代，男性

【既往歴】僧帽弁閉鎖不全・慢性心不全
【現病歴】1カ月前から摂食不良で寝たきり。昨日から無尿となった。
【身体所見】体温36.4℃，血圧95/50 mmHg，脈拍98回/分
【血液検査】WBC 15.00×10^3/μL，CRP 4.56 mg/dL

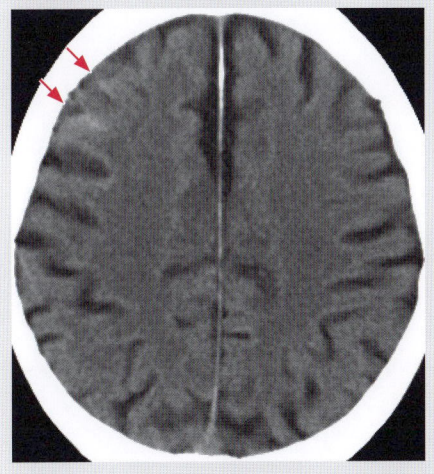

図7

a. 単純CT　　　　　　　　　　　　　b. FLAIR像

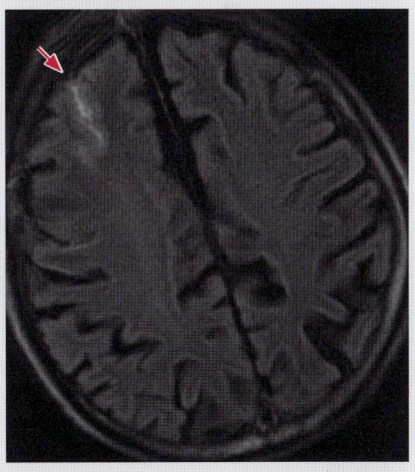

　CTで右前頭葉の脳溝にわずかな高吸収を認めます（**図7a**）。MRI FLAIR像で脳溝に著明な高信号を認め（**図7b**），SAHを疑います。腰椎穿刺で血性髄液を確認し，その後DIC・敗血症・感染性心内膜炎が次々と判明しました。

　FLAIR像では，脳脊髄液が低信号なのでSAHの高信号はみえやすく，感度が高いことが知られています[3,4]。CTで脳幹部の輪郭不明瞭が気になり，FLAIR像を撮ってSAHと診断できた脳底動脈解離もあります。

　MRIは骨に邪魔されないため脳底部もよくみえます。SAHを疑うがCTでよくわからない場合は，FLAIR像を撮ってみて下さい（**表3**）。この症例のように，脳卒中から感染性心内膜炎にたどり着くこともあります[5,6]。

頭部外傷

脳挫傷・外傷性SAH・急性硬膜下血腫・骨折・急性硬膜外血腫はセットで探す

症例6 80歳代，男性

【現病歴】雪道を散歩中に転倒し，倒れているところを発見された。頭重感あり。
【身体所見】JCS1。右外耳道から出血あり。

図8

a. 単純CT　脳挫傷とSAH

b. 単純CT　急性硬膜下血腫

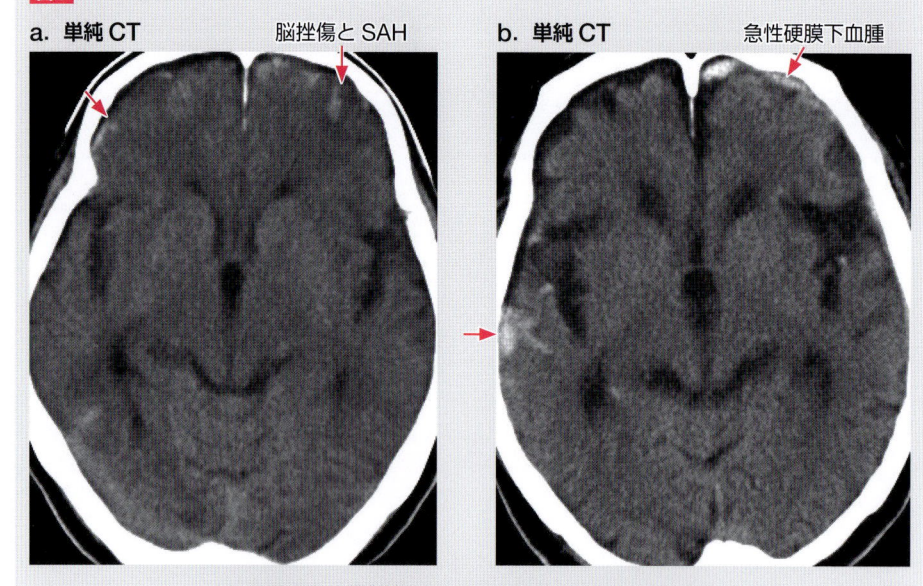

c. 単純CT　骨条件

側頭骨乳突蜂巣部の骨折

　両側前頭葉・右側頭葉の脳溝・脳表に，外傷性SAHによる線状の高吸収域が多発しています。脳挫傷は浮腫による低吸収と出血による高吸収が混じることが多く，salt and pepperとよばれます。 **症例6** では両側前頭葉に挫傷を認めます（**図8a**）。左前頭骨直下には急性硬膜下血腫（いわゆる三日月型の高吸収域）があります（**図8b**）。脳挫傷に伴って，脳表と静脈洞を結ぶ架橋静脈の破綻で起こることが多いとされます。右側頭骨乳突蜂巣の骨折は外力が直接加わった部分であり（**図8c**），対側では脳実質が頭蓋骨内側面と衝突することによって，反衝損傷（contre-coup injury）が起こります。

> 皮下血腫や骨折のある受傷部とその反対側も意識してみましょう。

症例7 20歳代，女性

【現病歴】高速道路運転中の自損事故
【身体所見】JCS100。右外耳道から出血が持続している。

図9 単純CT

a. 頭部条件

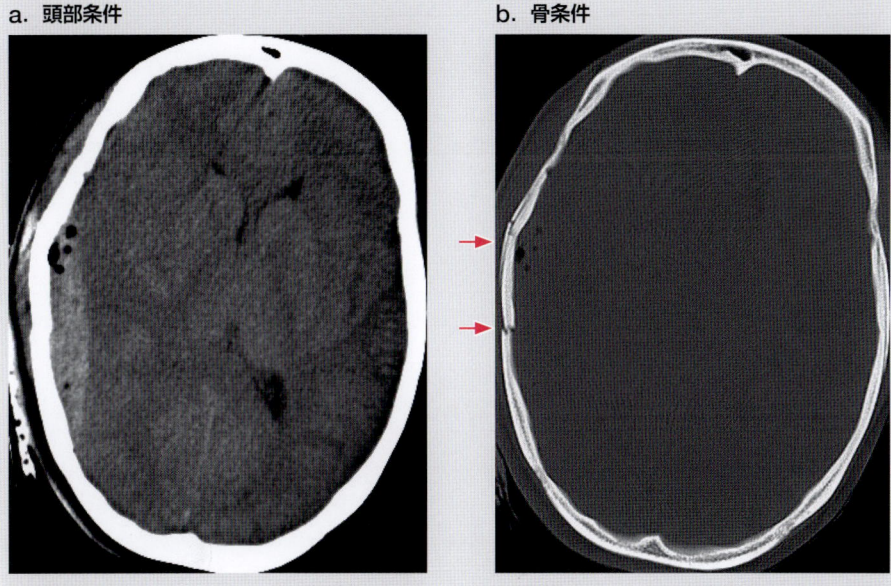

b. 骨条件

　右側頭骨直下に急性硬膜外血腫（いわゆる両面凸レンズ型の高吸収域）を認めます（**図9a**）。多くは骨折に伴う硬膜動脈の損傷，静脈洞の損傷で起こり，この症例も，側頭骨に多発骨折を認めます（**図9b**）。骨と硬膜は固着しており硬膜外血腫はこれをはがしながら増大するため，凸レンズ型になります。

外傷性脳浮腫や脳挫傷の感度は MRI が高い

症例8 70歳代，男性

【現病歴】自転車で転倒
【身体所見】JCS1。左眼瞼〜前額・前頭部に皮下血腫あり。

図10

a. 単純CT ／ ←皮下血腫 ／ 外傷性SAH

b. T2WI ／ 側頭葉脳挫傷

T2スター効果

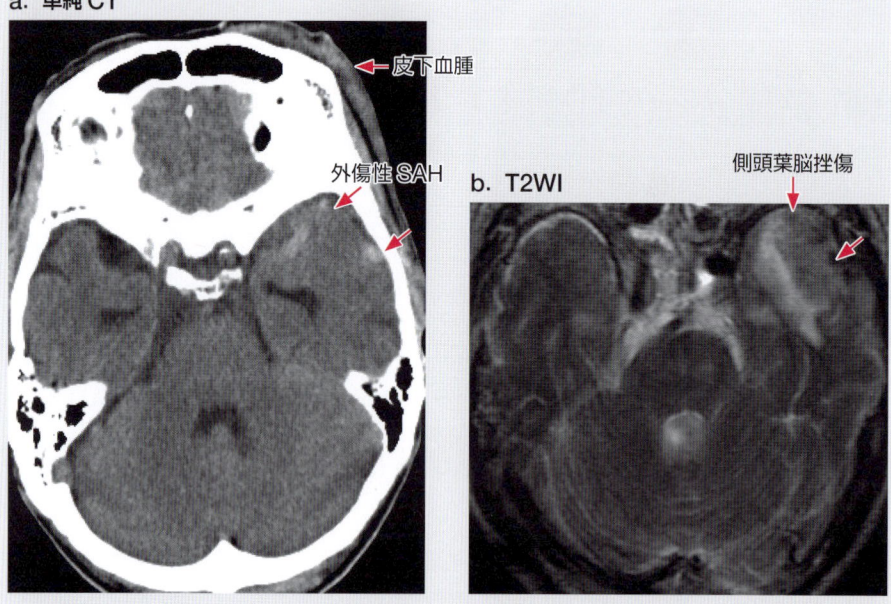

　皮下血腫のある左前頭部が直接の打撲部です。左中頭蓋窩の外傷性SAHと硬膜下血腫を認めますが，脳挫傷は指摘できません（図10a）。T2WIで左側頭葉に明瞭な高信号域を認め，外傷による浮腫です。また，このT2延長域の中に脳表に急性期の出血と思われる小低信号域を複数認め，脳挫傷を示します（図10b）。
　微小出血には，susceptibility effectの感度が高いT2*強調像も用いられます（画像呈示なし）。

経時変化も大切に

症例9 就学前，女児

【受傷機転】走行中の車内で遊んでいて櫛の柄が口腔内に刺入した。

図11

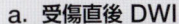

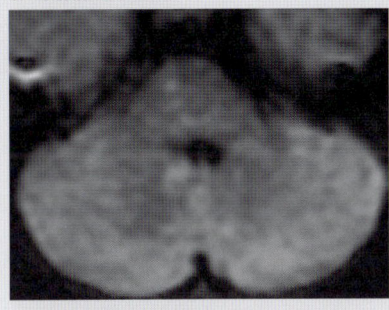

a. 受傷直後 DWI

b. 2日後 DWI

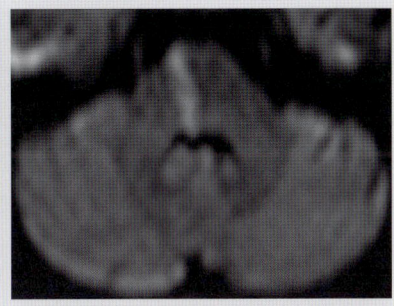

c. 2日後 単純 CT

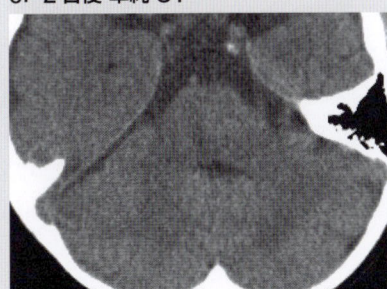

d. 2日後 T2WI

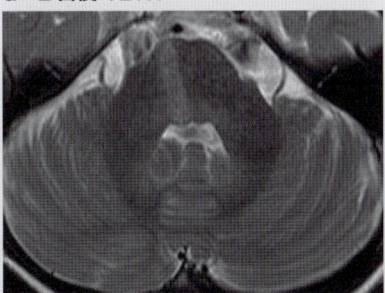

　受傷直後のDWIで橋にわずかな帯状の高信号を疑いますが，不明瞭です（図11a）。2日後のDWI（図11b）とT2WI（図11d）で，脳底動脈のすぐ右側から橋に櫛の刺入による脳挫傷があり，高信号が鮮明化しました。CTではわずかな低吸収を示すものの不明瞭です（図11c）。幸い命に別状なく退院しリハビリとなりました。

文献

1) Vermeulen MJ. Schull MJ: Missed diagnosis of subarachnoid hemorrhage in the emergency department. Stroke. 2007; 38: 1216-21.
2) Hosoya T, Yamaguchi K, Adachi M, et al: Dilatation of the temporal horn in subarachnoid haemorrhage. Neuroradiology. 1992; 34: 207-9.
3) Noguchi K, Ogawa T, Inugami A, et al: Acute subarachnoid hemorrhage: MR imaging with fluid-attenuated inversion recovery pulse sequences. Radiology. 1995; 196: 773-7.
4) da Rocha AJ, da Silva CJ, Gama HP, et al: Comparison of magnetic resonance imaging sequences with computed tomography to detect low-grade subarachnoid hemorrhage: Role of fluid-attenuated inversion recovery sequence. J Comput Assist Tomogr. 2006; 30: 295-303.
5) 橋本洋一郎, 木村和美, 内野 誠: 感染症・消耗性疾患と脳卒中, 循環科学. 1996; 16: 446-50.
6) 豊田一則: 心内膜炎による脳卒中—特殊な原因による脳卒中—, 脳と循環. 2005; 10: 27-31.

第Ⅱ章 症状から（見逃せない疾患をみつけるコツ）

15 脳脊髄ア・ラ・カルト

この項目のテーマ
慢性硬膜下血腫
脳内出血（脳動静脈奇形，静脈洞血栓症）
Wernicke脳症
脊髄硬膜動静脈瘻
脊髄梗塞

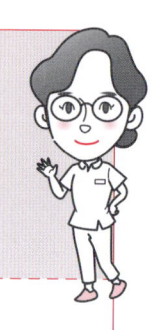

読影のエッセンス

意識障害，頭痛，けいれん，麻痺などを呈するさまざまな疾患には，「画像を知っているだけで名医になれる」特徴的な所見を示すものがある一方で，見落としやすい症例もあります。

慢性硬膜下血腫

原因の多くは外傷で，架橋静脈の破綻によって血腫が緩徐に形成され，通常受傷から1カ月以降に頭蓋内圧亢進と圧迫による頭痛や麻痺が出現します。外傷の既往が不明なことも多く，アルコール常飲，抗凝固薬服用，血液透析などが危険因子として挙げられます。

出血の落とし穴（ピットフォール）

さて，図1，2のCT像を比べてみてください。図1の慢性硬膜下血腫を見落とすことはありませんが，図2はどうでしょうか？　三日月型の血腫は左右対称で濃度が灰白質に近いため，当直で疲労した頭ではスルーしてしまう可能性があります。**大きな病変でも見落とす場合は，やはりコントラストが不良のとき**だと再認識させられます。

血液は血管外に出ると凝縮によってCT値が上昇します。その後CT値は低下し，やがて液状化によって脳実質よりも低吸収になります。血腫は，どの時期に撮像されたかで濃度（吸収値）が異なり，脳実質と等吸収の場合があるのですね。なお，症例2は慢性硬膜下血腫としての症状はなく，酔いが覚めて元気に帰宅しました。

症例1 80歳代,女性

【現病歴】1カ月前に転倒。最近転びやすく,つじつまの合わないことを言い不穏になった。

図1

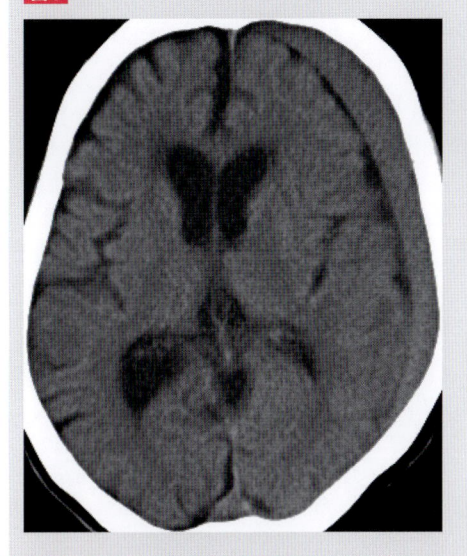

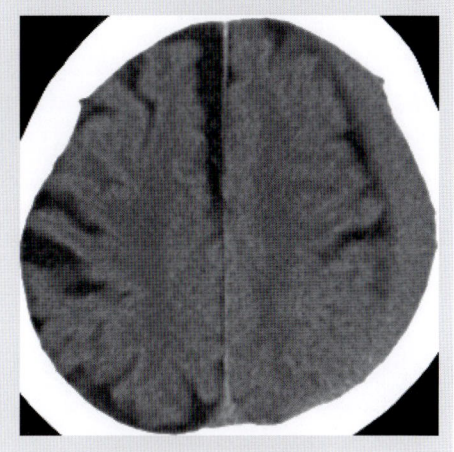

【経過】穿頭血腫洗浄除去術を施行し,80 mL排液した。

症例2 60歳代,男性

【既往歴】高血圧
【現病歴】相当量飲酒中,椅子から転落して意識レベル低下。

> 左右対称・コントラスト不良は見落としやすい

図2

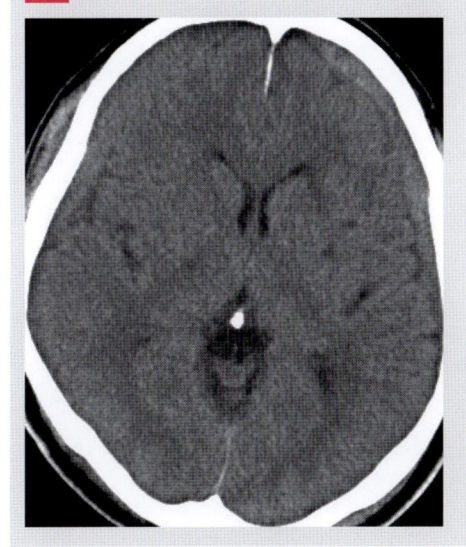

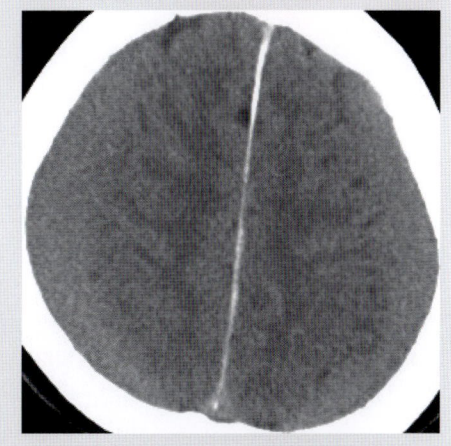

【経過】補液のみで意識レベルは改善し,急性アルコール中毒と診断された。

忘れた頃に発症する慢性硬膜下血腫

症例3 80歳代，女性

【既往歴】糖尿病。脳梗塞後抗凝固薬の内服を継続している。1カ月前自宅で転倒し右後頭部を打撲。その後は症状なく来院しなくなった。

【現病歴】受傷から36日後，ふらふらして歩けなくなり夕方には立てなくなった。血糖500 mg/dL台と高値で家族がインスリンを注射。夜半意識レベルが低下し救急搬送となる。来院時血糖は29 mg/dLで著明な低値を示した。ブドウ糖を静注し血糖値は上昇したが，意識レベルの回復は不良。

図3

a. 受傷当日単純CT   b. 受傷36日後

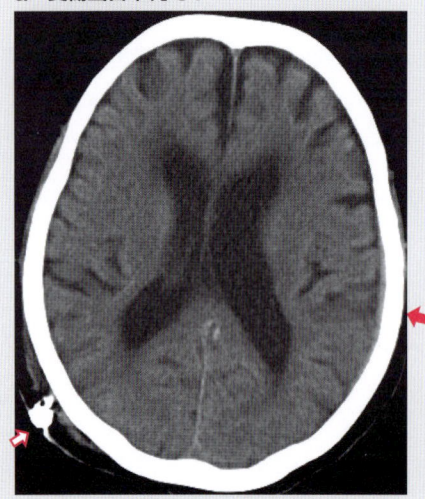

⇨ 右後頭部皮下血腫，裂創のガーゼパッキング　　➡ 左急性硬膜下血腫
▷ 左側脳室圧排狭小化　　▶ 左慢性硬膜下血腫

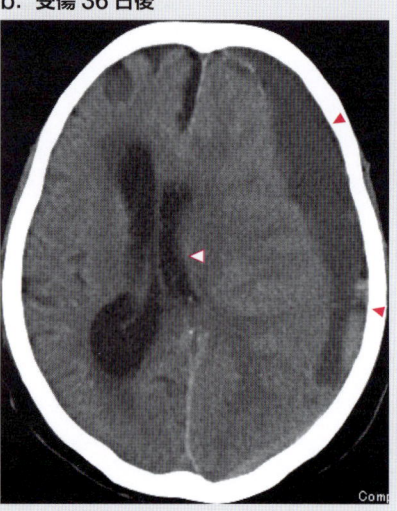

　頭部打撲直後の右後頭部皮下血腫は，外力が直接加わった部分です（図3a）。対側の左頭蓋骨直下にわずかな急性硬膜下血腫を認めcontre-coup injury（頭蓋骨内板と脳が慣性力で衝突して生じる）と考えられます。今回のCTで著明な左硬膜下血腫を認め，左側脳室は狭小化，正中線の偏位（midline shift）も強く（図3b），中脳への圧迫もみられました。

【緊急穿頭血腫吸引術】硬膜と血腫の外膜を破ると薄茶色の液体が勢いよく流出，暗褐色の血液120 mLを吸引した。翌朝担当研修医のカルテには，「訪室時，患者さんが挨拶をしてくれた」と記載されており，術後歩行可能となった。

脳内出血

けいれん直後には高吸収がなかったまれな症例

血液は血管外に出て凝縮し血腫になります。急性期の血腫はCTで通常60〜80 HU程度の高吸収を示しますが（⇒p.14），けいれんで発症した次の2例は，発作直後のCTで高吸収域はありません。担当医がわずかな異常に気付き，MRIを追加して血腫を確認しました。けいれんの原因は出血による刺激だとすると，最初はごく少量の出血だったのかもしれません（ 症例5 ）。 症例4 は抗凝固療法中ですが，凝血する前の出血巣は高吸収にならないといわれ，関連があるのかもしれません。これらはきわめてまれな例ですが，CTの再検やMRIの追加もときに必要ですね。

静脈洞血栓症で入院中のけいれん発作

症例4 60歳代，女性

【現病歴】左横静脈洞血栓症で入院治療中，第3病日に左後頭葉に出血があった。第7病日の夜半に倒れてけいれんしている患者さんを発見。右片麻痺あり。

図4

a. 発症後25分　単純CT
境界不明瞭な低吸収域

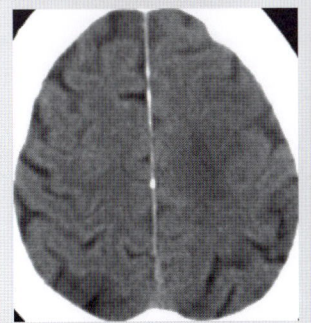

b. 11時間後　T2*WI
急性期の血腫

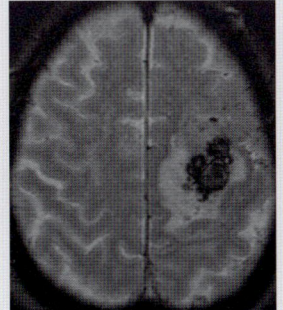

c. 1カ月後　T2WI
慢性期の血腫

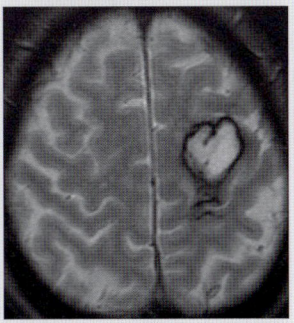

単純CTで左後部前頭葉に低吸収域を認めますが，血腫を示す高吸収域はありません（図4a）。MRI T2*WIで同部に著明な低信号域を認めます（図4b）。ヘム鉄のsusceptibility effectによる特徴的な黒さであり，血腫を示します。1カ月後のT2WIでは血腫の辺縁に無信号の縁取りがみられ（ヘモジデリンリング），内部は液状化による高信号（T2延長）をきたしています（図4c）（⇒p.32）。血腫が陳旧化してきた像です。

脳動静脈奇形（AVM）によるけいれん発作

症例5 60歳代，女性

【主訴】けいれん発作　　【既往歴】高血圧あるが降圧薬の服用は不規則。
【現病歴】飲食店の会計待ちで座っていた。突然3分間の全身性強直性けいれんあり。すぐに救急搬送となった。初めてのけいれんである。
【身体所見】JCS1。神経学的異常なし。血圧157/90 mmHg，脈拍85/分

図5

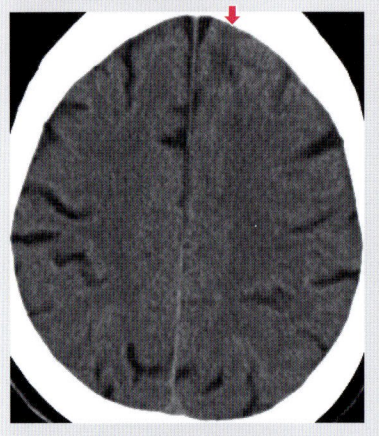

a. 発症直後 単純CT　　b. 1時間半後 MRI（FLAIR像）　　c. 翌日 単純CT

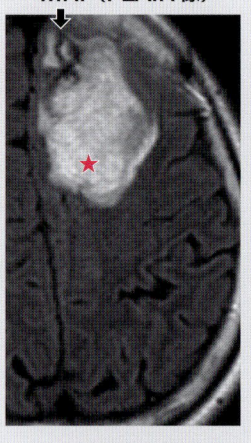

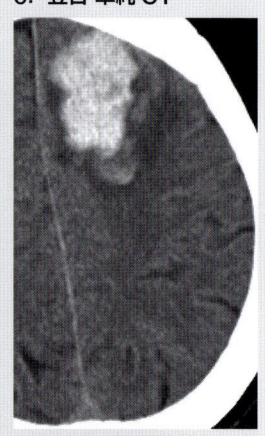

➡ 左前頭葉の軽度腫大を伴う低吸収域
➡ 拡張血管の flow void
⇨ AVMの nidus
▷ 流入動脈（ACA）
▶ 流出静脈
★ 血腫
＊ 上矢状洞（SSS）

ACA：前大脳動脈

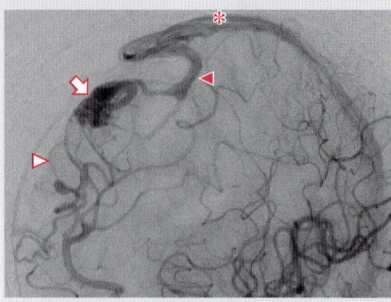

d. 左内頸動脈造影側面像

　来院直後CTでは血腫なし（図5a）。左前頭葉皮質下に低吸収域あり，脳回の幅が広く脳溝が狭いことが気になり，MRIを撮像しました（ERは大変混雑し1時間半後になった）。FLAIR像で左前頭葉に5 cm大の血腫が出現，flow voidを示す拡張血管が侵入しfast-flowの血管奇形を疑います（図5b）。翌日のCTでも，高吸収の血腫と周囲の浮腫を確認（図5c）。DSAで，前大脳動脈から流入する動静脈奇形（AVM）を認め出血源と診断されました（図5d）。AVMは動脈と静脈が毛細血管を介さず直接吻合（シャント）し，吻合部にはナイダス（nidus）とよばれる異常血管の塊があります。血流が非常に速いためMRIでflow voidを示します[1]（⇒p.36）。

略語
AVF；arteriovenous fistula　動静脈瘻
AVM；arteriovenous malformation　動静脈奇形
SSS；superior sagittal sinus　上矢状洞

Wernicke脳症はMRIでピタリと当てる

MRIの恩恵

　Wernicke脳症はビタミンB_1の不足によって意識障害や神経症状をきたしますが，危険因子としてアルコール多飲者，胃切除術後，栄養失調，悪性腫瘍などがあります。脳室周囲の灰白質がビタミンB_1を必要とする糖代謝に依存するため，この部分に特徴的な病変分布となります。しかもビタミンB_1投与で速やかに改善するため，担当医がWernicke脳症に特異的なMRIを知っているか否かが名医のカギです[2]。

症例6　70歳代，男性

【主訴】意識障害・発熱　　【既往歴】糖尿病，脳梗塞，胃切除術後，胆摘術後，腸閉塞
【嗜好歴】喫煙・飲酒なし
【現病歴】1年前から食思不振，3週間前から嘔吐・下痢あり。1日におかゆひと口しか食べず他院で補液をしていた。
【身体所見】体温38.4℃，血圧93/64 mmHg，脈拍113/回，SpO_2 97%，右片麻痺あり。
【血液検査】WBC 7.82×10^3/μL，CRP 8.10 mg/dL，TP 6.1 g/dL，Alb 2.7 g/dL

図6　高信号域の分布　　MRI FLAIR像

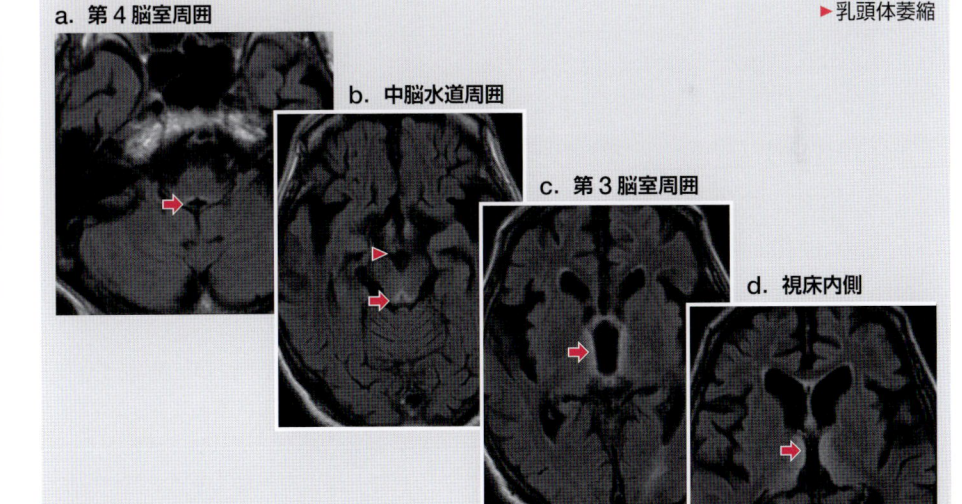

a. 第4脳室周囲
b. 中脳水道周囲
c. 第3脳室周囲
d. 視床内側
▶乳頭体萎縮

　FLAIR像で左右対称性の高信号域は，まさにWernicke脳症に特異的な分布です（図6）。さらに第3脳室，中脳水道の拡大・乳頭体の萎縮をきたしており慢性期と考えられます[2]。入院時のビタミンB_1は8 ng/mLで著明に低く，ビタミンB_1大量静注によって第3病日にはショック状態から離脱，解熱し炎症反応も改善しました。

硬膜外動静脈瘻

dural ADF の flow void も一度みたら忘れない

症例7 60歳代，男性

【主訴】両下肢麻痺
【既往歴】2年前から尿閉になったが尿意がなく，神経因性膀胱として導尿を継続している。
【現病歴】半年前から月1回程度，仕事中急に両足にもそもそするような感じがあった。両下肢に急激な脱力発作が生じ，這って移動となるが，いつも5〜12時間で自然に回復した。次第に発作の間隔が短くなり，長距離歩行ができなくなってきた。発作時意識は清明で両上肢の症状はまったくない。残尿は当初200 mL程度だったが現在500 mLに増加。

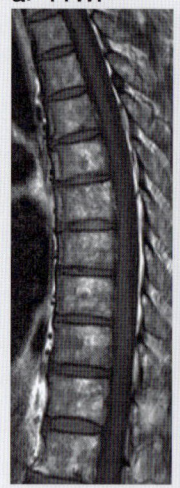

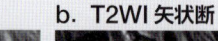

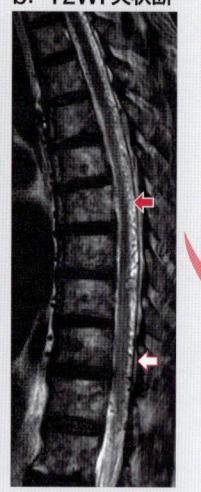

図7 a. T1WI　b. T2WI 矢状断

a. T1WI
異常血管指摘できず。

b. T2WI
➡脳脊髄液内に，拡張蛇行する異常血管の flow void
⇨脊髄膨大部のわずかな腫大と軽度信号上昇（T2 緩和時間延長）

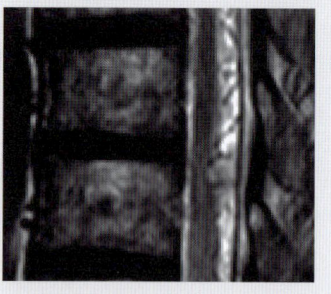

　MRIで胸椎上部から腰椎上部にかけて，脊柱管内に上下に長く蛇行する異常血管のflow voidを認め，脊髄硬膜動静脈瘻による拡張した静脈を示しています（図7b）。
　硬膜外動静脈瘻の好発部位は下位胸椎から腰椎で，椎間孔付近の硬膜に動静脈短絡（シャント）があります。流入動脈から流出静脈にシャント血流が流れ込んで静脈は拡張し，通常血流が速いためflow voidになります。さらに静脈血の逆流によって脊髄がうっ血し，腫大とT2緩和時間の延長をきたします。こうして，うっ血が強くなると症状が増悪し，徐々に進行する弛緩性対麻痺になるのです[3]。
　症例7 はL2レベルの硬膜外腔に第1〜4腰動脈から流入する動静脈シャントがあり，コイル塞栓術によって膀胱直腸障害と麻痺は消失しました。

硬膜動静脈瘻（dural AVF）
脊髄動静脈奇形は動静脈短絡の部位によって分類されます。
dural AVF：シャントが椎間孔周囲の硬膜表面にある。
perimedullary AVF：シャントが硬膜内脊髄表面にある。
intramedullary AVM：髄内にナイダス（動静脈吻合部の異常血管塊）がある。

脊髄の梗塞・炎症・腫瘍・変性疾患もMRI！

脊髄梗塞

症例8 60歳代，女性

【主訴】両手が動かない。
【現病歴】深夜，首から肩に痛みのような苦しさを自覚。数時間後にはジリジリ感が両肩～指先まであり，両手に力が入らなくなった。
【身体所見】両手の近位筋がまったく動かない。両下肢にも力が入らず四肢麻痺だった。両上肢の温痛覚は消失・深部知覚・触覚は保たれていた。

図8 矢状断像

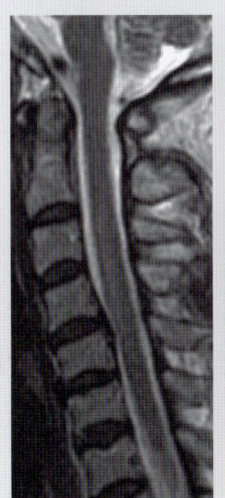

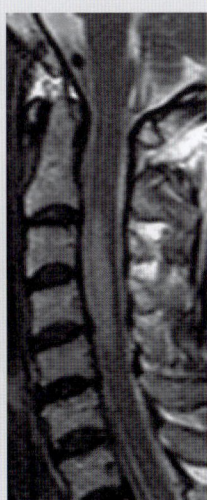

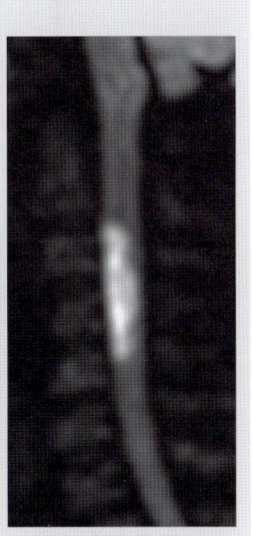

a. 11時間後 T2WI　　b. 第4病日 T2WI　　c. 第4病日 DWI

　発症11時間後のT2WIでC3～5レベルの脊髄にわずかな信号上昇を疑います（図8a）。第4病日，T2WIではC3～5レベルの脊髄に境界明瞭な高信号域が出現し，わずかな腫脹も伴っています（図8b）。DWIで病変部は著明な高信号を示し（図8c），水平断像で脊髄前方領域の早期梗塞と診断されました。
　梗塞・炎症・多発性硬化症などの変性疾患・脊髄腫瘍はCTでは描出困難で，感度はMRIの方がはるかに優ります。ただし，ほとんどはT2延長病変なので画像のみでは鑑別が難しく，現病歴や血液その他の検査などの臨床情報が必要です。

文献
1) 高原太郎：signal void のパターン，MRI自由自在．メジカルビュー社．2012；p68-9．
2) 五明美穂，土屋一洋：Wernicke脳症，臨床画像．2011；27：34-5．
3) 吉田大介，浅野 剛，寺江 聡：脊髄血管障害 脊柱管のすべて，画像診断．2007；27：222-7．

第Ⅲ章

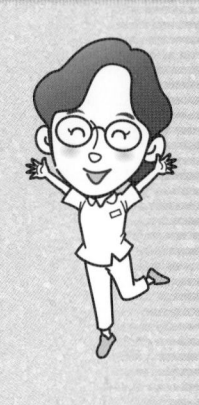

外傷とショック
（スピードが大切）

第Ⅲ章 外傷とショック（スピードが大切）

1 高エネルギー外傷

この項目のテーマ
- 外傷パンスキャン（pan scan）
- 血気胸，肺挫傷，縦隔血腫
- 腹部臓器損傷
- 骨盤骨折
- 腸間膜損傷
- 経カテーテル的動脈塞栓術（TAE）

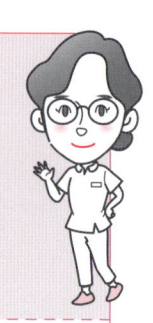

読影のエッセンス

外傷では，初療室で施行できるprimary surveyに基づく呼吸循環動態の安定化が最優先ですが，根本的な治療を行うためにはsecondary surveyとして，頭部単純CTと体幹部の造影CTが必要です。これは，外傷パンスキャンとよばれる全身CTで，体内の損傷を素早く見つけ治療につなげることができます[1]。ここでは高エネルギー外傷による胸腹部の臓器損傷と，骨盤骨折に伴う出血性ショックをみていきます。

高エネルギー外傷は，スピードの速い交通事故や高所からの転落など身体に大きな力が加わって起こります。外からみえる外傷以上に，生命を脅かす多発損傷が体内に生じている可能性があります。命に関わる徴候を見つけるために，ERで最初に行う画像的な検査は次の3つとされています[1]（**表1**）。

表1

1. 胸部単純写真	
肋骨などの骨折，血気胸，肺挫傷	
2. FAST（Focused Assessment with Sonography for Trauma）	
胸腔，心嚢腔，腹腔など腔内の出血を調べる超音波検査（心タンポナーデ，血胸，腹腔内出血）	
3. 骨盤単純写真	
骨盤骨折	

> **高エネルギー外傷には外傷パンスキャン**
>
> 超音波検査は，受傷者を移動させず応急処置をしながらでも短時間に施行できる点で優れています。頭部単純CTと体幹部造影CTは，全身の損傷部位のスクリーニング，活動性出血の有無，出血源の特定と広がり診断などに極めて有用です。単純X線や超音波検査で得た情報をCTパンスキャンに活かして，外科的手術やTAEによる止血の必要性など治療方針の決定に役立つ所見を見つけること，今後の重症化を予測し対策をたてることが大切です。

肋骨骨折，血気胸，肺挫傷はセットで探す　〈縦隔内の濃度上昇にも注意〉

肋骨骨折，血気胸，肺挫傷，縦隔内出血

症例1 ◀ 60歳代，女性

【受傷機転】車にはねられ5 m下の地面に落下。
【身体所見】救急隊現着時JCS300，瞳孔散大，右共同偏視あり。

図1

a. 搬送直後　造影CT　　　　b. 5時間後　単純CT Ai

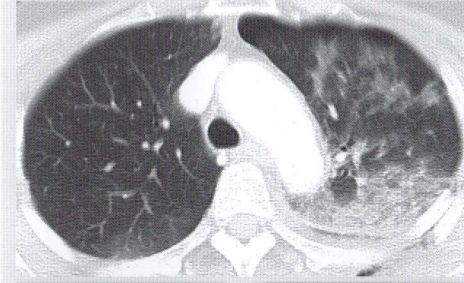

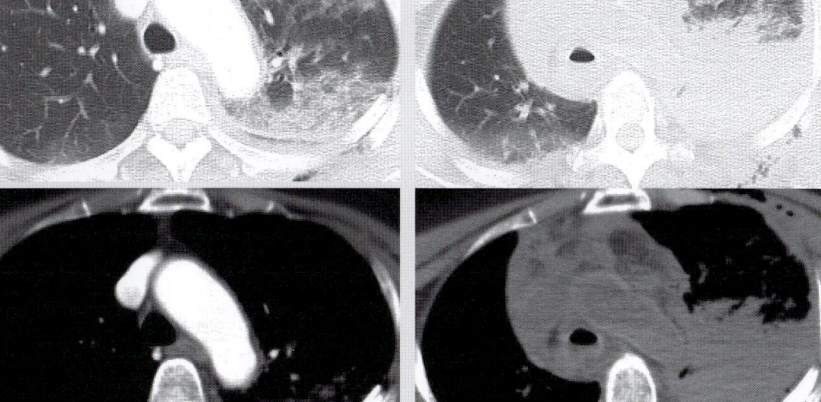

　CTでは肋骨骨折，血気胸，肺挫傷などを詳細に評価できますが，縦隔の損傷がみえる点でも役立ちます。肺挫傷では，出血や浮腫により肺野のX線吸収値が上昇します。縦隔内脂肪組織の濃度上昇は出血を疑い，心血管損傷を評価するためにも造影CTが必要です。吸収値の高い心嚢液も出血を示し，心タンポナーデになる恐れがあります。**症例1**◀は搬送時，肋骨骨折，血気胸，肺挫傷を認めましたが短時間に増悪し，脳挫傷，外傷性SAHなどもあって死亡しました。Aiとして撮ったCTでは，縦隔内も出血による著明な濃度上昇を示しています（**図1b**）。高エネルギー外傷は，経時的に増悪することが多く注意を要します。

胸骨骨折と縦隔内血腫

症例2 70歳代, 女性

【受傷機転】冬の高速道路でスピンしトラックと衝突。

図2 造影CT

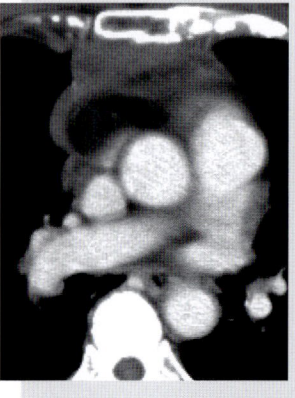

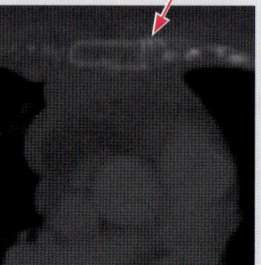

a. 縦隔条件　　b. 骨条件　　胸骨骨折　　c. 肺野条件　　気胸

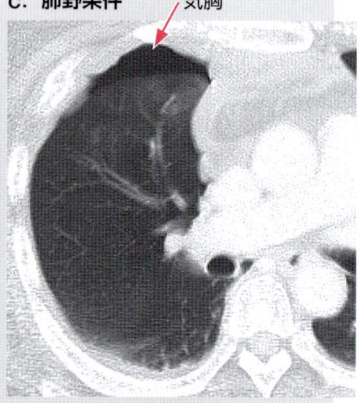

造影CTで前縦隔の濃度は出血により上昇していますが, 大血管の損傷は認めません（図2a）。骨条件にしてみると胸骨骨折が明瞭化し, 骨折に伴う出血でした（図2b）。肺野条件では気胸も認めます（図2c）。腹部CTでは肝挫傷もありました。

> 画像表示を適宜変えて検討することが必要ですね（⇒ p.18）。

骨盤骨折と出血性ショック

　骨盤輪を思い浮かべましょう。前方は恥骨・坐骨, 後方は仙骨, 側方は腸骨翼からなる輪状構造です。内腸骨動脈は仙腸関節の前で分岐し壁側枝が骨盤の骨に近接して走行するため, 骨折による転位骨片で損傷し後腹膜や殿部に大出血をきたしえます。単純X線像で骨盤の歪みを伴う不安定型骨折を認めたら, CTでは「血管損傷があるに違いない」という目で, 腸腰筋や大殿筋の左右差, 骨盤内臓器の周囲をみることが大切です[2,3]。骨盤骨折による出血は, 経カテーテル的動脈塞栓術（TAE）で止血可能である点からも, 初療の診断が重要です。

　それでは, 骨盤骨折による出血性ショックのTAE施行例をみてみましょう（合併していた四肢の多発骨折や軽い血気胸の記載は省略）。

> **救急外科医に聞きました**
>
> ショックは急速輸液に対する反応から3つに分類して検査・治療を考えます。
> 1. **急速輸液により循環動態が安定する**：responder
> 2. **一時的に安定するが再度不安定化する**：transient responder
> 3. **輸液に反応しない**：non responder
>
> 通常 transient responder が TAE の適応になります。

不安定型骨盤骨折による出血性ショック

症例3 70歳代，女性

【受傷機転】道端で草取り中，車に巻き込まれた。
【身体所見】JCS10，血圧97/49 mmHg，脈拍75回/分，SpO$_2$ 99%（5Lリザーバー）。急速補液で血圧は一時的に上昇したが，再び低下した（transient responder）。

図3

a. **不安定型骨盤骨折** 骨盤単純X線像

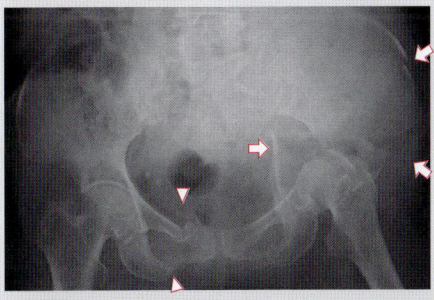

c. **左内腸骨動脈造影**

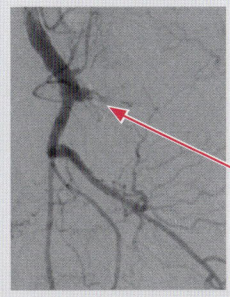

➡ 造影剤の血管外漏出
⇨ 左腸骨・坐骨多発骨折
▷ 右恥骨骨折

左上殿動脈途絶

b. **造影CT**

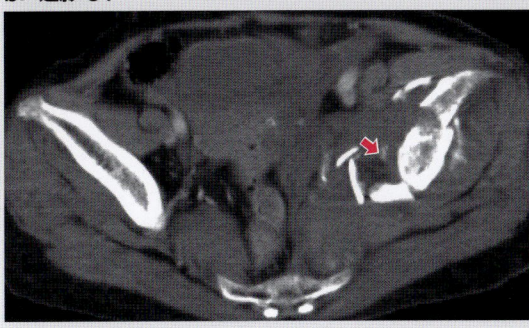

造影剤の血管外漏出多数

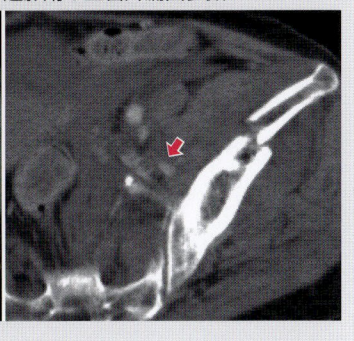

単純X線像で不安定型骨盤骨折あり（**図3a**）。CTで左腸骨・坐骨・右恥骨に多発骨折あり，骨片の転位が著明です。左後腹膜血腫と造影剤の血管外漏出もみられます（**図3b**）。血管造影（DSA）では左上殿動脈が起始部で断裂しており（**図3c**），TAEで止血しました。

> 血液は自由腔を移動することも頭に入れて

血管外漏出は活動性の出血を示す

出血性ショックを疑ったらCTで全身の腔内の出血や臓器損傷を検索します。出血源を特定するには血腫が大きい，X線吸収値が特に高いなどの目安に加えて，造影剤の血管外漏出を探します。

CTにおける造影剤の血管外漏出がすべてではない

症例4 50歳代，男性

【受傷機転】横断歩道で車と衝突。
【身体所見】JCS0，血圧130/72 mmHg，脈拍88回/分，SpO_2 97％。1時間後に血圧117/60 mmHgに低下。腹部膨満あり。体動時骨盤部に激痛あり。

図4 a. 造影CT

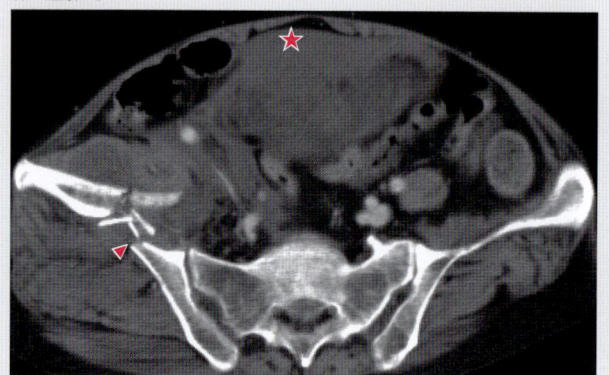

▶ 腸骨骨折
★ 骨盤内血腫

b. 右内腸骨動脈造影

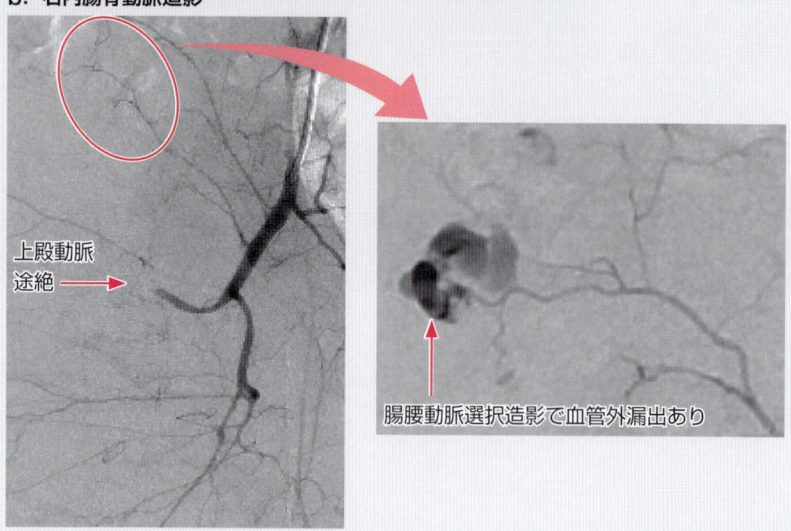

上殿動脈
途絶

腸腰動脈選択造影で血管外漏出あり

　単純X線像で不安定型骨盤骨折がありました。CTで右腸骨・坐骨・恥骨に多発骨折あり。骨片の転位が著明で骨折周囲と骨盤内に血腫を認めます（**図4a**）。CTでは造影剤の血管外漏出は不明瞭ですが，DSAで右上殿動脈の枝が途絶し，右腸腰動脈末梢に血管外漏出が多発しており，TAEで止血しました（**図4b**）。

どんな時に骨盤DSAを施行するか？

CTにおける造影剤の血管外漏出は造影剤の注入速度や撮像のタイミング，循環動態などに依存し偽陰性もありえます。当院では，CTでの血管外漏出に加えて**不安定型骨盤骨折**※・**バイタルサイン不安定・血腫が大きい**，などを基準にDSAを施行しています。

※受傷直後はショック状態でなくても

不安定型骨盤骨折は前方・後方の両方に骨折が起こり，骨盤輪の変形・歪みをきたします。必ず骨盤の前後をチェックしましょう。安定型骨盤骨折の多くは静脈性出血で自然止血が得られるといわれます。しかし，**骨盤骨折は受傷直後の血圧が保たれていても，貧血が進行しショックバイタルになることがある**ので慎重な経過観察を要します。また，骨折がないにもかかわらず2日後に歩けなくなり，CTで骨盤壁の血腫が増大，DSAで血管外漏出を認めた例もあり油断はできませんね。

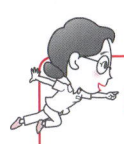

腹部骨盤外傷のポイント

血腫やCT値の高い腹水
骨片の転位
臓器の造影不良域
造影剤の血管外漏出
腸間膜の濃度上昇

文献

1) 日本外傷学会・日本救急医学会 監，日本外傷学会外傷初期診療ガイドライン改訂第4版編集委員会 編：外傷初期診療ガイドラインJATEC改訂第4版．へるす出版．2012．
2) 日本外傷学会：日本外傷学会臓器損傷分類，日本外傷学会誌 2010; 24巻2号：骨盤損傷分類p.281，肝損傷分類p.46，脾損傷分類p.270
3) 米田 靖：外傷診療における血管造影及びIVRのテクニカルポイント，INNERVISION. 2008; 23: 53-5.
4) Hagiwara A, Fukushima H, Murata A, et al: Blunt splenic injury: usefulness of transcatheter arterial embolization in patients with a transient response to fluid resuscitation. Radiology. 2005; 235: 57-64.

略語
Ai ; Autopsy imaging　死亡時画像，通常単純CT
DSA ; digital subtraction angiography
JATEC ; Japan Advanced Trauma Evaluation and Care
SMV ; superior mesenteric vein　上腸間膜静脈
TAE ; transcatheter arterial embolization　経カテーテル的動脈塞栓術

腹部臓器鈍的損傷のCT

　日本外傷学会の「肝・脾・腎・損傷分類」では被膜下，表在性，深在性損傷に分けて分類し，治療指針を示しています[2]。外傷パンスキャンCT読影時のポイントは，①**臓器の造影不良域（挫傷）**，②**濃度の高い（血性）腹水**，③**造影剤の血管外漏出（活動性の出血）**，の3つです。

肝損傷

症例5　70歳代，女性

【受傷機転】トラクターにひかれて下敷きになった。
【身体所見】血圧60/40 mmHg，脈拍80回/分

図5

a. 単純CT

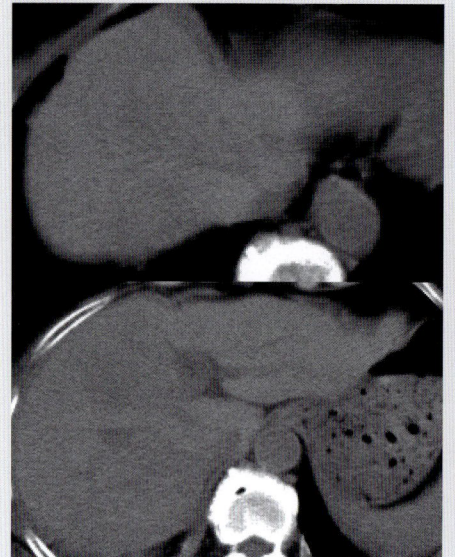

b. 造影CT　　肝右葉に多発不染域と血管外漏出

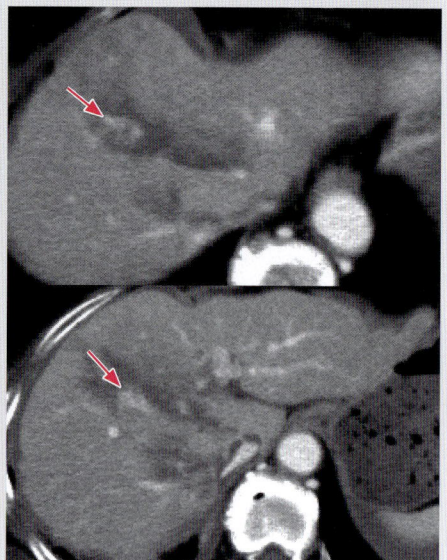

　実質臓器の挫傷は単純CTでやや低吸収を示しますが，不明瞭なことが多く（**図5a**），造影を要します。造影CTの不染域は挫傷による血流途絶領域を示します。**症例5** は造影不良域に造影剤の血管外漏出が重なっていますが（**図5b**），肝臓の血液の約7割は門脈から供給されるため動脈損傷とは限りません。肝挫傷の多くは保存的に治癒しますが，症例はDSAで動脈損傷がありTAEを施行しました。

　門脈・肝静脈・胆管近位の損傷を伴う重症例は，手術の適応です。

脾損傷 [4)]

> **症例6** 30歳代，男性

【受傷機転】車同士の衝突事故。
【身体所見，血液検査】JCS0，血圧129/91 mmHg，脈拍132回/分，SpO₂ 93%，RBC 511×10⁴/μL, Hgb 16.7 g/dL。その後貧血が進行した。

図6 造影CT

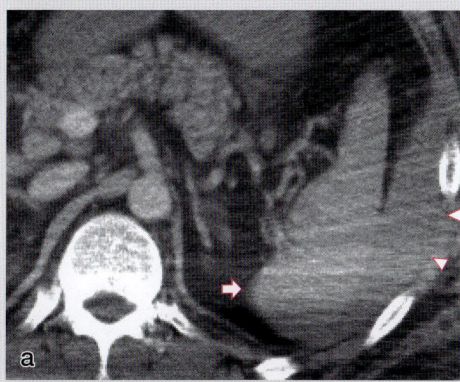

➡造影剤の血管外漏出
⇨脾臓
▷血腫

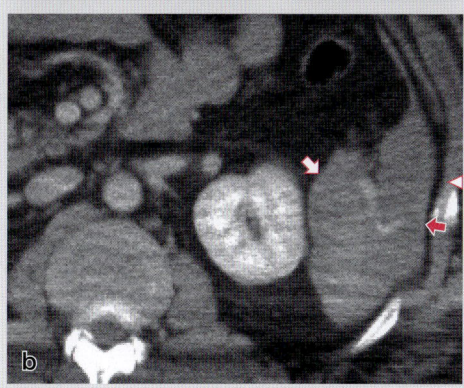

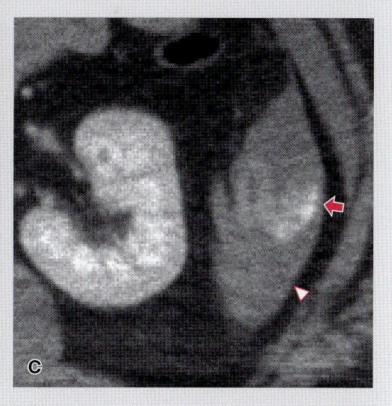

単純CTでは脾臓と血腫の濃度差が少ないため指摘しにくく，脾損傷は不明でしたが，造影CTで脾臓周囲の血腫と，脾実質内から血腫に連続する造影剤の血管外漏出を認めます（**図6a〜c**）。DSAで脾動脈から造影剤の血管外漏出像が多発し，TAEを施行しました。術後貧血の進行はなく，2日後のCTで血腫は縮小，造影時の血管外漏出も消失していました。

腎損傷

症例7 60歳代，男性

【受傷機転】車同士の正面衝突。意識消失し事故の記憶はない。
【既往歴】てんかんで内服中
【身体所見】JCS0，血圧148/105 mmHg，脈拍89回/分。軽度の血尿あり。

図7 造影CT 水平断像

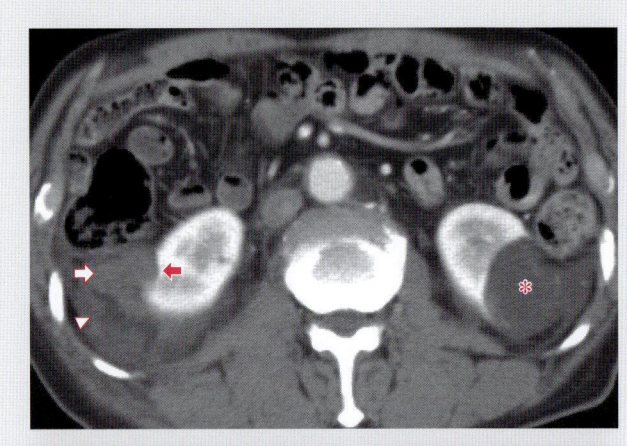

➡ 表在性腎損傷
⇨ 腎周囲腔の血腫
▷ 後腎傍腔の血腫
＊ 腎嚢胞内出血

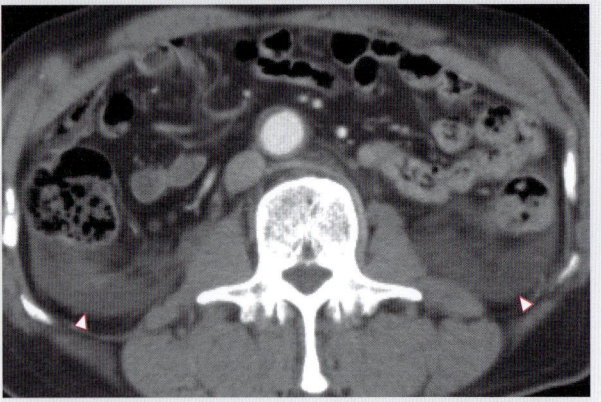

　腎の表在性の損傷で，左右腎周囲腔および後腎傍腔に血腫を認めますが（図7），保存的に治癒しました。
　腎損傷は深部に及んでいなければ，Gerota筋膜によるタンポナーデ効果を期待できますが，動脈性出血を伴う深在性損傷はTAEの適応となります。腎動静脈本幹の損傷は外科手術を要します。

腸間膜損傷

> 腸間膜の濃度
> 上昇にも注意

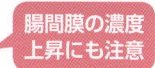

　臓器損傷の有無は注意しても腸間膜はおろそかにしがちですが，実は腸間膜の濃度上昇が種々の異常に気付くきっかけになります。腸間膜損傷はシートベルト損傷に多く，軽症例は保存的治療で改善しますが（図8），重症例は外科手術の適応です（図9）。腸間膜損傷による脂肪組織の濃度上昇は時間が経ってから明瞭化することもあり，特に受傷後原因不明の腹痛があるときは経過観察が望まれます。

軽症の腸間膜損傷

症例8　80歳代，男性

【受傷機転】乗用車で大型トラックに衝突。
【既往歴】心房細動で抗凝固薬内服中
【身体所見】最高血圧80〜90 mmHg，SpO₂ 80%台

図8 単純CT 水平断像

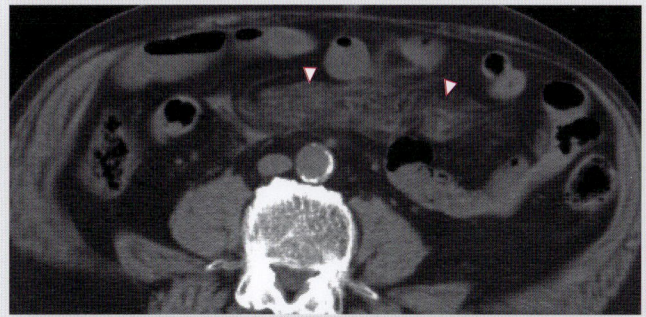

▷腸間膜脂肪組織の
　X線吸収値上昇

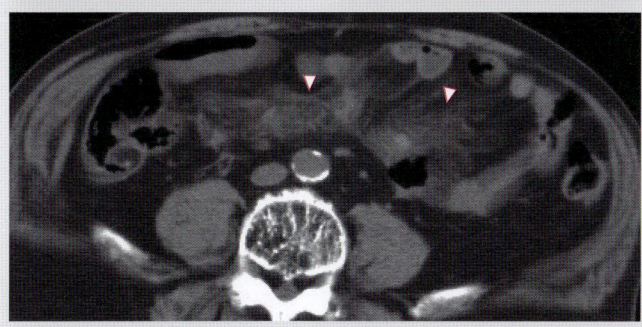

　小腸間膜脂肪組織の局所的濃度上昇は，腸間膜損傷を示します（図8）。脾臓周囲に少量の腹水を認めますが，脾損傷や造影剤の血管外漏出はありません。当初血圧は低かったものの保存的治療で軽快しました。受傷時のCTで偶然発見された胃癌に対し後日手術を施行したところ，小腸間膜に古い血腫あり。陳旧化してきた腸間膜損傷と確認されました。

重症の腸間膜損傷

症例9 70歳代，男性

【受傷機転】乗用車で民家に衝突．シートベルト装着，エアバッグ作動あり．
【既往歴】うつ病内服治療中

図9 造影CT 水平断像

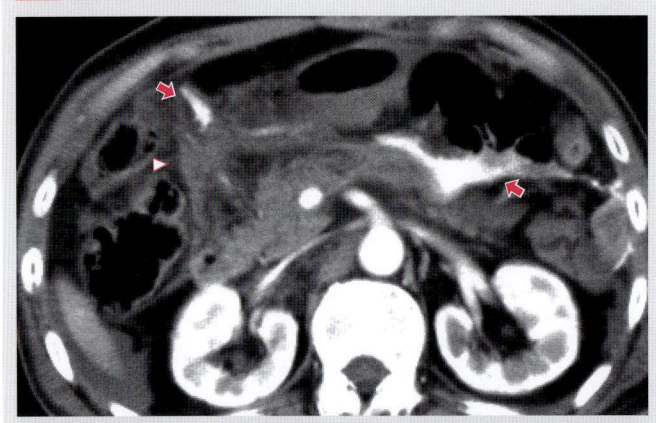

▷ 腸間膜の血腫
➡ 造影剤の
  血管外漏出による
  腹腔内造影剤
▷ 壁側腹膜の腹側に
  造影剤貯留

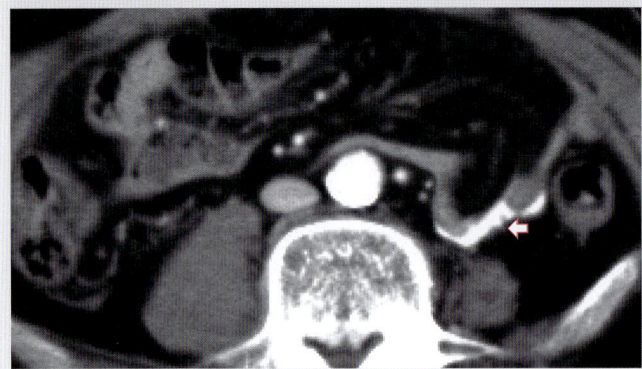

著明な血性腹水を認めます．造影剤の血管外漏出が著しく，腹腔内には造影剤の貯留による高吸収域が多発しています（図9）．
【手術所見】上腸間膜静脈（SMV）の枝が断裂．SMV本幹にも裂創あり，多量の活動性出血を認めた．横行結腸間膜から中結腸静脈のアーケードも裂けていた．

第Ⅲ章 外傷とショック（スピードが大切）

2 出血性ショック

この項目のテーマ
- 大動脈瘤
- 区域性動脈中膜融解症
- 多血性腫瘍（肝細胞癌，腎細胞癌，肝血管肉腫）
- 消化管出血（大腸憩室）
- 十二指腸壁在血腫
- 壊死性膵炎
- 特発性腸間膜血腫

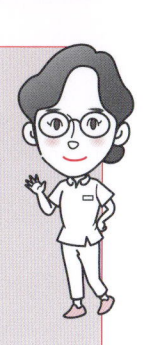

読影のエッセンス

さまざまな原因によるショックの中でも，画像診断が特に大きな役割を果たすのは出血性ショックです。外傷以外の出血性ショックも多く，この項では大動脈瘤ほかの血管性病変，肝・腎腫瘍，膵炎，消化管出血などを呈示します。TAEや手術で救命できた症例も，できなかった例もあります。

ショック状態を疑った担当医の脳裏には瞬時に，①循環血液量減少性，②心原性，③敗血症性，④神経原性，⑤アナフィラキシーなどの病態が浮かびます。診断と治療開始のスピードが勝負です。喀血・吐下血・血尿など体外から観察できる出血も各種画像検査を要しますが，特に体外に出てこない腔内の出血疑いは，まずサッと超音波プローブをもつように日頃から慣れておくことが大切です。が，超音波検査は熟練を要しどうしてもみえにくいところもあり，出血源の特定にはCTが必要になります。

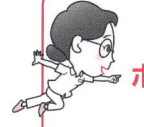

ポイント
出血源のヒントとなる所見を探す。
- 出血の分布はどうか？
- 単純CTで最も濃度が高い所はどこか？
- 造影剤の血管外漏出はないか？

大動脈瘤破裂

症例1 80歳代，男性

【嗜好歴】たばこ10本/日，飲酒焼酎コップ3杯/日 【現病歴】午前3時腰背部痛と嘔気が出現。【身体所見】血圧90/50 mmHg，脈拍63回/分。両側大腿動脈触知できず。冷汗あり。

図1

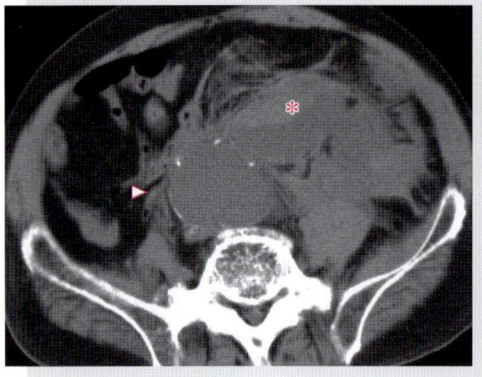

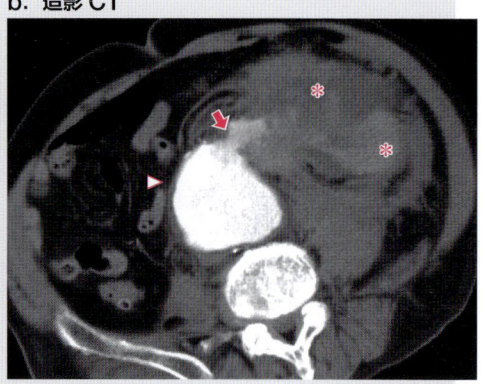

a. 単純CT　　　　　　　　　　　b. 造影CT

➡ 大動脈瘤の破裂部　　▷ 大動脈瘤　　＊ 後腹膜血腫

　超音波検査で，6.5 cm大の腹部大動脈瘤と後腹膜血腫を認めました。単純CTでも広範囲に後腹膜血腫を認めます（図1a）。造影CTでは腎動脈分岐部直下の動脈瘤前壁に欠損があり，そこから後腹膜血腫内に造影剤が流入しています。大動脈瘤の破裂の像です（図1b）。大動脈瘤破裂の前兆となる症状としては，瘤部の疼痛があります。CTで瘤の壁内や壁在血栓内の三日月型の淡い高吸収域は high attenuating crescent sign とよばれ，新鮮血腫として切迫破裂を示すとされます[1]。しかしERでCTを撮る頃にはすでに破裂している例が多く，この症例も緊急手術に入って間もなく死亡しました。

> ガイドラインでは，胸部大動脈で 45 mm，腹部で 30 mm（正常径の1.5倍に相当する）を超える全周性の拡張を紡錘状の大動脈瘤とし，偏在性の拡張を嚢状瘤としています[2]。
> なおCTでは，大動脈瘤は"最大短径"で測ることになっています。瘤部の蛇行により実際の径より大きくとってしまうことがあるからです[1]。

まれな動脈病変による腹腔内出血

　区域性動脈中膜融解症（SAM）は，原因不明のまれな動脈疾患で破裂による出血性ショックになることがあります[2]。

症例2 40歳代，男性

【既往歴】特になし。　【嗜好歴】ビール1本/日，たばこ1箱/日。
【現病歴】前夜から心窩部痛が徐々に出現。痛みは増強し腹部全体に広がり，早朝救急要請となる。初めて感じる激しい痛みだった。
【身体所見】体温34.7℃，血圧109/75 mmHg，脈拍82回/分，過呼吸あり。痛みで会話ができない。まもなく血圧82/49 mmHg，脈拍93回/分となった。
【血液検査】RBC 473×10^4/μL，Hgb 14.5 g/dL，RBC 182×10^4/μL，その後Hgb 5.6 g/dLに低下。

図2

a. 単純CT　　胃幽門部背側に3 cm大の血腫 57 HU

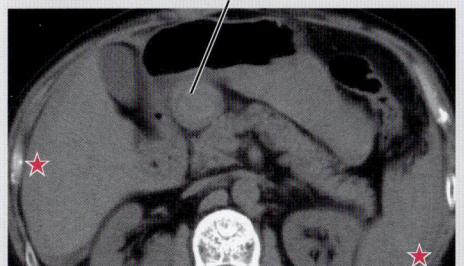

c. 右胃動脈造影

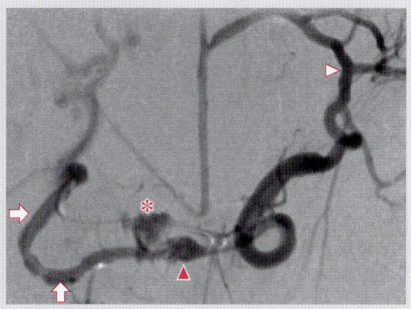

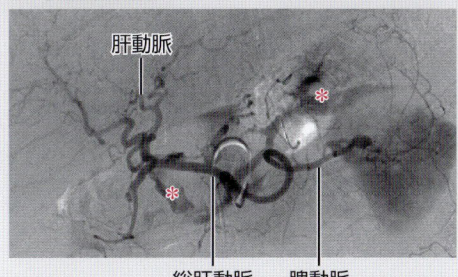

b. 腹腔動脈造影　肝動脈　総肝動脈　脾動脈

⇨ 著明に拡張した右胃動脈
▶ 紡錘状の拡張部
▷ 左胃動脈
＊ 造影剤の血管外漏出
★ 腹水　35 HU

　単純CTで35 HUの血性腹水あり。胃幽門部近くに特に濃度の高い3 cm大の血腫（57 HU）を認め，出血源が近いことを示唆します（図2a）。DSAで，右胃動脈は太く近位に紡錘状の拡張あり，ここから腹腔内に造影剤の流れていくのがみえるほどの出血でした（図2b，c）。術中さらに血圧が低下し緊迫しましたが，金属コイルで塞栓しバイタルサインは改善しました。
【経過】その後開腹手術で3Lの血性腹水を吸引。TAEによる止血は得られており，右胃動脈の病変部を切除した。病理組織では，中膜の弾性線維はほとんど消失し平滑筋細胞の空胞化がみられ，SAMと診断された。

肝細胞癌（HCC）による腹腔内出血

破裂して出血性ショックになる腫瘍として，真っ先にHCCが思い浮かびます。腫瘍血管が豊富で，特に肝表に露出する腫瘍から腹腔内に大量に出血することがあります。

症例3　80歳代，女性

【現病歴】深夜2時頃，心窩部から左側胸部，背部にかけて突然の疼痛が出現し救急要請。
【身体所見】体温36.8℃，血圧72/52 mmHg，脈拍85回/分，SpO$_2$ 97%，RBC 317×10^4 /μL，Hgb 8.6 g/dL，心電図異常なし。

図3
a. 単純CT　　　　　　　　　　b. 造影CT

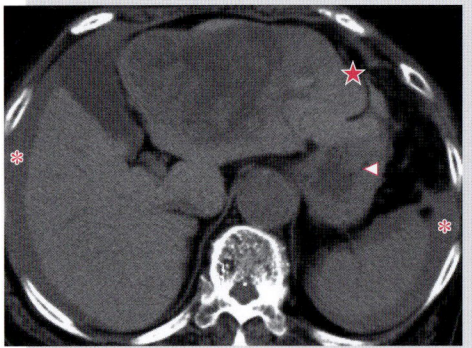

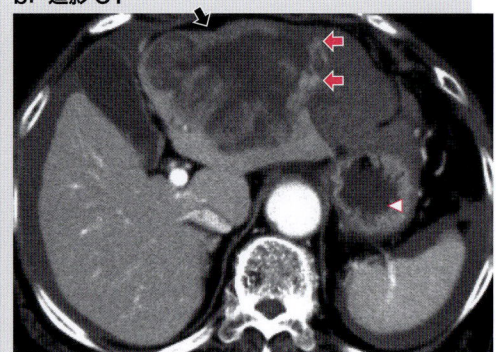

➡腫瘍の破裂部　　➡肝左葉の腫瘍　　▷胃　　★血腫　60 HU　　＊血性腹水

　CTでは，肝左葉に最大径9cmの境界明瞭な多血性腫瘍を認め，肝左側の腹腔内に血腫があります。肝臓や脾臓の周囲に濃度の高い腹水を認め，血性と考えられます。肝腫瘍と血腫は接しており，造影後腫瘍の左端から血腫に向かって造影剤の血管外漏出を認めます（図3）。肝腫瘍の破裂としてTAEを施行し，バイタルサインは改善しました。
【血液検査】後日，AFP 7,111.9 ng/mL，PIVKA-Ⅱ 23,600 mAU/mLの異常高値が判明し，肝細胞癌と診断された。

HCC以外の肝病変でも出血することがあります

- **肝海綿状血管腫**（cavernous hemangioma）：辺縁優位に結節状濃染を認め，経時的に中心部に造影が広がる。静脈相でも造影効果が持続するのが特徴です。日常的に偶然発見されることが多い肝病変ですが，巨大海綿状血管腫は破裂しショックになることがあります。
- **肝ペリオーシス**（periosis）：肝実質内に多発性に発生するさまざまな大きさの血液貯留腔で，類洞や肝静脈と連続します。動脈相後期から実質相，静脈相にかけて小濃染が多発します。
- **肝血管肉腫**：非常にまれですが，破裂による死亡例が報告されています[3]。

肝血管肉腫の破裂

症例4 50歳代，男性

【既往歴】胃潰瘍　【嗜好歴】ビール 500 mL/日以上，たばこ 25本/日
【現病歴】深夜軽度の上腹部痛が出現し徐々に増悪した。
【身体所見】体温 35.9℃，血圧 58/29 mmHg，脈拍 75回/分，SpO_2 100%。顔面蒼白

図4
a. 発症時　造影CT 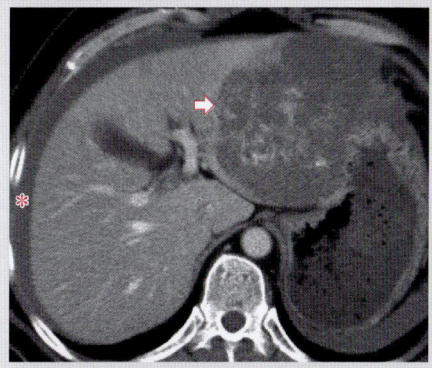
b. 第23病日　造影CT 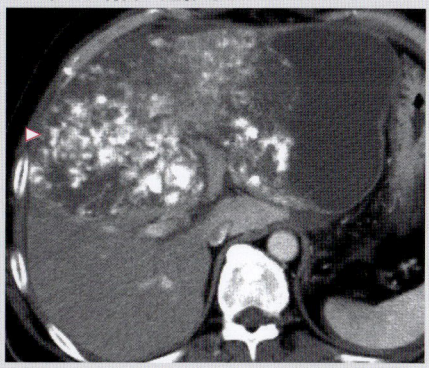
c. 発症時　肝動脈造影　TAE施行

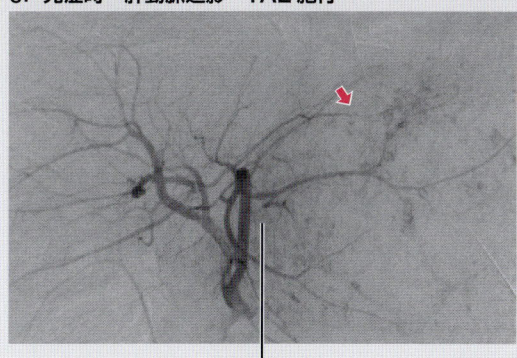

左肝動脈

➡左葉外側域に点状の濃染域多発
⇨肝左葉外側域の病変
▷左葉内側域（S4）に出現した病変
＊腹水　41 HU

　CTで，濃度の高い（血性）腹水が貯留しています。肝左葉外側域に径 11 cm 大の腫瘤を認め，内部に小濃染像が多発しています（図4a）。DSAでは，動脈相〜静脈相にかけて持続する多数の小濃染像を認めました（図4c）。
【経過】肝腫瘍の破裂による出血性ショックと診断し，左肝動脈のTAEを施行し止血したが，その後病変のS4への拡大と造影効果の増強が著しく（図4b）再度TAEを施行した。DIC（血小板減少と出血傾向）が持続し，第29病日に再び急激な腹痛と血圧低下をきたして死亡した。病理解剖で血性腹水 3,000 mL と肝S4腫瘍の破裂を認め，病理組織で血管肉腫と診断された。

腎細胞癌（RCC）による尿路出血

腎臓はそもそもきわめて血流の多い臓器で，RCCは腫瘍血管が非常に豊富な腫瘍です。進行したRCCは腎盂に大量に出血し，膀胱タンポナーデやショックになることがあります。また，腎血管筋脂肪腫は良性腫瘍ですが，小動脈瘤を有し破裂して後腹膜に大量出血しショックになることがあります。

症例5　80歳代，女性

【既往歴】1年前後頭部の転移巣で発見された腎細胞癌。多発骨転移もあり，患者さんは緩和ケアを希望していた。

【現病歴】数日前からめまいあり。ふらふらで立てなくなった。コアグラ（凝血塊）を伴う血尿が持続していた。

【身体所見】血圧94/54 mmHg，脈拍88回/分，RBC 103×10^4/μL，Hgb 3.2 g/dLであった。2週間前はRBC 279×10^4/μL，Hgb 8.4 g/dLだった。

図5

- ➡ 右腎盂内の高吸収域　56 HU（血腫）
- ▷ 右腎正常部
- ▶ 右腎腫瘍部
- ＊ 左腎下極
- ⇨ 右腎動脈背側枝
- ★ 腫瘍濃染

a. 単純CT

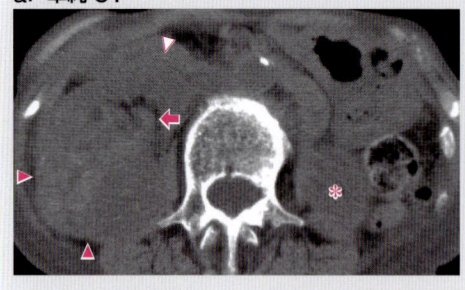

b. 右腎動脈造影　腫瘍のTAE施行

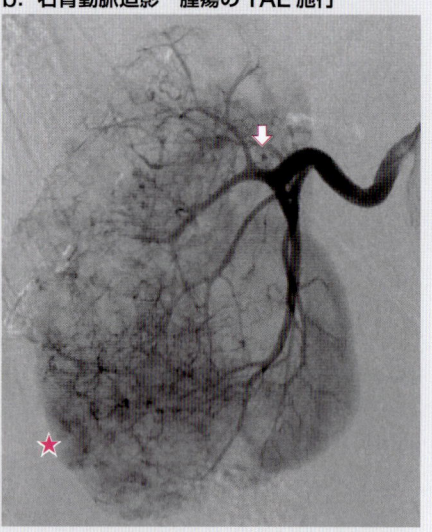

単純CTで右腎に巨大な充実性腫瘍を認め，腎盂に浸潤しています（図5a）。右腎動脈造影で，背側枝を主とした著明な腫瘍血管の増生と腫瘍濃染を認め，（明細胞型）腎細胞癌の典型像です。腫瘍血管を選択的に塞栓し，肉眼的血尿は消失して貧血も改善しました。

略語

- AFP；α-fetoprotein　α-フェトプロテイン
- CPR；cardiopulmonary resuscitation　心肺蘇生術
- DIC；disseminated intravascular coagulation　播種性血管内凝固症候群
- HCC；hepatocellular carcinoma　肝細胞癌
- IDH；intramural duodenal hematoma　十二指腸壁内血腫
- PIVKA-Ⅱ；protein induced by vitamin K absence or antagonist-Ⅱ　ビタミンK欠乏性蛋白Ⅱ
- RCC；renal cell carcinoma　腎細胞癌
- SAM；segmental arterial mediolysis　区域性動脈中膜融解症
- TAE；transcatheter arterial embolization　経カテーテル的動脈塞栓術

大腸憩室からの消化管出血

消化管出血のほとんどは内視鏡的に止血されますが，抗凝固療法中はいったん出血の切っかけが生じると，止血に難渋することがあります。

症例6 70歳代，女性

【既往歴】14年前脳梗塞，以後左片麻痺あり。抗凝固薬を服用している。
【現病歴】21時頃コアグラ（凝血塊）様の下血あり。いったん臥床したが再度下血・嘔気にて救急要請となる。
【身体所見】血圧131/61 mmHg，脈拍69回/分，Hgb 9.18 g/dLだったが，間もなく血圧86/48 mmHgに低下した。
【内視鏡】右結腸曲（肝弯曲）の憩室から大量の出血あり，内視鏡的止血を試みたが止血しえずHgb 4 g/dL台にまで低下した。

図6

a. 単純CT
c. 造影CT　MPR冠状断像
b. 造影CT

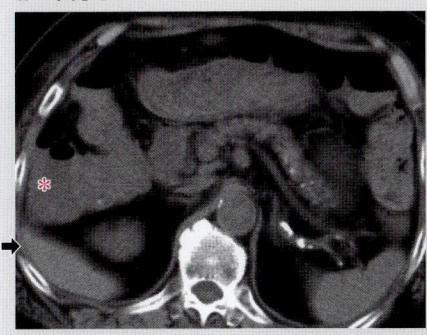

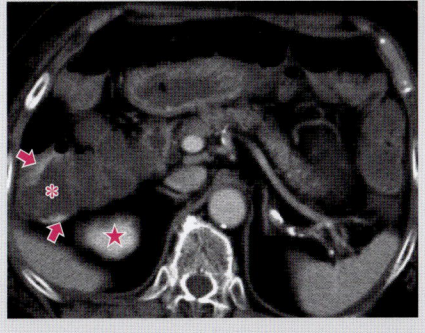

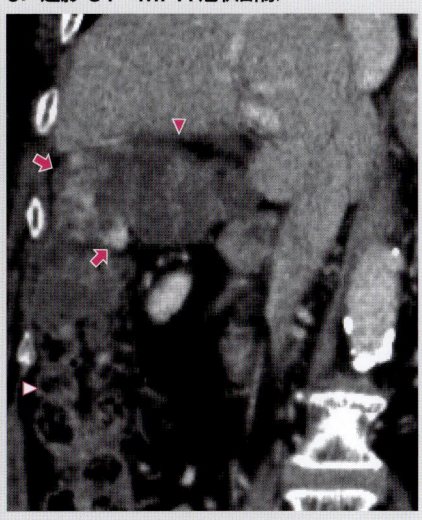

➡ 造影剤の血管外漏出
➡ 肝臓下端
▷ 上行結腸
▶ 横行結腸
＊ 右結腸曲
★ 右腎上極

単純CTでは，出血部は不明で腹腔内出血も認めません（図6a）。造影後，右結腸曲（肝弯曲）の壁に沿って造影剤の著明な血管外漏出が多発しています（図6b，c）。DSAの上腸間膜動脈造影で，右結腸曲に相当する右結腸～中結腸動脈境界部の末梢に，出血を示す造影剤の血管外漏出を確認し，TAEを施行しました。
【経過】TAE後は下血なく貧血も改善に向かい，食事開始後も症状の出現なく退院となった。

十二指腸壁内血腫（IDH）の後腹膜穿破

> 飲酒はほどほどに

　IDHはまれですが，医原性，小児例では凝固因子異常，成人では大酒家の例が報告されています[4]。出血が壁内にとどまれば保存的に止血しますが，症例7 のように後腹膜に出血しショックになる場合もあります。

症例7　40歳代，男性

【既往歴】肝機能障害　【嗜好歴】たばこ20本/日　28年間，飲酒3～4合/日28年間（大酒家）
【現病歴】夕食後心窩部・背部痛が出現。深夜震度5の地震があり，直後に突然激痛となった。吐血下血なし。
【身体所見】体温36.7℃，血圧120/92 mmHg，脈拍78回/分，SpO_2 99%。腹部は軟らかいが心窩部を最強点とする圧痛あり。
【血液検査】RBC 388×10^4/μL，Hgb 13.5 g/dL。血清アミラーゼは半日で正常から450 IU/Lに急上昇した。

図7

a. 単純CT

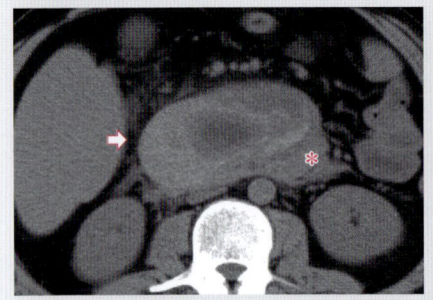

b. 造影CT

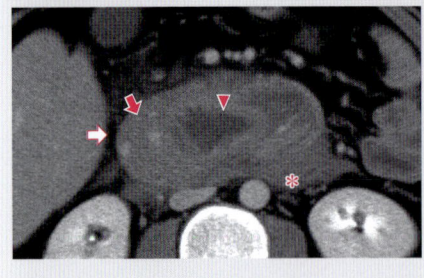

c. 造影CT　MPR冠状断像

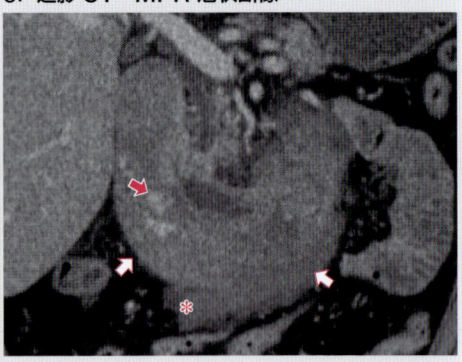

➡十二指腸下行脚に血管外漏出多発
⇨十二指腸壁内血腫（単純CTで高吸収）
▶十二指腸内腔
＊後腹膜出血

　CTで十二指腸下行脚～水平脚に壁内血腫を認めます（図7）。急性膵炎の重症化に備えて動注カテーテルを留置しアミラーゼはすぐに低下しましたが，第3病日に貧血の進行，血圧低下99/58 mmHgがあり，CTで血腫の後腹膜穿破を認めました。DSAで膵十二指腸動脈から血管外漏出が多発し，TAEを施行。貧血は改善しました。

壊死性膵炎

> 壊死性膵炎で出血をきたすことがある

急性膵炎の中でも重篤な壊死性膵炎には，重大な合併症として出血があります．後腹膜や腹腔内に動脈性の出血をきたして緊急TAEを要したり，しばしば致死的にもなります．

症例8　20歳代，男性

【現病歴】深夜まで友人と飲酒，就寝後腹痛・嘔吐あり．早朝再び腹痛を訴え救急要請．救急車収容直後に心肺停止，CPRに反応せず．

図8

単純CT　Ai水平断像　　　　MPR冠状断像

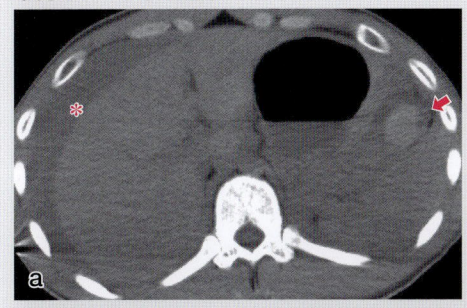

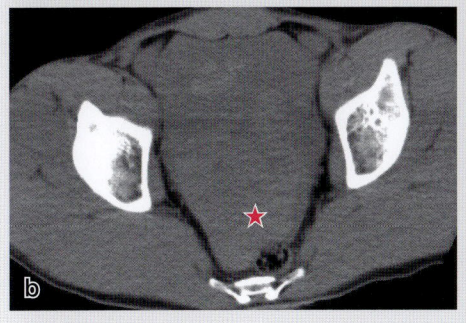

→ 膵尾部脾臓周囲血腫 2.5 cm　80 HU
⇨ 膵尾部嚢胞性腫瘤 1.5 cm
★ 骨盤内血腫　59 HU　　＊血性腹水肝周囲　55 HU　　▷右傍結腸溝血性腹水

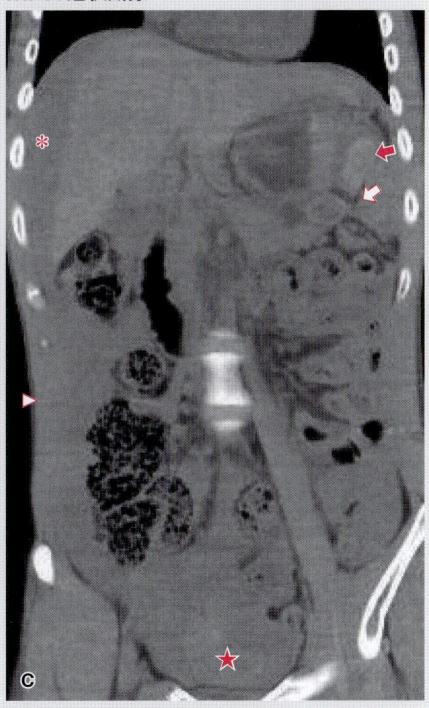

死亡時画像（Ai）で腹部骨盤内広範囲に高吸収域を認め，大量の血性腹水を示しています（図8）．上腹部では55 HU（図8a），Douglas窩血腫は59 HU（図8b）で，膵尾部/脾門部近傍に特に濃度の高い80 HU，2.5 cm大の血腫あり（図8a，c）．出血源を疑います．膵尾部近くに1.5 cm大の被膜の厚い嚢胞性腫瘤を認め，膵炎後の仮性嚢胞または古い血腫を疑います．

【病理解剖】腹腔内出血1,650 mLで血腫は膵尾部周囲で著明．膵尾部の瘢痕化した嚢胞は仮性瘤を疑う．膵炎から膵壊死をきたしており，死因は出血性膵炎と考えられた．

特発性腸間膜血腫

症例9 40歳代，男性

【嗜好歴】ビール1L/日　【現病歴】昼過ぎに突然，急激な腹痛が出現した。
【身体所見】JCS0，体温36.7℃，血圧123/84 mmHg，脈拍83回/分，SpO$_2$ 98%。腹部全体に圧痛と反跳痛・筋性防御あり。来院時RBC 380×10^4/μL，Hgb 12.2 g/dL。2時間後にはRBC 296×10^4/μL，Hgb 9.6 g/dLに低下し緊急手術となった。

図9

a. 単純CT 水平断像

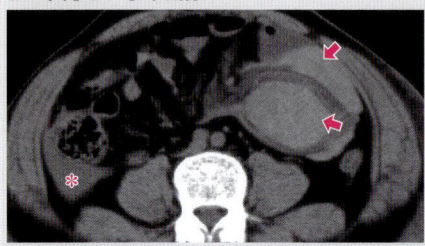

b. 造影CT　MPR冠状断像

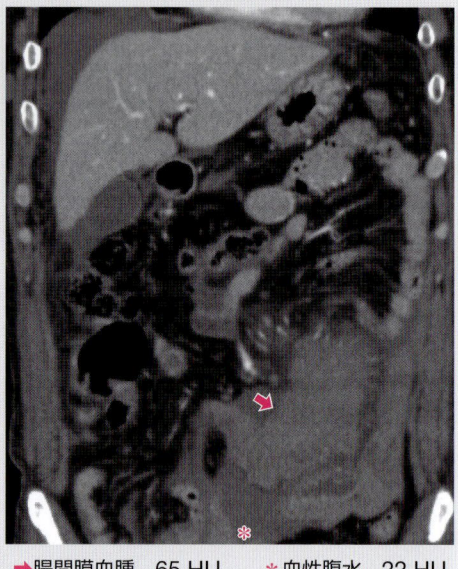

c. 切除標本

腸間膜血腫
小腸

→腸間膜血腫　65 HU　＊血性腹水　22 HU

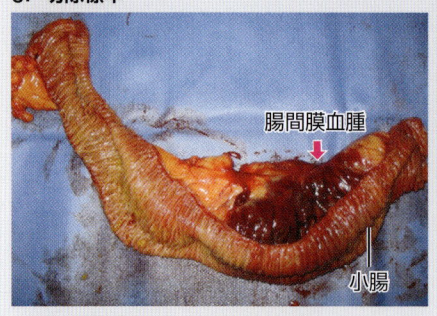

腸間膜に65 HUほどの楕円形，三日月型の腫瘤（血腫）を認めます（図9a，b）。腹腔内にやや濃度の高い22 HUの腹水を認め，小腸または腸間膜からの出血を疑います。
【手術所見】小腸間膜に9×6 cm大の血腫あり（図9c）。腸間膜と小腸の一部を切除した。
【病理組織】出血は腸間膜から小腸壁の粘膜下層まで及んでいたが，粘膜面に潰瘍・穿孔はなかった。腸間膜および小腸に腫瘍・虚血・血管奇形もなく出血の原因は不明だった。

文献

1) 吉岡邦浩，田中良一：大動脈瘤・大動脈解離診療ガイドライン—大動脈瘤—，画像診断．2011; 31: 1224-33.
2) 稲田　潔，池田庸子，平川栄一郎，ほか：Segmental Arterial Mediolysis (SAM)—最近の本邦報告例について—，病理と臨床．2003; 21: 1165-71.
3) 斉藤　誠，渡辺佳明，藤田美悧，ほか：Kasabach-Merritt症候群を呈し，腫瘍破裂をきたした肝血管肉腫の1剖検例，診断病理．2000; 17: 369-71.
4) Shiozawa K, Watanabe M, Igarashi Y, et al: Acute pancreatitis secondary to intramural duodenal hematoma: Case report and literature review. World J Radiol. 2010; 2: 283-8.

第Ⅲ章 外傷とショック（スピードが大切）

3 急性大動脈解離，心タンポナーデ

この項目のテーマ
- 大動脈解離の分類
- 急性大動脈解離の単純CT
- 急性大動脈解離の造影CT
- 心タンポナーデ

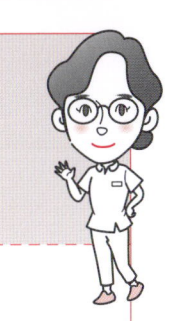

読影のエッセンス

突然の胸痛・背部痛をきたす疾患の1つに急性大動脈解離があります。解離の進行に伴って移動する痛みとよくいわれますが，そうとは限りません。元気だった患者さんが数時間後には心停止になり得ます。急性大動脈解離に加えて，重大な合併症の1つでもある心タンポナーデの画像所見をみていきます。

急性大動脈解離

「胸痛でERを受診したが単純CTで異常なくいったん帰宅，その後意識を消失した…大動脈解離だった」

これは決して対岸の火事ではありません。よもやと思って造影CTを撮ったら解離だった…ヒヤッとした経験は少なからずあるはずです。症状や身体所見は典型例ばかりではありません[1]。"腰痛→椎間板ヘルニアと思い整形外科"を，"背部痛→尿管結石と思い泌尿器科"を受診したとはよくある話です。「腰が痛く足はしびれるが以前からの椎間板ヘルニアのせいだと思う。血圧は普段より低いけど降圧薬を飲んでいる」といわれ，簡単に引いてはいけません。若い患者さんほど，まさか自分がそんな重大な疾患とは思っていないもので，ERの経験豊富な指導医は「こういうので若い人の解離もあるんだよね」というはずです。横になって医者と話していたときは気付かなかったが，トイレ歩行時に看護師さんが気付いた"額のうっすらした冷や汗"は，造影CTを撮るべき理由になります。

大動脈解離とは「大動脈壁が中膜のレベルで二層に剝離し，動脈走行に沿ってある長さをもって二層になった状態」と定義されます。解離の範囲と偽腔の血流状態により分類され（**表1**），それぞれに臨床的な意味があります[2]。

表1 大動脈解離の分類[2]

1. 解離範囲による分類	
	Stanford 分類
	DeBakey 分類
2. 偽腔の血流状態による分類	
偽腔開存型：偽腔に血流があるもの。偽腔の大部分は血栓化していても ULP から長軸方向に広がる偽腔内血流を認める場合は開存型とする。	
ULP 型：偽腔の大部分に血流を認めないが，tear 近傍に限局した ULP を認めるもの。	
偽腔閉塞型：三日月状あるいは輪状の偽腔が凝血塊，血腫により満たされ，tear（ULP を含む）および偽腔内血流を認めないもの。	

上行大動脈の解離の有無で大きく変わる

　DeBakeyおよびStanford分類は解離の範囲による分類です（図1）。治療方針と予後は上行大動脈の解離の有無で大きく変わり，Stanford分類は"上行大動脈に解離があるか否か"だけで分けられます。上行大動脈に解離がある場合は，大動脈弁閉鎖不全・冠動脈血流不全を生じ，心筋梗塞，心不全を招くことがあります。

図1 大動脈解離　解離の範囲による分類

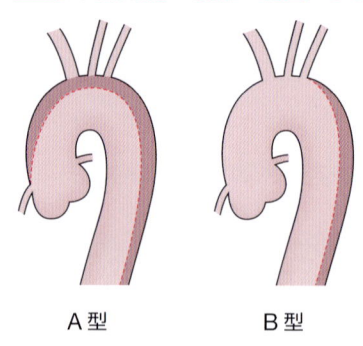

A 型　　B 型　　　　　　Ⅰ型　　Ⅱ型　　Ⅲa 型　　Ⅲb 型

a. Stanford 分類

A 型：上行大動脈に解離があるもの
B 型：上行大動脈に解離がないもの

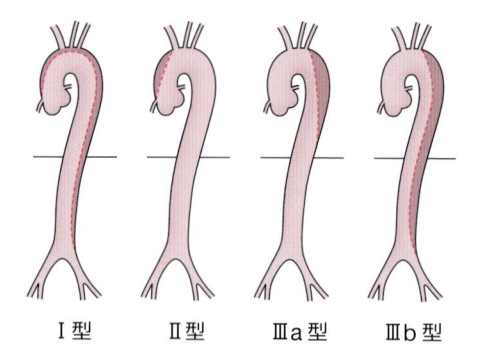

b. DeBakey 分類

Ⅰ型：上行大動脈に tear があり弓部大動脈より末梢に解離が及ぶもの
Ⅱ型：上行大動脈に解離が限局するもの
Ⅲ型：下行大動脈に tear があるもの
　　a 型：腹部大動脈に解離が及ばないもの
　　b 型：腹部大動脈に解離が及ぶもの

略語
Ai；autopsy imaging　死亡時画像
AR；aortic regurgitation　大動脈弁閉鎖不全
ASO；arteriosclerosing obstruction　閉塞性動脈硬化症
CPA；cardiopulmonary arrest　心肺停止
EF；ejection fraction　駆出分画（率），左室駆出率
GDA；gastroduodenal artery　胃十二指腸動脈
IMA；Inferior mesenteric artery　下腸間膜動脈

また，上行大動脈周囲は心囊で囲まれ（図2）[3,4]，心囊腔に破裂して心タンポナーデをきたすときわめて危険な状態になります。上行大動脈解離の多くは緊急手術が必要となり，造影CTで早く診断することが重要です。大動脈弓部3分枝に解離が及ぶと脳や上肢の虚血症状・血圧の左右差を生じることもあります。上行大動脈を含まない解離のほとんどは大動脈弓部の左鎖骨下動脈分岐直後にはじまります。腹腔動脈，上腸間膜動脈（SMA），下腸間膜動脈（IMA），腎動脈，外腸骨動脈等の解離にも注意を要します。

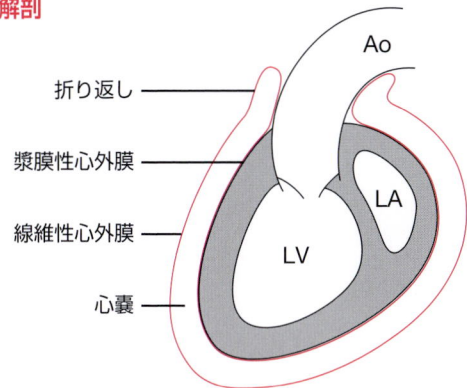

図2 心囊の解剖

- 折り返し
- 漿膜性心外膜
- 線維性心外膜
- 心囊

Ao：大動脈
LV：左心室
LA：左心房

偽腔に血流があるかどうかも肝心

偽腔開存型は後に偽腔が拡大する場合があり，偽腔閉塞型との鑑別は重要です。CTでは上行大動脈の解離の有無に加えて，tearおよびULPの有無，偽腔内造影効果の有無から分類することも臨床的に重要です（表1）。

基本が大切

大動脈解離で使う用語[2]

フラップ（flap）：解離した「内膜と，中膜の一部」
亀裂（裂口，tear）：フラップに空いている孔。フラップの1〜数個の欠損像で真腔と偽腔の交通部位，造影剤の通路になる。
入口部（entry）：真腔から偽腔に血液が流れる。
再入口部（re-entry）：偽腔から真腔へ血液が流れる。
潰瘍様突出像（ulcer-like projection；ULP）：造影CT等の画像検査で偽腔の一部にみられる小突出所見。大きさにかかわらず病態の不安定な例があり重要な所見とされている。

略語
GDA；gastroduodenal artery　胃十二指腸動脈
IVC；inferior vena cava　下大静脈
Paf；paroxysmal atrial fibrillation　発作性心房細動
SLE；systemic lupus erythematosus　全身性エリテマトーデス
SMA；superior mesenteric artery　上腸間膜動脈
SVC；superior vena cava　上大静脈

Stanford A

> 単純CTでもフラップを同定できることはあるが，解離もありうるかな？ と思ったら造影CTを撮る。治療方針決定にも造影CTが必須。

症例1 60歳代，女性

【現病歴】マイクロバス車内で突然胸痛が出現。痛みは持続するが移動はない。
【身体所見】収縮期血圧右上肢90 mmHg，左上肢150 mmHg

図3 DeBakey Ⅰ，偽腔開存型

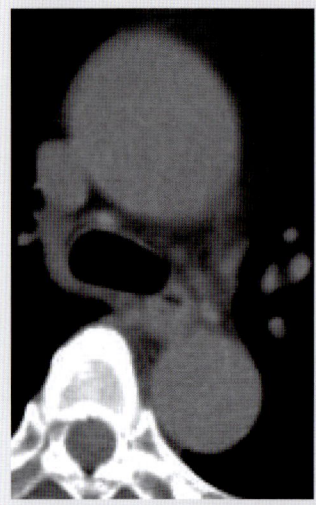

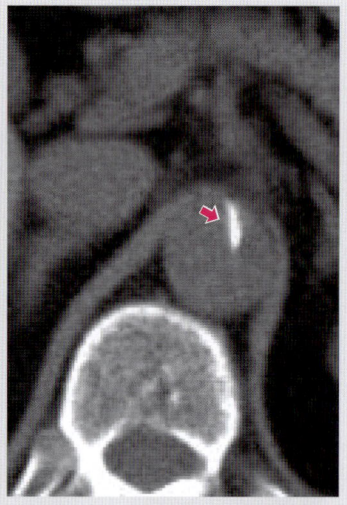

➡ 石灰化を伴うフラップ
⇨ 真腔
▷ 偽腔
▶ 奇静脈弓
★ IVC
＊ SVC

a. 単純CT（気管分岐部レベル）　b. 単純CT（腹腔動脈分岐部レベル）

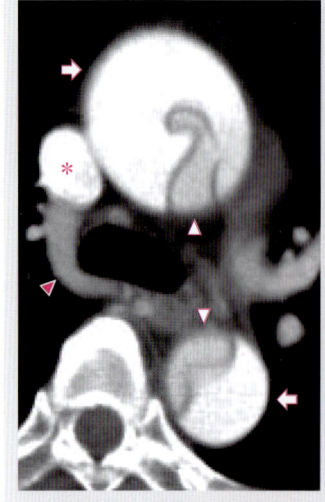

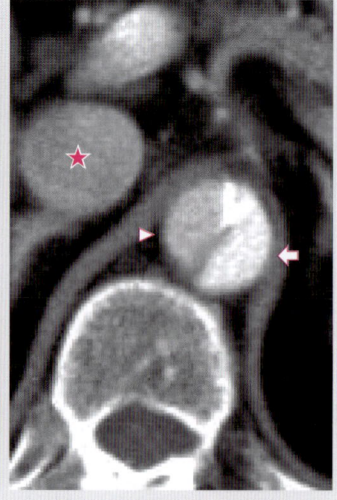

c. 造影CT（気管分岐部レベル）　d. 造影CT（腹腔動脈分岐部レベル）

単純CTでは多くの場合解離を描出できません。しかし大動脈壁に石灰化があるとフラップに気付く場合があります。

　症例1 の図3bでは，腹部大動脈の内腔にわずかな石灰化を認めますが，本来あるはずのない場所ですね。動脈硬化症の石灰化の多くは内膜ですが，中膜が裂けることにより内膜の石灰化が内側に移動し，大動脈のなかに浮いたようにみえているのです[2,5,6]。症例は血圧の左右差があったことから造影CTを施行し（図3c，d），上行大動脈基部から内腸骨動脈まで偽腔開存型の解離を認め，緊急手術（上行弓部大動脈人工血管置換術）となりました。

> 「痛みの移動はない」にだまされない

症例2　60歳代，男性

【現病歴】夕食中に突然背部痛が出現。痛みは1時間ほど持続したが来院時は消失。救急車内で上肢の収縮期血圧に左右差あり（右114・左81 mmHg）。来院後は左右とも60 mmHg台になった。

> 上肢の血圧の左右差は大動脈弓部を含む解離を疑う

図4　DeBakey I，偽腔開存型　造影CT

a. 水平断像　　b. 水平断像　　c. MPR冠状断像

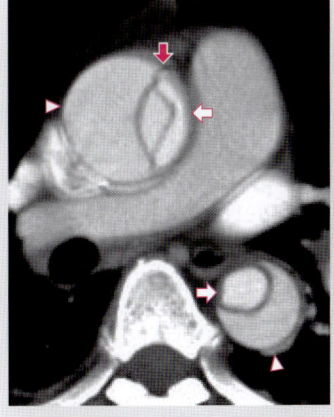

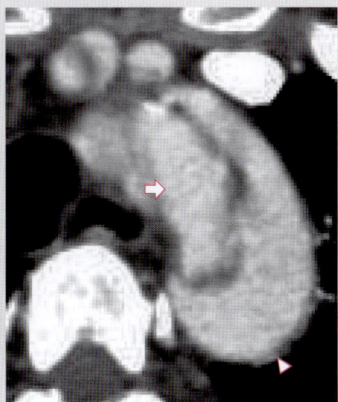

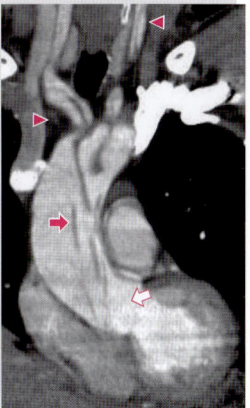

➡上行大動脈基部から始まる解離　⇨真腔　▷偽腔　▶弓部3分枝の解離
　フラップは複数に裂け複数のtearあり

　大動脈基部から始まるStanford A型の解離を認め，超音波で中等度の大動脈弁閉鎖不全（AR）あり，解離による合併症と考えられます。真腔，偽腔とも強く造影され偽腔開存型で，弓部3分枝にも解離が及んでいます（図4）。緊急で大動脈弁置換術を施行しました。

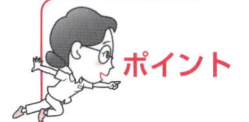

> **ポイント**
> 単純CTで大動脈にわずかでも石灰化があれば，位置をよくみましょう。ただし若い人では石灰化がない場合が多く，単純で気が付くのはかなり難しい。造影CTが必須！

単純CTで吸収値の高い心嚢液は絶対に見落とさない

症例3 60歳代，女性

【現病歴】午前4時，嘔気・背部痛が出現。近医の心電図等で異常はなかったが背部痛が持続し，夕方徒歩で救急を受診した。

【身体所見】血圧70/50 mmHg，冷汗著明。

図5 DeBakey Ⅰ，偽腔閉塞型
a～c. 単純CT，d，e. 造影CT

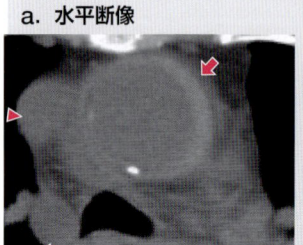

a. 水平断像　　b. 水平断像　　c. MPR 冠状断像

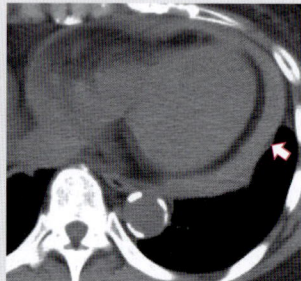

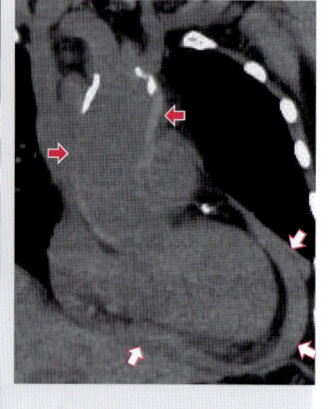

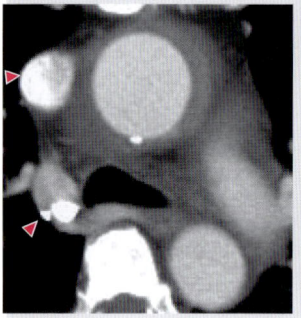

d　　e（肝臓）

➡単純CT 上行大動脈～弓部に三日月状，輪状の高吸収域あり。
造影効果は認めない。
⇨高濃度心嚢液（75 HU）
▶SVC，奇静脈弓の拡張
▷IVC，肝静脈の拡張

　単純CTで大動脈基部から弓部近位にかけて三日月形～全周性の高吸収域を認め，早期血栓閉塞型の解離です。偽腔開存型に比べて予後は良いものの，器質化する前の流動的な状態で，循環動態の不安定なULP型や偽腔開存型に移行することがあります[2,5,7]。

　症例3は，さらに重大な解離の合併症として濃度の高い心嚢液（75 HU）を認め，出血を示します。超音波検査でEFは50％，軽度のARもありました。SVCと奇静脈弓，IVCから肝静脈は著明に拡張し，心タンポナーデにより心臓の拡張障害，心拍出量低下，静脈圧亢進となったと考えられます。症例は緊急で上行置換術が施行されました。

Stanford B

症例4 40歳代，男性

【現病歴】荷物の積みおろし中に，突然心窩部不快感と焼けるような痛みが出現。その後背部痛も出現し休んでいたが改善しない。

図6 DeBakey Ⅲb，偽腔開存型　造影CT
　a．大動脈弓部に沿ったMPR，b〜d．水平断像

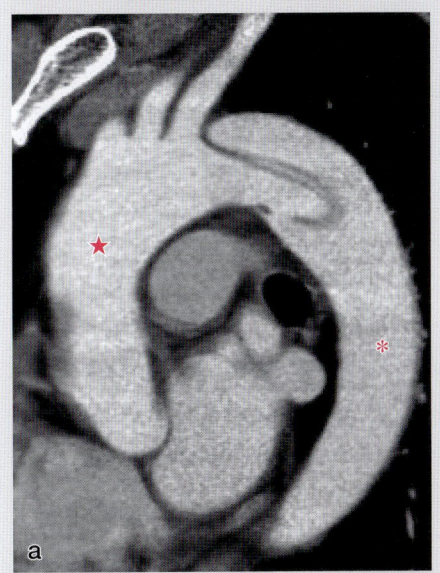

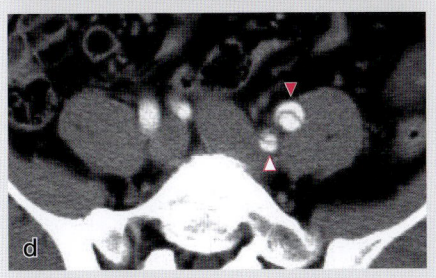

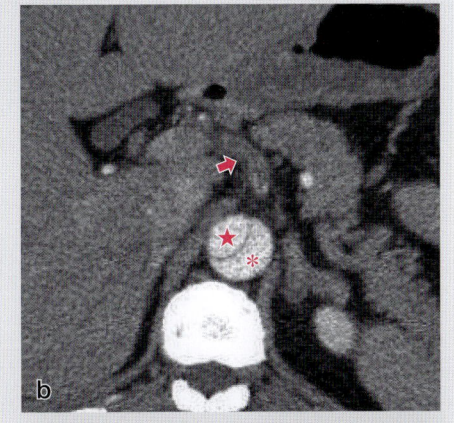

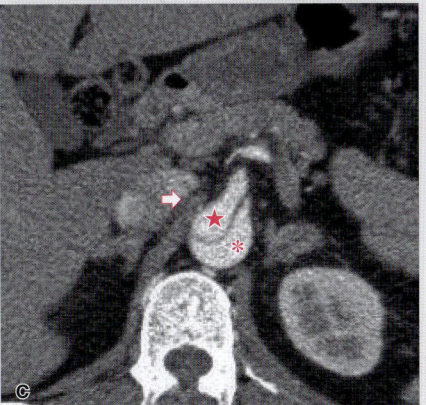

➡腹腔動脈閉塞　⇨SMA　▷内腸骨動脈解離　▶外腸骨動脈解離　★真腔　＊偽腔

　DeBakey Ⅲb偽腔開存型です。Ⅲ型は下行大動脈にentryがあり，左鎖骨下動脈分岐部直後から解離が始まることが多いようです。図6の解離はらせん状で真腔，偽腔とも造影されています。水平断像では通常三日月型が偽腔，丸いほうが真腔とされますが解離のないところから連続性をみて判断します。腹腔動脈は解離で閉塞していますが，SMAの血流は保たれGDAを介して腹腔動脈領域にも灌流しています。腹部大動脈の分枝に解離が及び腎梗塞や腸管虚血をきたすこともあります。

早期相では偽腔開存型を閉塞型と見誤ることがある

早期相のみでは，偽腔開存型を偽腔閉塞型と勘違いすることがあります．偽腔の血流はかなり遅い場合があり，早期相では造影剤が偽腔内全体に行き届かないことがあるためです．

症例5　70歳代，男性

2症例を比較してみましょう

【現病歴】昼頃から腰部腹部にかけて鈍重感を自覚し増悪してきた．

図7　DeBakey Ⅲb 偽腔開存型
造影CT
➡ フラップのtear
⇨ 真腔
▷ 偽腔

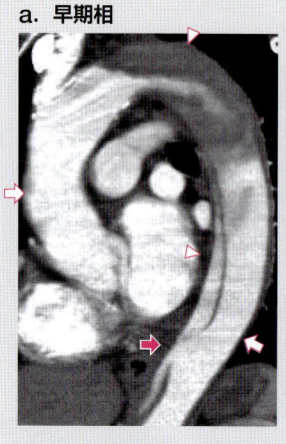

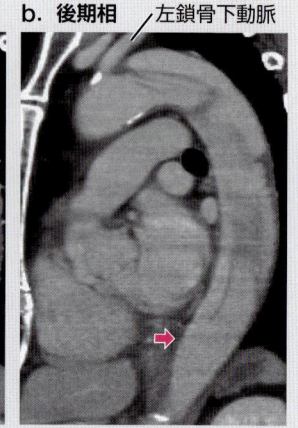

a. 早期相　　b. 後期相　　左鎖骨下動脈

早期相で横隔膜直上のフラップに欠損像があります（図7a）．真腔から偽腔の一部に造影剤が流入し偽腔開存型ですが，大動脈弓部の偽腔は造影されません．これだけでは血栓？　と思ってしまいますが，後期相では偽腔全体が造影され開存しています（図7b）．

症例6　70歳代，女性

【現病歴】早朝突然の吐き気と嘔吐あり，その後突然胸痛が出現，背部痛も出てきた．

図8　DeBakey Ⅲb 偽腔閉塞型
造影CT
➡ 左鎖骨下動脈
⇨ 真腔
▷ 偽腔

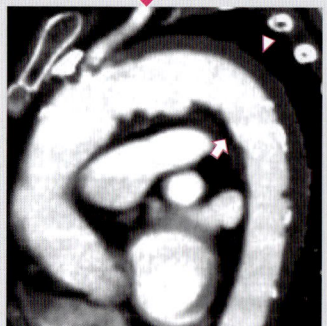

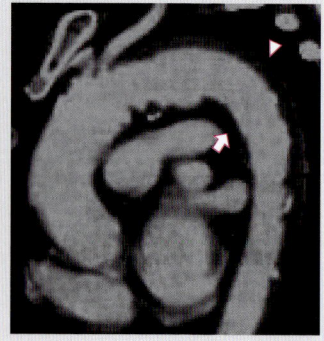

a. 早期相　　b. 後期相

早期相（図8a）・後期相（図8b）ともに偽腔への造影剤の流入はなく，血栓閉塞型の解離と判断できます．保存的に経過は良好でした．

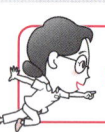

> **ポイント**　偽腔閉塞型は早期相のみならず後期相で判断しましょう[2,5,7]．

ULP型 これがULPです

症例7 80歳代，男性

【既往歴】高血圧，慢性腎不全で血液透析中。
【現病歴】1カ月前より背部痛が出現し，持続していた。透析中に最高血圧70 mmHg台まで低下し，意識がもうろうとして救急搬送となる。来院時の超音波でEF30％台。

図9 DeBakey Ⅲa　a. 単純CT，b〜d. 造影CT

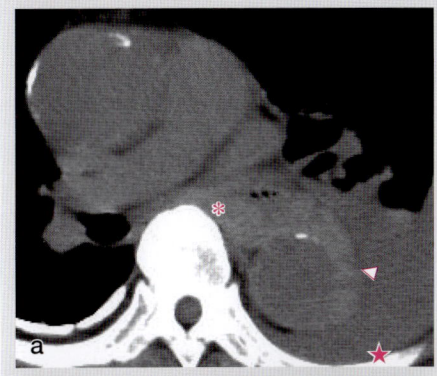

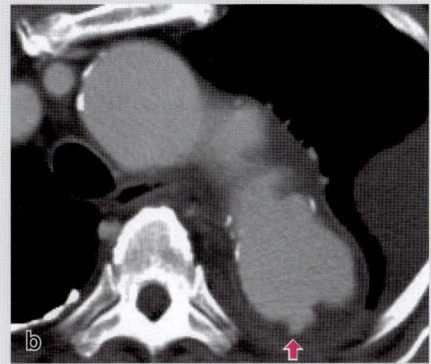

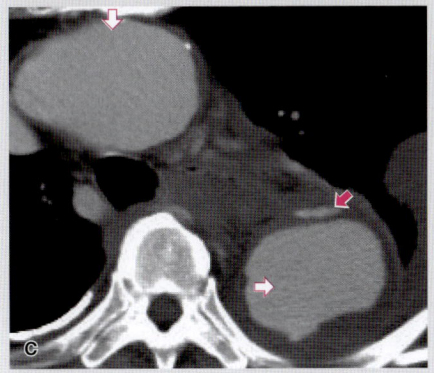

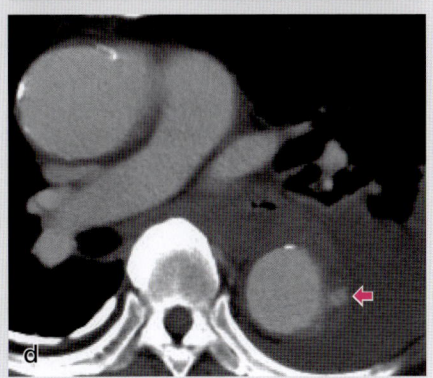

➡ULP　⇨真腔　▷偽腔の三日月型高吸収域　★血性胸水　＊縦隔血腫

　単純CTで胸部下行大動脈に上下に長く連続する三日月型の高吸収域を認め，血栓が充満した偽腔です。CT値25 HU〜61 HUの左胸水と縦隔内血腫を認めます（**図9a**）。真腔から偽腔内に突出する小さな造影域を認め，ULPを示しています（**図9b〜d**）。ULPは拡大することがあり偽腔開存型への移行や破裂などのリスクとされます。背部痛は1カ月前からですが，解離部大動脈の一部にみられる瘤状拡張，透析中，なども増悪因子だったと考えられます。手術は行わない方針となり，第10病日に死亡しました。

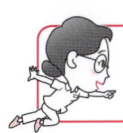

> **ポイント**　一見偽腔閉塞型にみえてもULPがあったら特に注意する。

心タンポナーデ

　心タンポナーデは，心嚢内に液体が貯留し心臓の拡張障害と引き続き心拍出量の低下をきたす病態です。2009年9月～2013年8月までの4年間，当院ERにおいて心肺停止（CPA）のAiとして撮像したCT28例中14例は出血による心タンポナーデで，突然死の状態でした。また，ERで心タンポナーデと診断された23症例のうち14例はCPA（すべて血性）で，原因は急性心筋梗塞とStanford A型急性大動脈解離，大動脈瘤の破裂です。心タンポナーデには他にもさまざまな原因があり（表2），心タンポナーデで発症した救急症例として，若い女性の悪性リンパ腫や高齢発症のSLEによる心外膜炎などがありました。

表2　心タンポナーデの原因

出血	急性心筋梗塞，Stanford A型急性大動脈解離，動脈瘤の破裂，外傷
心外膜炎	感染症，SLEなどの膠原病
悪性腫瘍	転移性腫瘍，肺癌の浸潤，悪性リンパ腫，悪性中皮腫など
内分泌代謝異常	甲状腺機能低下症など

非典型的症状のStanford A DeBakey I型急性大動脈解離による心タンポナーデ

症例8　30歳代，男性

【現病歴】以前から腰部椎間板ヘルニアで左足のしびれ，腰痛があった。夜頭痛あり，深夜に心窩部痛，下痢があった。早朝入浴後呼吸困難となり救急車内で心肺停止となった。

図10　単純CT Ai

➡ 上行大動脈解離のフラップ
⇨ 血性心嚢液
▷ 左心室
▶ 右心室
＊ 右房

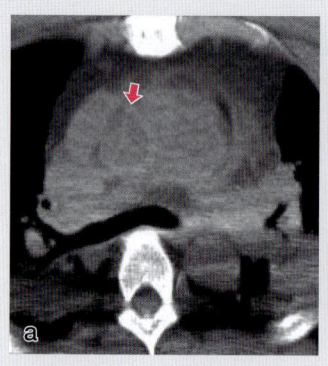

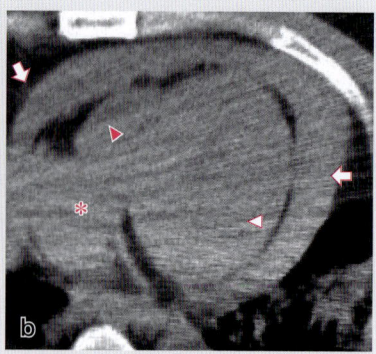

　濃度の高い心嚢液が貯留し，出血を示します。上行大動脈に解離のフラップ様のわずかな線状影を認めます。基礎疾患のない若い人の解離は，大動脈壁の石灰化も径の拡大もないため早期診断が難しく，怪しいと思ったらくれぐれも造影CTを撮りましょう。
【病理解剖】上行大動脈から両側総腸骨動脈に解離を認めた。

出血かどうかで予後が決まる

　心タンポナーデの症状発現と予後には，心嚢液が出血か否か（出血の原因疾患自体も予後不良が多い）と溜まるスピードが関与します。通常，出血は急速に，腫瘍は緩徐に，炎症はその程度によって異なります。

> 2つの症例を比較してみましょう

症例9　40歳代，男性

【現病歴】道路脇で意識をなくしているのを発見され，救急隊到着時すでに心肺停止状態だった。外傷なし。蘇生しえず。

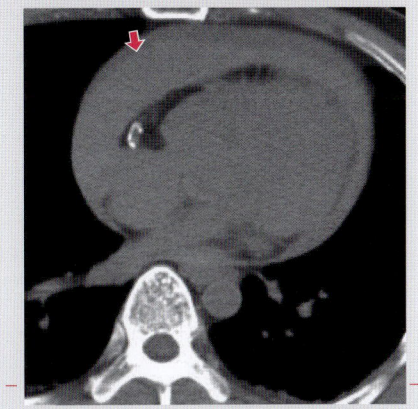

図11　単純CT Ai
- 心嚢液　53〜67 HU

　著明な心嚢液の貯留あり。CT値は53〜67 HUで血性と考えられ血清分離（腹側低吸収/背側高吸収）を認めます。出血によって急速に心嚢液が溜まったことによる心タンポナーデが死因と考えられます。

症例10　70歳代，男性

【既往歴】糖尿病・高血圧・慢性心不全・ASOバイパス術後・胃癌術後
【現病歴】前日から心窩部痛が持続していた。
【身体所見】一時呼名反応がなく，脈拍を触知できず。血圧80/40 mmHg台，SpO$_2$ 87％まで低下。心電図で発作性心房細動（Paf）あり。

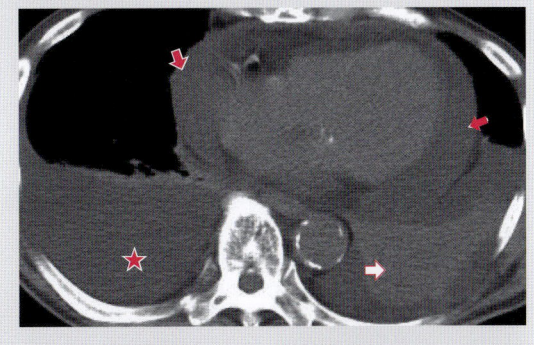

図12　単純CT
- 心嚢液　6 HU
- 左下葉無気肺
- ★胸水

　大量の心嚢液と胸水を認めます。CT値は6 HUで漿液性が疑われます。

【経過】心嚢穿刺で淡黄色の心嚢液約500 mLを吸引後，症状・Pafは消失した。心嚢液から腺癌class Vが検出された。癌性心外膜炎により徐々に心嚢液が溜まったため，大量になるまで心タンポナーデの症状が発現しなかったと考えられる。

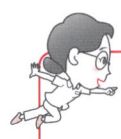

★単純 CT で解離を見落とさないポイント

1) 大動脈壁の石灰化の位置
2) 壁に沿った三日月型～全周性の高吸収域
3) 大動脈内部の濃度差
4) 心嚢液

★心タンポナーデの画像診断のポイント

正常の心嚢液は20 mLまでです[4]。病的に増加した心嚢液に気が付いたら，必ずCT値を測りましょう。そして上行大動脈の解離や動脈瘤，心外膜の肥厚や結節，縦隔肺野病変はないかをチェックします。特に濃度の高い心嚢液は出血のことが多く，大動脈解離や心筋梗塞による心嚢内への出血を示唆します。癌性心外膜炎でも血性のことがあります。高濃度の心嚢液は少量でも重要な所見です。なお，5 mm以下のthin slice像では濃度が低くみえてしまうことがあります。X線吸収値（CT値で代用）を測ることが大切です。

文献

1) 重光 修: 急性大動脈解離の初療時の注意点, Medical Practice. 2007; 24: 740.
2) 大動脈瘤・大動脈解離診療ガイドライン2011年改訂版, 循環器病の診断と治療に関するガイドライン（2010年度合同研究班報告）. ダイジェスト版. p1-11
3) Michael P. Federle, Melissa L. Rosado-de-Christenson, Paula J. Woodward, et al: Anatomy of the pericardium, Diagnostic and surgical imaging anatomy Amirsys. 2006; p445.
4) Truong MT, Erasmus JJ, Gladish GW, et al: Anatomy of pericardial recesses on multidetector CT: implications for oncologic imaging. AJR. 2003; 181: 1109-13.
5) 堀 祐郎: 大動脈瘤/大動脈解離の放射線診断, Vascular Lab. 2010; 7: 586-92.
6) Catherine M.Shanahan, 及川眞一: 血管石灰化: 誘発因子, 抑制因子, 基質小胞, 動脈硬化Update 2006. Therapeutic Research. 2007; 28: 349-57.
7) 東 将浩, 内藤博昭:血栓閉鎖型大動脈解離における血栓性病変の画像診断（解離腔血栓の吸収, 再開通のメカニズム）. 血栓と循環. 2007; 15: 269-73.

これは何でしょう？

本文とは少し違った視点から集めてみました

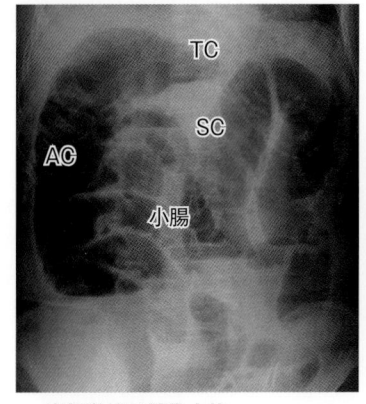

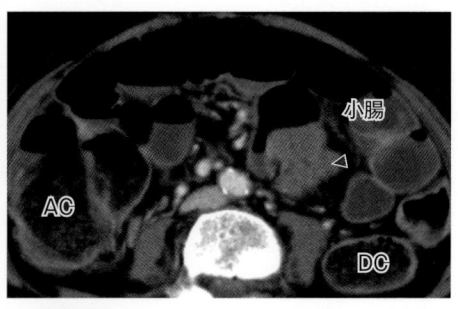

Q1 70歳代, 女性

a. 腹部単純X線像立位

b. 造影CT

　大腸から小腸のイレウス。S状結腸の肛門側に多血性充実性腫瘍を認め，口側の腸管が拡張している。粘膜から発生する大腸癌は，悪性リンパ腫やGISTなどの粘膜下腫瘍よりも通過障害をきたしやすく，腸管閉塞症状にて救急を受診することがある。炎症（Crohn病など），急性膵炎，癌性腹膜炎などもイレウスの原因になる。イレウスの原因を探るときは急ぐ方・悪い方から除外するとよい。絞扼性イレウスではないか？ 腫瘍か？ 癒着か？ 手術歴は？ という感じ。

【解答】 S状結腸癌による閉塞性イレウス

（関連項目 ⇒第Ⅱ章2「イレウス（腸管閉塞）」p.50）

略語
AC；上行結腸　SC；S状結腸　TC；横行結腸
GIST；gastrointestinal stromal tumor　消化管間質腫瘍

Q2 30歳代，男性

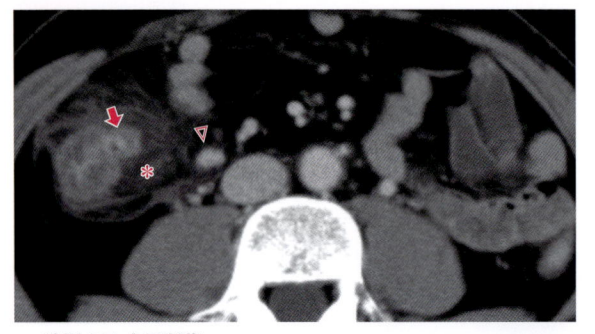

a. 造影CT 水平断像

➡ 上行結腸の憩室
＊ dirty fat sign
▷ 腸間膜リンパ節腫大

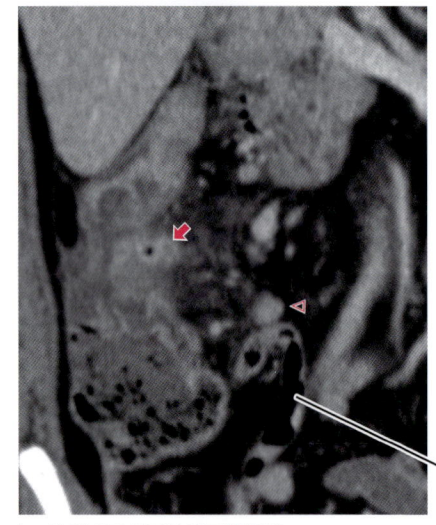

虫垂は正常

b. 造影CT MPR斜冠状断像

　上行結腸内側に造影効果の強い大きめの憩室を認める。近傍の上行結腸壁は浮腫性に肥厚し，回盲部に腫大したリンパ節が多発している。虫垂は正常でdirty fat signは憩室周囲にある。急性虫垂炎の鑑別診断として，大腸憩室炎，回盲部リンパ節炎，Meckel憩室炎などが挙げられるが，dirty fat signは責任病巣の周囲で強いため，原因検索の目安になる。

【解答】 上行結腸憩室炎　　　（関連項目 ⇒第Ⅱ章3「消化管ア・ラ・カルト」p.60）

Q3 70歳代，女性

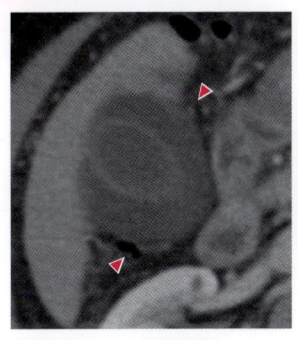

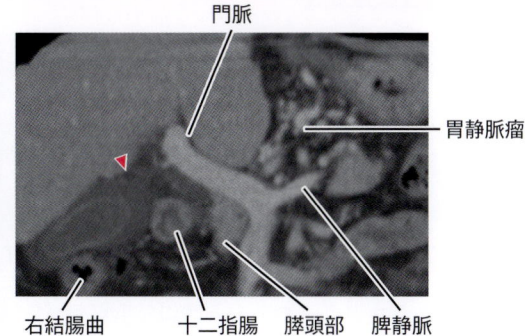

造影CT　a. 水平断像
b. MPR 冠状断像

ラベル: 門脈／胃静脈瘤／右結腸曲／十二指腸／膵頭部／脾静脈

▶ 胆嚢壁の著明な浮腫性肥厚

　胆嚢壁の著明な浮腫性肥厚を認める。症例は肝硬変による門脈圧亢進症で，胃食道静脈瘤に対する硬化療法前であった。胆嚢静脈は肝内門脈に還流するため，門亢症で胆嚢浮腫が起こりえる。腹痛，発熱などの症状はなく，血液検査でも炎症反応は陰性で急性胆嚢炎とは異なる。画像所見と臨床像から総合的な判断が大切。

【解答】　肝硬変による門脈圧亢進症に伴う胆嚢浮腫

(関連項目　⇒第Ⅱ章4「胆石，胆嚢炎」p.73)

Q4 40歳代，男性

造影CT

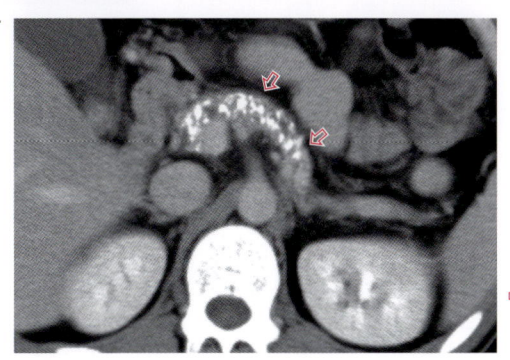

⇨ 膵は萎縮し石灰化が多発している

　炎症には，各臓器・組織に共通するプロセスがあり，急性期は血管透過性の亢進・浮腫・腫張が起こりその後すっかり治癒する場合と，慢性期に移行し線維化・肉芽腫形成で萎縮・硬化・石灰化する場合がある。画像診断は時系列も読み取ることが大切。

【解答】　慢性膵炎

(関連項目　⇒第Ⅱ章5「急性膵炎」p.80)

Q5　70歳代，女性

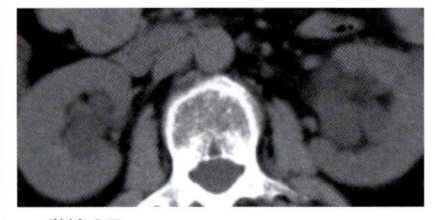

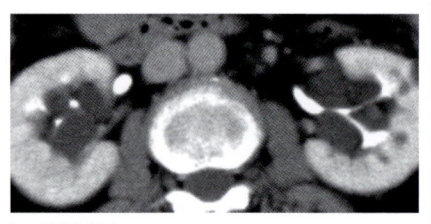

a. 単純CT

b. 造影CT

　腎盂に排泄された造影剤の周囲に，小囊胞が多発している．単純CTでは水腎症と見間違う可能性があるが，造影後の排泄相では，造影剤が囊胞ではじかれたように分布することから区別できる．

【解答】　傍腎盂囊胞　　　　　　　　　　　（関連項目　⇒第Ⅱ章6「尿路系救急疾患」p.86）

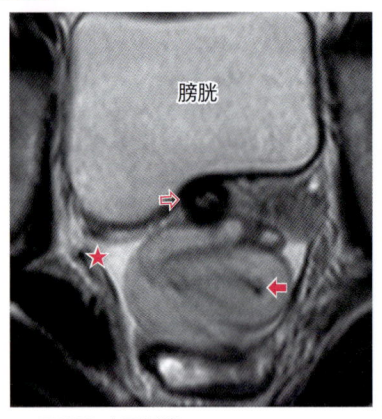

Q6　10歳代，女性

膀胱

a. T2WI 水平断像

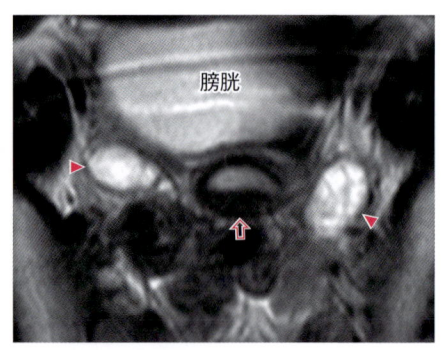

膀胱

b. T2WI 冠状断像

➡ Douglas窩囊胞性腫瘤　　▶ 両側卵巣正常
⇨ 子宮正常　　　　　　　　★ 腹水

　左下腹部痛にてER受診．消化器症状や腹膜刺激症状は認めず，月経は未発来．
　Douglas窩に最大径5.5cm大の囊胞性腫瘤あり，表面平滑な管状構造物が塊状を成している．囊胞性腫瘤の周囲にごく少量の腹水を認めるが，この時点では両側卵巣は正常．
　手術時には，傍卵巣囊胞が捻転し左卵巣と卵管も壊死に陥っていた．傍卵巣囊胞は中腎管（Wolff管），傍中腎管（Müller管），腹膜中皮由来の囊胞の総称．卵巣に近接する非腫瘍性貯留囊胞で，通常壁は薄く均一で平滑．

【解答】　傍卵巣囊胞　　　　　　　　　　（関連項目　⇒第Ⅱ章7「婦人科疾患の急性腹症」p.94）

Q7 30歳代，女性

単純CT

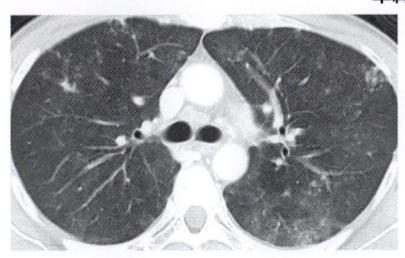

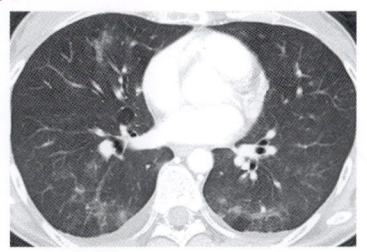

乳癌化学療法中に生じた肺炎。両肺野にすりガラス影が多発している。ニューモシスチス肺炎は免疫不全患者・化学療法・放射線治療・ステロイドなどの治療に伴う肺炎として頻度が高い。両肺野にすりガラス影を生じるが外套部は比較的保たれることが多いといわれる。しかし，特異的な所見はなく画像のみで診断するのは困難で，ウイルス性肺炎や薬剤性肺障害も念頭に置かなければならない。

【解答】 ニューモシスチス肺炎

（関連項目 ⇒第Ⅱ章8「肺疾患(1) 浸潤影，すりガラス影」p.104）

Q8 60歳代，男性

単純CT

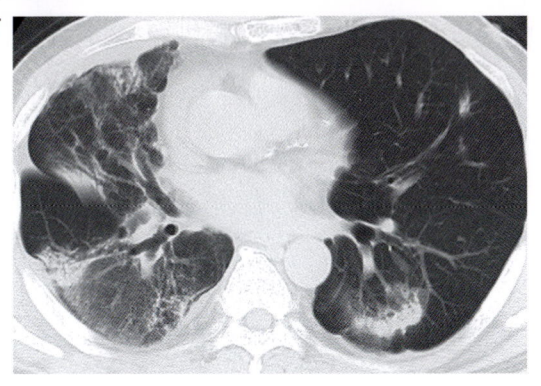

肺炎球菌による大葉性肺炎の治療後，第20病日のCT。症状は改善し炎症反応も鎮静化している。右肺にすりガラス影が残存しているが，来院時CTと比べて右肺の容積は減少し，縦隔は右方に偏位，気管支が軽度拡張してきた。炎症後の肺の器質化を示す。

【解答】 大葉性肺炎後の器質化

（関連項目 ⇒第Ⅱ章8「肺疾患(1) 浸潤影，すりガラス影」p.104）

Q9 造影CT

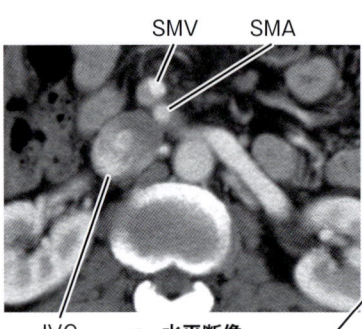

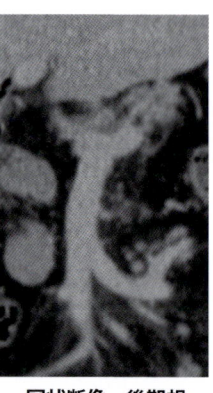

a. 水平断像 早期相 — SMV, SMA, IVC

b. 冠状断像 早期相 — 門脈, 脾静脈, SMV

c. 冠状断像 後期相

　造影剤注入後の早期相（a, b）では，上腸間膜静脈（SMV）は濃淡の異なる2層に分かれて解離のようにみえる。しかし後期相（c）では内部均一で解離は否定的である。これは血管内の層流を示す。早期相ではIVC内も不均一だが異常ではない。SMV・IVC・門脈に限らず，静脈は還流状態をみて後期相で判断することが大切。

【解答】層流による偽病変　（関連項目　⇒第Ⅱ章11「気胸，縦隔気腫，肺血栓塞栓症」p.136）

Q10 単純CT

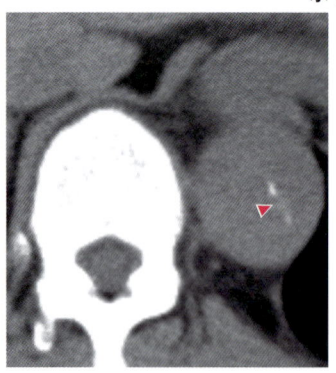

水平断像

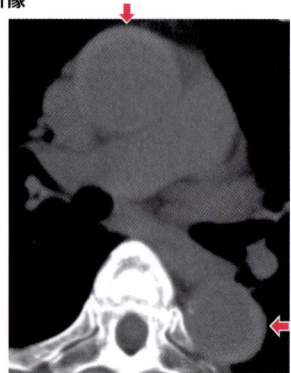

症例A　　**症例B**

【解答】（症例A）急性大動脈解離　石灰化を伴うフラップ
　　　　（症例B）偽腔閉塞型急性大動脈解離

（関連項目　⇒第Ⅲ章3「急性大動脈解離，心タンポナーデ」p.207）

略語　SMA：上腸間膜動脈　SMV：上腸間膜静脈　IVC：下大静脈

Q11 60歳代, 女性

2カ月前に咽頭痛あり。頭痛が持続し全身の脱力出現，受け答えが不良になった。
【血液検査】WBC21.06×10^3/μL, CRP13.12mg/dL

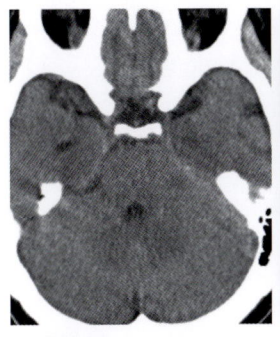

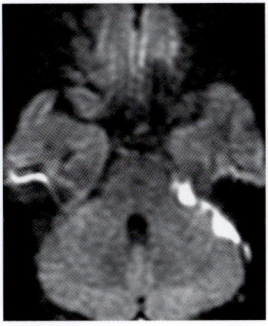

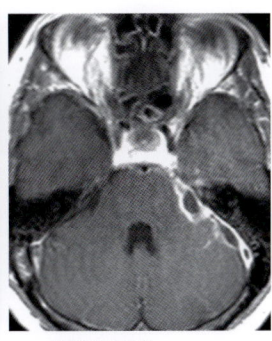

a. 単純CT　　　　b. DWI　　　　c. 造影T1WI

　単純CTで左小脳半球の輪郭が不明瞭で，左小脳橋角部から小脳テントに沿った濃度上昇域を認める。造影T1WIで硬膜・くも膜は肥厚，造影効果は増強し，間に液体貯留あり。DWIで内容液は著明な高信号。高蛋白で粘稠な膿瘍と考えられる。

【解答】（副鼻腔炎中耳炎の頭蓋内への波及による）硬膜下膿瘍（蓄膿）・髄膜炎
【経過】肺膿瘍，副鼻腔（後部篩骨洞）膿瘍，中耳炎もあり鼓膜切開で膿が排出された。髄液は細胞数，蛋白上昇，糖低下を示し，抗菌薬使用前の血液培養ではレンサ球菌（*Streptococcus*）が検出された。

（関連項目 ⇒第Ⅱ章14「くも膜下出血, 頭部外傷」p.163）

Q12 60歳代, 女性

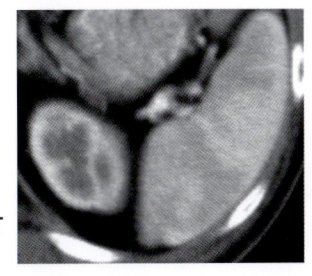

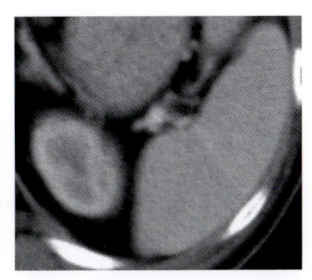

a. 造影CT 動脈相　　　　b. 門脈優位相

　動脈相で脾臓の造影効果は不均一だが（a），門脈優位相では均一に造影され（b），挫傷，梗塞，炎症などの病変は否定できる。動脈相では，脾臓の造影効果度はまだらなことが多く，門脈優位相以降で読むことが大切。随伴所見の有無にも注意。

【解答】正常の脾臓

（関連項目 ⇒第Ⅲ章1「高エネルギー外傷」p.186）

CTサインギャラリー

　画像診断では，病態や病名を示唆する特徴的な所見にさまざまな名前が付いています。形態的な類似からぴったりだと思うサインがたくさんありますが，使い方の拡大解釈や類似による混乱もあります。たとえば，肺結核のtree-in-budは小葉中心性のほかの疾患でもみられるといわれ，high attenuating crescent signは大動脈瘤の切迫破裂を示唆しますが，偽腔閉塞型急性大動脈解離にはhyperdense crescent signという類似した表現が用いられます。Target signは腸管の浮腫性肥厚を示しますが，腸重積の短軸像の同心円状と紛らわしさが生じています。ですが，大切なことは画像所見が示している内容を理解することです。

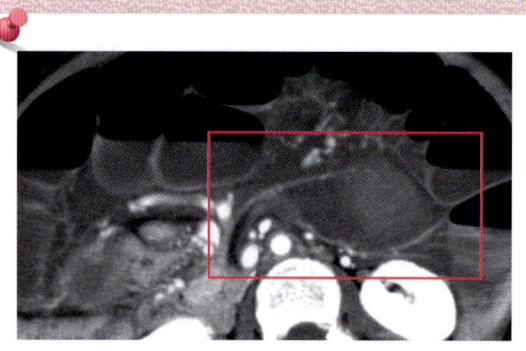

beak sign

鳥のくちばし状の腸管狭窄。腸間膜を巻き込んだ絞扼によって生じるイレウスを示唆し，血流障害を伴いやすい。
画像は小腸の軸捻転，造影CT水平断像。

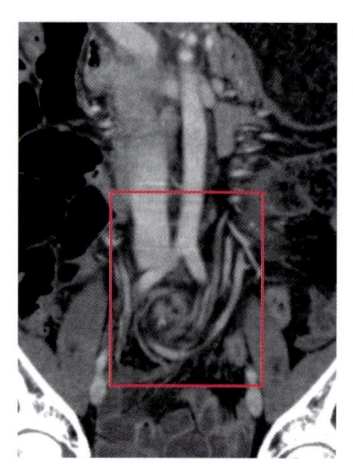

whirl sign

腸間膜の捻転によって腸間膜を走行する血管の回転，渦巻き像がみられる。
画像はS状結腸捻転の造影CT，MPR冠状断像。

target sign

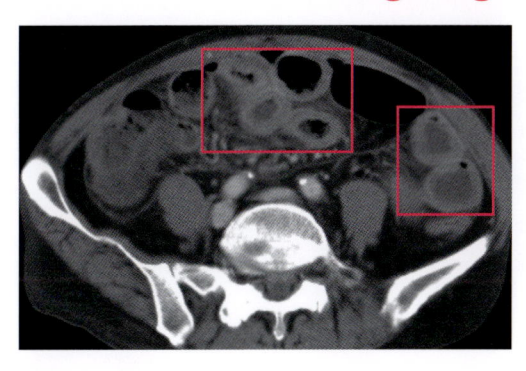

浮腫性に肥厚した腸管壁の短軸像は，造影CTで腸管粘膜と固有筋層/漿膜が造影され，その間の粘膜下層は浮腫により肥厚し，低吸収を示すため三層構造にみえる。
炎症や腸管虚血などでみられる。
画像はMeckel憩室炎と小腸潰瘍に伴う小腸穿孔。

腸間膜のdirty fat sign

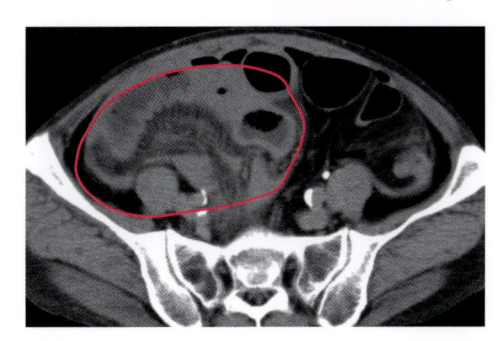

腸間膜の炎症，浮腫，うっ血，出血，腫瘍の浸潤などで腸間膜脂肪組織のX線吸収値が上がり，濃度上昇を生じたもの。
画像はMeckel憩室炎と小腸潰瘍に伴う小腸穿孔と腹膜炎。

perinephric stranding

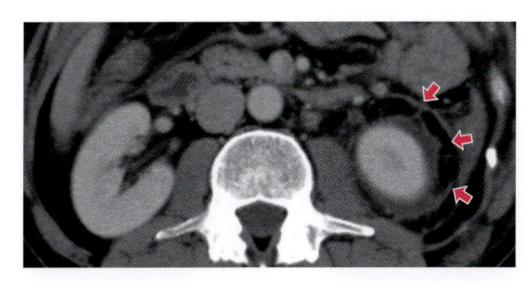

腎周囲腔の脂肪層にある多数の隔壁が肥厚してみえること。
炎症，出血，腫瘍，梗塞，急性水腎症などでみられる非特異的な所見。
画像は腎周囲膿瘍で腎周囲に液体貯溜あり，前腎筋膜，後腎筋膜も肥厚している。

tree-in-bud appearance

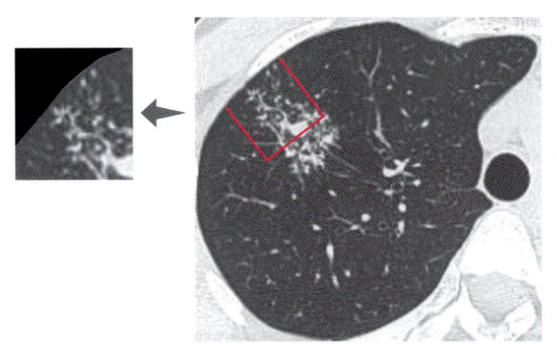

気道分枝構造の先端がややふくらみ，木の芽生え（つぼみのついた小枝）様にみえる。
呼吸細気管支〜肺胞管内に乾酪壊死物質が充満したものと考えられ，気道散布性肺結核の活動期にみられる。

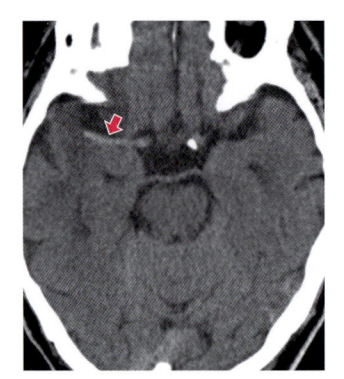

hyperdense MCA sign

単純CTで閉塞した右中大脳動脈（M1）に，塞栓子が高吸収として認められる。血管壁の石灰化を勘違いしないように注意。左片麻痺発症後3時間程度の症例。

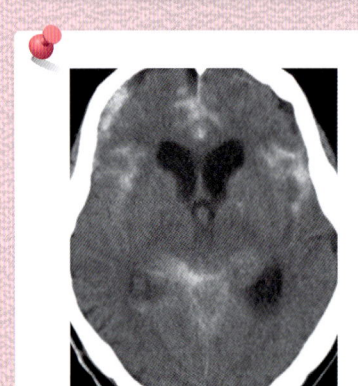

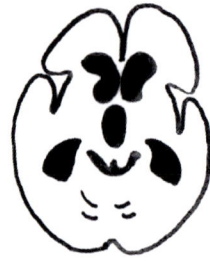

niko-niko-sign

両側側脳室，第三脳室は軽度拡張し，角が取れて丸みを帯びている。
SAH後にsmileに似た水頭症をきたすことがある。
画像は脳動脈瘤破裂後の単純CT。

索 引　INDEX

あ
- 胃潰瘍穿孔 47
- イレウス 50
  - ——の重症度指針 53
- インフルエンザ肺炎 109
- ウインドウ幅 18
- ウインドウレベル 18
- 右心不全 128
- 壊死性膵炎 84, 205
- 壊疽性胆嚢炎 77
- エンコード 26

か
- 外傷性SAH 174
- 外傷性くも膜下出血 174
- 外傷パンスキャン 187
- 階調 18
- 回盲部膿瘍 66
- 潰瘍様突出像 209
- 拡散強調像 149
- 核磁気共鳴 25
- 加重部高吸収域 113
- 画像表示 18
- カフスサイン 127
- 肝血管肉腫 201
- 肝細胞癌 200
- 癌性リンパ管症 123
- 肝損傷 192
- 肝膿瘍 79
- 緩和時間 24
- 気管支拡張症による肺出血 110
- 気管支肺炎 107
- 気胸 136
- 偽腔閉塞型大動脈解離 224
- 気腫性胆嚢炎 75
- 気道散布性肺結核 119
- 急性間質性肺炎 111
- 急性硬膜下血腫 172, 173
- 急性呼吸促迫症候群 122, 134
- 急性腎盂腎炎 90
- 急性膵炎 80
  - ——のGrade分類 81
- 急性巣状細菌性腎炎 91, 157
- 急性大動脈解離 207, 224
- 急性胆嚢炎の穿孔 78
- 急性虫垂炎 63
  - ——穿孔 65
- 急性肺血栓塞栓症 140, 142
- 急性浮腫性膵炎 82
- 急性リンパ性白血病 92
- 境界域梗塞 155
- 胸骨骨折 188
- 虚血性腸炎 68
- 区域性動脈中膜融解症 198
- くも膜下出血 163, 174
- グレイスケール 18
- 経カテーテル的動脈塞栓術 197
- 憩室炎 220
- 血液のCT値 16
- 血管陰影の不鮮明化 127
- 血管外漏出 189
- 血管内リンパ腫症 161
- 血気胸 187
- 血腫 17
  - ——の経時変化 31
- 結節 114
- 高エネルギー外傷 186
- 後下小脳動脈 151
- 後腎傍腔 86
- 後大脳動脈 150
- 硬膜下血腫 174
- 硬膜下膿瘍 225
- 絞扼性イレウス 52
- 誤嚥性肺炎 115
- 骨髄の信号強度 30
- 骨盤輪 188

さ
- 細気管支炎 118
- 再構成画像 47
- 左心不全 128
- 自然気胸 136
- 実質臓器のCT値 15
- 脂肪沈着 15
- 脂肪のCT値 13
- 脂肪抑制画像 30
- 縦隔気腫 136, 139
- 縦隔内出血 187, 188
- 十二指腸潰瘍穿孔 42, 48

十二指腸壁内血腫	204
出血性黄体嚢胞	96, 98
出血性ショック	189, 197
消化管穿孔	40
上腸間膜動脈解離	68
上腸間膜動脈血栓症	69
小腸軸捻転	55
小腸ヒダ	51
静脈洞血栓症	159
小葉間隔壁	117
小葉中心性結節	117, 118
女性骨盤	95
シルエットサイン	106
腎筋膜	86
腎梗塞	93
腎細胞癌	202
腎周囲腔	86
浸潤影	104
腎損傷	194
心タンポナーデ	207, 216
深部静脈血栓症	141
髄液	37
──の流れ	169
膵炎	80, 84, 205
水腎症	87
水頭症	168, 169
すりガラス影	104, 105
静水圧性肺水腫	128
脊髄梗塞	183
脊髄硬膜動静脈瘻	182
前腎傍腔	86
前大脳動脈	150
前脈絡動脈	149
層流	143, 224
粟粒結核	119, 121, 122

た

大腸憩室	203
大腸ヒダ	51
大動脈解離	207, 224
──の分類	208
大脳膠腫症	162
大葉性肺炎	106, 107
多発性硬化症	156
胆石	73

胆嚢炎	73, 77
蓄膿	225
虫垂の走向	61
中大脳動脈	147, 148
──M2分岐部動脈瘤	167
腸管外遊離ガス	42
腸管の走向	46
腸管閉塞症	50
腸間膜損傷	195, 196
腸重積	71, 72
チョコレート嚢胞	101
椎骨動脈瘤	168
転移性脳腫瘍	160
動静脈奇形	36
動静脈瘻	36
頭部外傷	163
特発性S状結腸穿孔	43, 49
特発性間質性肺炎	112
特発性腸間膜血腫	206

な

内頸動脈後交通動脈分岐部動脈瘤	166
軟部組織のCT値	15
二次小葉	117
ニボー	51
ニューモシスチス肺炎	223
尿管癌	89
尿管結石	87, 88, 89
脳溝	165
脳梗塞	144
脳挫傷	172, 174, 175
脳腫瘍	157
脳槽	165
脳動静脈奇形	180
脳内出血	179
嚢胞性腫瘤のCTとMRI	97

は

肺血栓塞栓症	136, 140, 142
肺血流の再分布	128
肺挫傷	187
肺出血	110
肺水腫	126
肺内転移	118
肺胞上皮置換型の腺癌	109

INDEX

パンスキャン‥‥‥‥‥‥‥‥‥ 186, 187
脾損傷‥‥‥‥‥‥‥‥‥‥‥‥‥‥ 193
非閉塞性腸間膜虚血‥‥‥‥‥‥‥ 70
皮様嚢胞腫‥‥‥‥‥‥‥‥‥‥‥ 103
不安定型骨盤骨折‥‥‥‥‥‥‥ 189
腹腔‥‥‥‥‥‥‥‥‥‥‥‥‥‥‥ 40
腹水‥‥‥‥‥‥‥‥‥‥‥‥‥‥‥ 41
腹壁‥‥‥‥‥‥‥‥‥‥‥‥‥‥‥ 40
浮腫性胆嚢炎‥‥‥‥‥‥‥‥‥‥ 74
部分容積効果‥‥‥‥‥‥‥‥‥‥ 114
フラップ‥‥‥‥‥‥‥‥‥‥‥‥ 209
フロー アーチファクト‥‥‥‥‥ 28
分水嶺梗塞‥‥‥‥‥‥‥‥‥‥‥ 155
閉鎖孔ヘルニア‥‥‥‥‥‥‥‥‥ 57
閉塞性イレウス‥‥‥‥‥‥‥‥ 219
ヘモジデリンリング‥‥‥‥‥‥‥ 32
傍腎盂嚢胞‥‥‥‥‥‥‥‥‥‥‥ 222
傍卵巣嚢胞‥‥‥‥‥‥‥‥‥‥‥ 222

ま

マイコプラズマ‥‥‥‥‥‥‥‥ 116
慢性硬膜下血腫‥‥‥‥‥‥ 176, 178
慢性膵炎‥‥‥‥‥‥‥‥‥‥‥‥ 221
水のCT値‥‥‥‥‥‥‥‥‥‥‥‥ 13
未破裂動脈瘤‥‥‥‥‥‥‥‥‥‥ 164
網状影‥‥‥‥‥‥‥‥‥‥ 114, 123
モーション アーチファクト‥‥‥ 26
モダリティ‥‥‥‥‥‥‥‥‥‥‥ 10
門脈圧亢進症‥‥‥‥‥‥‥‥‥‥ 221

や・ら

癒着性腹膜索状物‥‥‥‥‥‥‥‥ 54
卵管留膿腫‥‥‥‥‥‥‥‥‥‥‥ 102
卵巣子宮内膜症性嚢胞‥‥‥‥‥ 100
卵巣出血‥‥‥‥‥‥‥‥‥‥‥‥ 96
卵巣嚢胞性腫瘤‥‥‥‥‥‥‥‥‥ 33
両側卵管炎‥‥‥‥‥‥‥‥‥‥‥ 102
肋骨骨折‥‥‥‥‥‥‥‥‥‥‥‥ 187

A・B・C

ACA (anterior cerebral artery)‥‥‥ 150
AchA (anterior choroidal artery)‥‥ 149
AFBN (acute focal bacterial nephritis)‥‥91
Ai (Autopsy imaging)‥‥‥‥‥‥ 187
air bronchogram‥‥‥‥‥‥‥‥ 106
air-fluid level‥‥‥‥‥‥‥‥‥‥ 51
ARDS (acute respiratory distress syndrome)
‥‥‥‥‥‥‥‥‥‥‥‥ 122, 134
AVM (arteriovenous malformation)‥‥‥ 180
beak sign‥‥‥‥‥‥‥‥ 54, 55, 226
butterfly shadow‥‥‥‥‥‥‥‥ 132
closed loop obstruction‥‥‥‥‥‥ 53
coffee bean‥‥‥‥‥‥‥‥‥‥‥‥ 55
consolidation‥‥‥‥‥‥‥‥‥‥ 104
contre-coup injury‥‥‥‥‥‥‥‥ 172
CT値‥‥‥‥‥‥‥‥‥‥‥‥‥‥‥ 12

D・E・F

DeBakey分類‥‥‥‥‥‥‥‥‥‥ 208
dependent opacity‥‥‥‥‥‥‥ 113
dirty fat sign‥‥‥‥‥‥‥ 64, 65, 227
Douglas窩血腫‥‥‥‥‥‥‥‥‥‥ 99
Douglas窩膿瘍‥‥‥‥‥‥‥‥‥‥ 67
dural AVF‥‥‥‥‥‥‥‥‥‥‥‥ 182
DWI (diffusion weighted image)‥‥ 149
early CT sign‥‥‥‥‥‥ 145, 147, 148
FAST (Focused Assessment with
　Sonography for Trauma)‥‥‥‥ 186
fibrotic NSIP‥‥‥‥‥‥‥‥‥‥ 124
FLAIR (fluid-attenuated inversion recovery) 像
‥‥‥‥‥‥‥‥‥‥‥‥ 156, 171
flap‥‥‥‥‥‥‥‥‥‥‥‥‥‥‥ 209
flow void‥‥‥‥‥‥‥‥ 36, 164, 182
free air‥‥‥‥‥‥‥‥‥‥ 40, 42, 65

H・I・K

gasless ileus‥‥‥‥‥‥‥‥‥‥‥ 55
Gerota's fascia‥‥‥‥‥‥‥‥‥‥ 86
Haustra‥‥‥‥‥‥‥‥‥‥‥‥‥‥ 51
HCC (hepatocellular carcinoma)‥‥ 200
HRCT (high resolution CT)‥‥‥‥ 114
hyperdense MCA sign‥‥‥ 145, 148, 228

INDEX

IC-PC AN (internal carotid-posterior communicating artery) ········· 166
IDH (intramural duodenal hematoma) ······ 204
Kerckring ································ 51
Kerley's B line ························ 127

L・M・N

laminar flow ······················ 143, 224
loss of insular ribbon ················ 145
MCA (middle cerebral artery) ········ 147, 148
────M2 bifurcation AN ············· 167
MD CT (multi-detector row CT) ·········· 47
MS (multiple sclerosis) ················ 156
multiplicity ···························· 100
niko-niko sign ···················· 169, 228
NMR (nuclear magnetic resonance) 現象 ···24
NOMI (non obstructive mesenteric ischemia)
································· 70

P・R・S

pan scan ························ 186, 187
partial volume effect ··············· 114
PCA (posterior cerebral artery) ········· 150
peribronchial cuffing ················ 127
perinephric stranding ············ 90, 227
PICA (posterior inferior cerebellar artery) 151
PRES (posterior reversible encephalopathy syndrome) ············ 158
projection image ····················· 108
random distribution ·················· 118
RCC (renal cell carcinoma) ············ 202
redistribution ························ 128
ring enhancement ···················· 160
ROI (region of interest) ················ 12
rosary-like pattern ··················· 155
S状結腸癌 ····························· 219
S状結腸憩室穿孔 ························ 44
S状結腸穿孔 ···················· 43, 45, 49
S状結腸捻転 ·························· 59
SAH (subarachnoid hemorrhage) ··· 163, 165
salt and pepper ························ 172
SAM (segmental arterial mediolysis) ······ 198
septal line pattern ·············· 123, 127
shading ······························· 100
SMA・SMVの位置逆転 ···················· 55

Stanford分類 ···························· 208
Stanford A ···························· 210
Stanford B ···························· 213
suspceptibility artifact ················· 35
suspceptibility effect ··············· 31, 179

T・U

T1緩和時間の短縮 ······················· 29
T1強調画像 ··························· 29
T2延長 ······························ 31
T2強調画像 ··························· 29
T2短縮 ································ 31
T2 shine-through ····················· 158
T2WI ································ 179
TAE (transcatheter arterial embolization) ··· 197
target sign ·················· 60, 62, 227
tear ································· 209
TOF (time of flight) ··················· 164
tomography ··························· 108
tree-in-bud-appearance ··········· 120, 228
ULP (ulcer-like projection) ·········· 209, 215

V・W・X

VA (vertebral artery)-AN (aneurysm) ······ 168
vanishing tumor ······················· 128
Wallenberg症候群 ····················· 151
Wernicke脳症 ························ 181
whirl sign ························ 55, 226
Willis動脈輪 ·························· 165
window level (WL) ······················ 18
window width (WW) ···················· 18
X線透過性 ······························ 12

232

著者略歴

熊坂由紀子
岩手県立中部病院　放射線診断科長

福島県出身
昭和60年　東京女子医科大学医学部医学科卒業
昭和60年　大阪大学医学部附属病院放射線科にて臨床研修
昭和62年　関西労災病院放射線科勤務
平成6年　大阪大学学位取得
平成9年　岩手県立中央病院放射線科医長
平成21年　岩手県立中部病院放射線診断科長
現在に至る。

医学博士，放射線科診断専門医，マンモグラフィ読影認定医，PET核医学認定医

全身の画像診断と血管系のIVRなどを，幅広く行っています。

ユキティのER画像Teaching File

2014年4月10日　第1版第1刷発行
2020年6月20日　　　　第7刷発行

- ■編　著　　熊坂由紀子　くまさか ゆきこ
- ■発行者　　三澤　岳
- ■発行所　　株式会社メジカルビュー社
  〒162-0845　東京都新宿区市谷本村町2-30
  電話　03(5228)2050(代表)
  ホームページ　http://www.medicalview.co.jp/

  営業部　FAX 03(5228)2059
  　　　　E-mail　eigyo@medicalview.co.jp

  編集部　FAX 03(5228)2062
  　　　　E-mail　ed@medicalview.co.jp

- ■印刷所　　三美印刷株式会社

ISBN978-4-7583-0899-1　C3047

©MEDICAL VIEW, 2014．Printed in Japan

- ・本書に掲載された著作物の複写・複製・転載・翻訳・データベースへの取り込みおよび送信(送信可能化権を含む)・上映・譲渡に関する許諾権は,(株)メジカルビュー社が保有しています．
- ・JCOPY〈(社)出版者著作権管理機構 委託出版物〉
  本書の無断複写は著作権法上での例外を除き禁じられています．複写される場合は,そのつど事前に,(社)出版者著作権管理機構(電話 03-5244-5088, FAX 03-5244-5089, e-mail：info@jcopy.or.jp)の許諾を得てください．
- ・本書をコピー,スキャン,デジタルデータ化するなどの複製を無許諾で行う行為は,著作権法上での限られた例外(「私的使用のための複製」など)を除き禁じられています．大学,病院,企業などにおいて,研究活動,診察を含み業務上使用する目的で上記の行為を行うことは私的使用には該当せず違法です．また私的使用のためであっても,代行業者等の第三者に依頼して上記の行為を行うことは違法となります．